JAMT技術教本シリーズ

神経生理検査
症例集

監修 一般社団法人 日本臨床衛生検査技師会

じほう

JAMT技術教本シリーズについて

　本シリーズは，臨床検査に携わる国家資格者が，医療現場や検査現場における標準的な必要知識をわかりやすく参照でき，実際の業務に活かせるように，との意図をもって発刊されるものです。

　今日，臨床検査技師の職能は，医学・医療の進歩に伴い高度化・専門化するだけでなく，担当すべき業務範囲の拡大により，新たな学習と習得を通じた多能化も求められています。

　"検査技師による検査技師のための実務教本"となるよう，私たちの諸先輩が検査現場で積み上げた「匠の技術・ノウハウ」と最新情報を盛り込みながら，第一線で働く臨床検査技師が中心になって編集と執筆を担当しました。

　卒前・卒後教育は言うに及ばず，職場内ローテーションにより新たな担当業務に携わる際にも，本シリーズが大きな支えとなることを願うとともに，ベテランの検査技師が後進の教育を担当する場合にも活用しやすい内容となるよう配慮しています。さらには，各種の認定制度における基礎テキストとしての役割も有しています。

一般社団法人　日本臨床衛生検査技師会

本書の内容と特徴について

　本書は，臨床神経生理学にかかわる臨床検査技師，とくに入職して初めて神経生理検査に触れた技師，あるいは施設内の配属転換で新たに神経生理検査を行おうとする技師，そして臨床検査技師を目指す学生諸兄に臨床神経生理学を知っていただき，臨床神経生理学へと"いざなう"ための本です。

　神経生理検査は，神経や筋の活動を電気現象として捉えて生体の機能を推測し，診断や障害の評価，治療などへ補助的に役立てることを目的としています。『神経生理検査技術教本』では，神経生理検査を行うための解剖や基礎知識を正常範囲を含めて，明日からの実践に備えられるように，また，国家試験の補助資料となるように，わかりやすく解説しました。

　本書では，教本での内容にもとづいた代表的な症例を日常検査の応用として役立てられるように，できるだけ多くの情報を盛り込みました。症例は臨床現場の最前線で検査を行っている臨床検査技師や医師が技術と経験をもとに執筆したものであり，読むにつれて実践での臨場感が得られ，同様の症例に遭遇した場合を想定し，適宜応用できるように解説しています。

　神経生理検査で得られるデータは，疾患に特異的なものはなく，その病態を表現しています。そしてそのデータがどのようにして推測され，診断に結びついていくのか，本書を通して学んでいただけることを期待しております。

「神経生理検査症例集」編集部会

編集委員および執筆者一覧

●編集委員

石郷　景子	大垣市民病院　医療技術部　診療検査科　生理機能検査室
片山　雅史	国際医療福祉大学　福岡保健医療学部　医学検査学科
所司　睦文	九州保健福祉大学　生命医科学部　生命医科学科
髙橋　　修*	市川市リハビリテーション病院　臨床検査科
上原　昭浩	日本臨床衛生検査技師会
岡田　茂治	日本臨床衛生検査技師会
小郷　正則	日本臨床衛生検査技師会

[*は委員長]

●執筆者

石郷　景子	大垣市民病院　医療技術部　診療検査科　生理機能検査室
宇城　研悟	松阪市民病院　中央検査室
木崎　直人	杏林大学医学部付属病院　臨床検査部
黒﨑　幸子	太田綜合病院附属太田西ノ内病院　生理検査科
坂下　文康	三重県立総合医療センター　中央検査部
杉山　邦男	東邦大学医療センター大森病院　臨床生理機能検査部
髙橋　　修	市川市リハビリテーション病院　臨床検査科
正門　由久	東海大学医学部　専門診療学系リハビリテーション科学
丸田　雄一	山口大学医学部　脳外科学講座
水野　久美子	名古屋市立大学大学院　医学研究科　新生児・小児科学分野
山内　孝治	大隈病院　臨床検査科

[五十音順，所属は2015年9月現在]

目 次

1章 ● 正常脳波 — 1
1.1 新生児，小児，成人（覚醒，睡眠）の正常脳波・・・・・・2

2章 ● 末梢神経系疾患 — 25
2.1 絞扼性神経障害・・・・・・26
2.2 多発性神経障害・・・・・・46
2.3 神経筋接合部障害・・・・・・59

3章 ● 睡眠障害 — 63
3.1 閉塞性睡眠時無呼吸症候群・・・・・・64
3.2 周期性四肢運動障害・・・・・・69
3.3 ナルコレプシー・・・・・・74
3.4 無呼吸発作・・・・・・78

4章 ● てんかん — 83
4.1 中心・側頭部に棘波を伴う良性小児てんかん・・・・・・84
4.2 側頭葉てんかん・・・・・・86
4.3 小児欠神てんかん・・・・・・88
4.4 若年ミオクロニーてんかん・・・・・・90
4.5 ウエスト症候群（点頭てんかん）・・・・・・91

5章 ● てんかん以外の脳波症例 — 93
5.1 肝性脳症・・・・・・94
5.2 薬剤の影響による脳波変化・・・・・・98
5.3 脳循環障害時の意識障害・・・・・・101

6章 ● 脳感染症 — 107
6.1 脳　炎・・・・・・108
6.2 クロイツフェルト・ヤコブ病・・・・・・110

目 次

7章 ● 神経原性疾患・筋原性疾患 ——————————————— 113
- 7.1 筋委縮性側索硬化症・・・・・・114
- 7.2 多発筋炎・・・・・・118

8章 ● 脳死判定 ——————————————————————— 121
- 8.1 脳死判定脳波・・・・・・122

9章 ● 術中モニタリング ————————————————— 131
- 9.1 前頭側頭開頭時の運動誘発電位・・・・・・132
- 9.2 両側前頭開頭時の運動誘発電位・・・・・・134
- 9.3 微小血管減圧術（神経血管減圧術）のモニタリング・・・・・・136
- 9.4 視覚誘発電位を用いた視機能モニタリング・・・・・・139

査読者一覧
索　引

1章 正常脳波

章目次

1.1：新生児，小児，成人（覚醒，睡眠）の正常脳波 …………………… 2

- 1.1.1 新生児の脳波
- 1.1.2 覚醒基礎律動
- 1.1.3 若年性後頭部徐波
- 1.1.4 入眠期過同期
- 1.1.5 睡眠時後頭部陽性鋭トランジェント
- 1.1.6 頭頂鋭波
- 1.1.7 紡錘波
- 1.1.8 K複合波
- 1.1.9 覚醒後過同期
- 1.1.10 広汎性αパターン
- 1.1.11 β波
- 1.1.12 カッパ律動
- 1.1.13 ウィケット棘波
- 1.1.14 前方部徐波律動
- 1.1.15 SREDA
- 1.1.16 低出生体重児の脳波

SUMMARY

脳波の記録・判読は，正常の波形を念頭において行うのが望ましい。脳波は年齢に依存して典型的なパターンを示すため，新生児，乳幼児，小児，思春期，成人，高齢者など成長の過程における波形パターンを把握し，多くの症例をみて記録することが重要である。

本章では，記録時に遭遇する波形を選出した。記録時には典型的な波形が出現するのはまれであるが，基本となるものは覚えておいてほしい。

1.1 新生児, 小児, 成人（覚醒, 睡眠）の正常脳波

1.1.1 新生児の脳波

　新生児の脳波（睡眠）パターンは，小児や成人とは異なり動睡眠（低振幅不規則パターン（low voltage irregular pattern；LVI），混合パターン（Mix；M））と静睡眠（高振幅徐波パターン（high voltage slow pattern；HVS），交代性脳波（trace alternant；TA））からなり，動睡眠は成人のREM睡眠，静睡眠はNon-REM睡眠に相当する．成人の睡眠周期は90分前後であるが，新生児の睡眠周期は45～60分前後である（図1.1.1～1.1.4）．

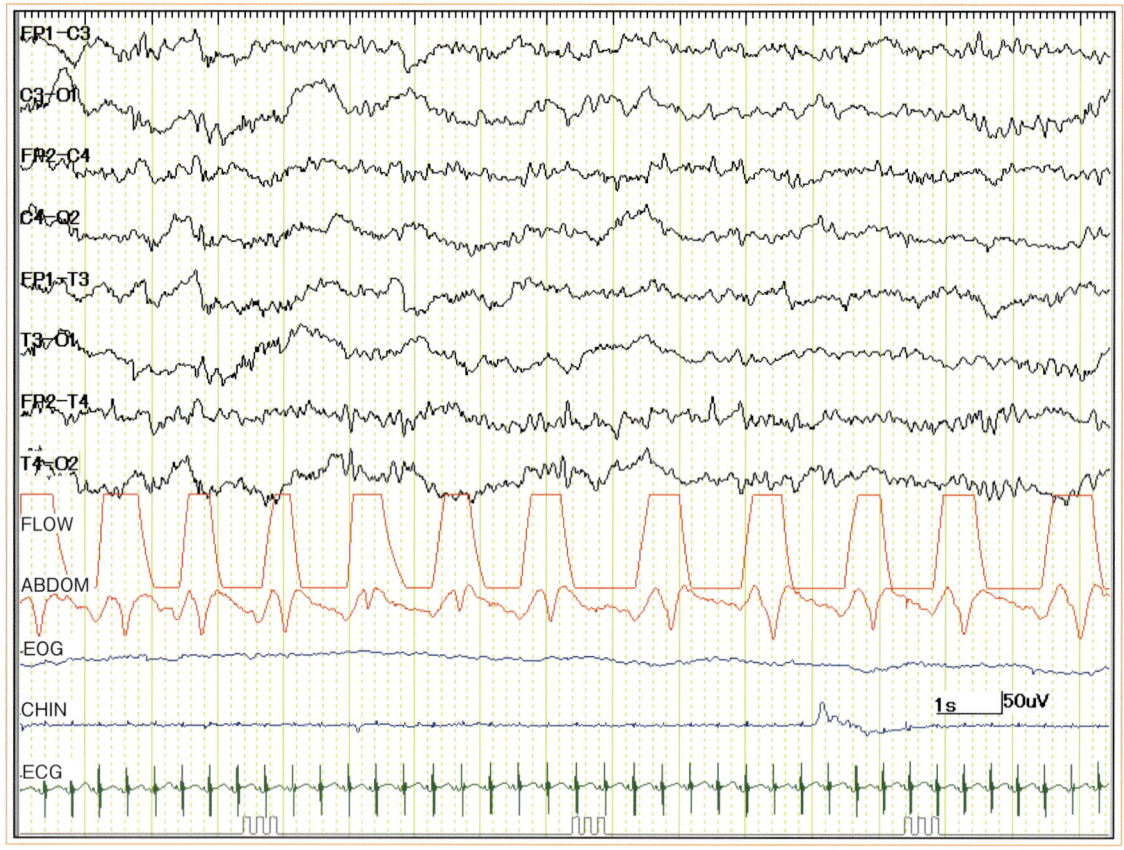

図1.1.1　新生児の脳波（受胎40週2日）①，低振幅不規則パターン（LVI）
10～30μVの不規則な徐波に，20～50μV，4～7Hzの半律動的なθ波や10～20μV，8～13Hzのα波を含み，全領域で同様の活動を示す．

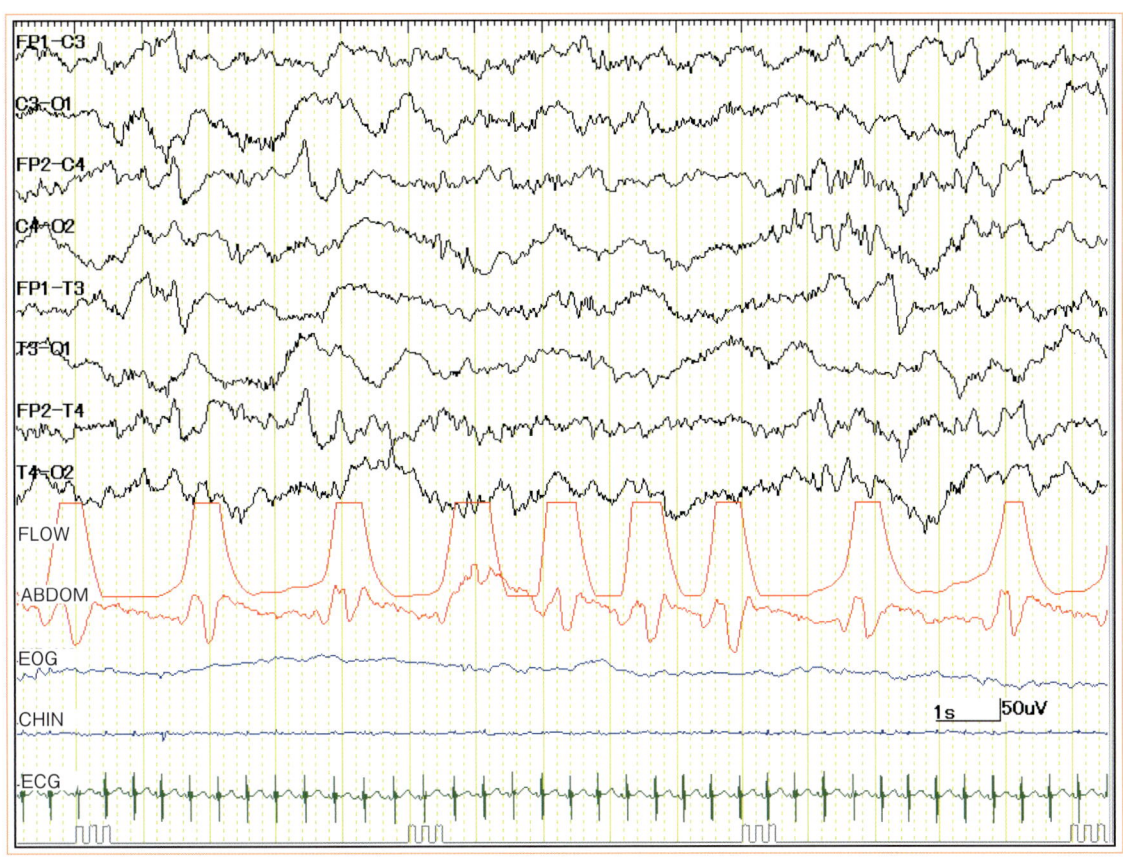

図1.1.2　新生児の脳波（受胎40週2日）②，混合パターン（M）
低振幅な不規則波に30〜50μVの中〜高振幅徐波の混入がみられ，前頭部に優位であるが，周期性はない。

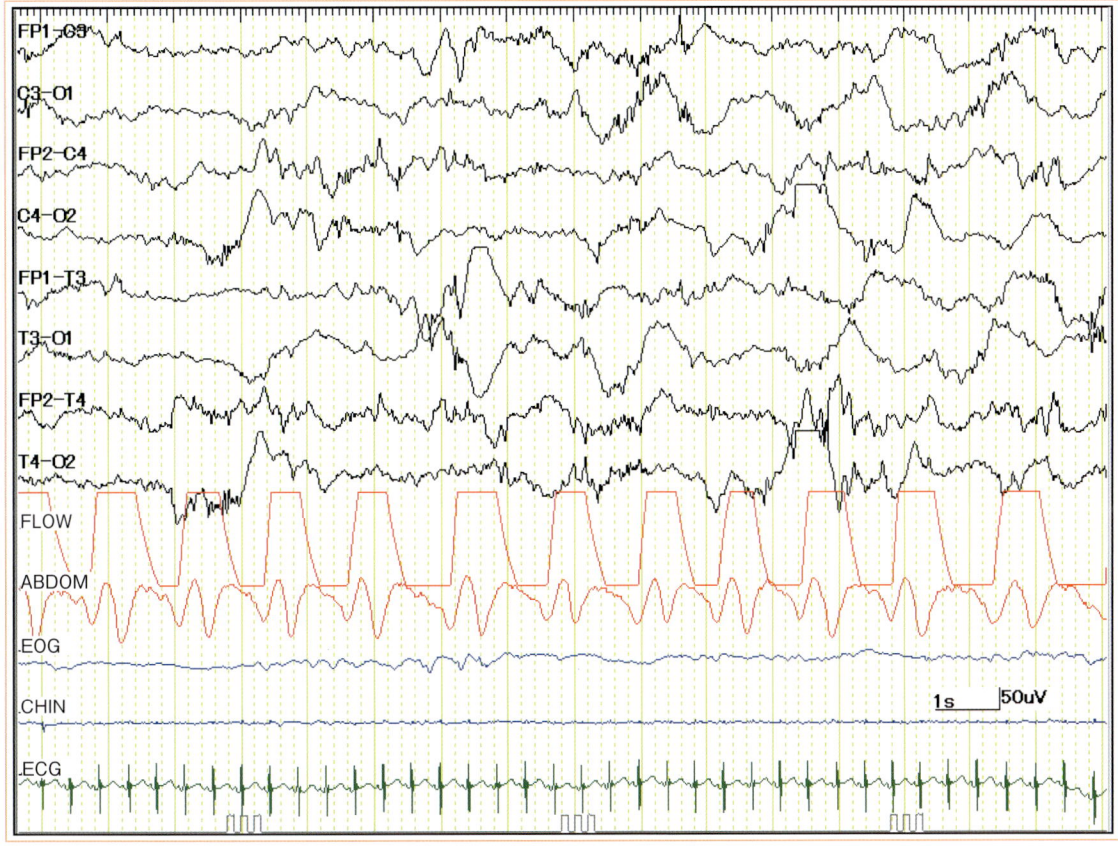

図1.1.3　新生児の脳波（受胎40週2日）③，高振幅徐波パターン（HVS）
100〜150μV，0.5〜3Hzの高振幅な多形徐波と50〜80μV，3〜5Hzの不規則な波が持続的に出現する。

1章 正常脳波

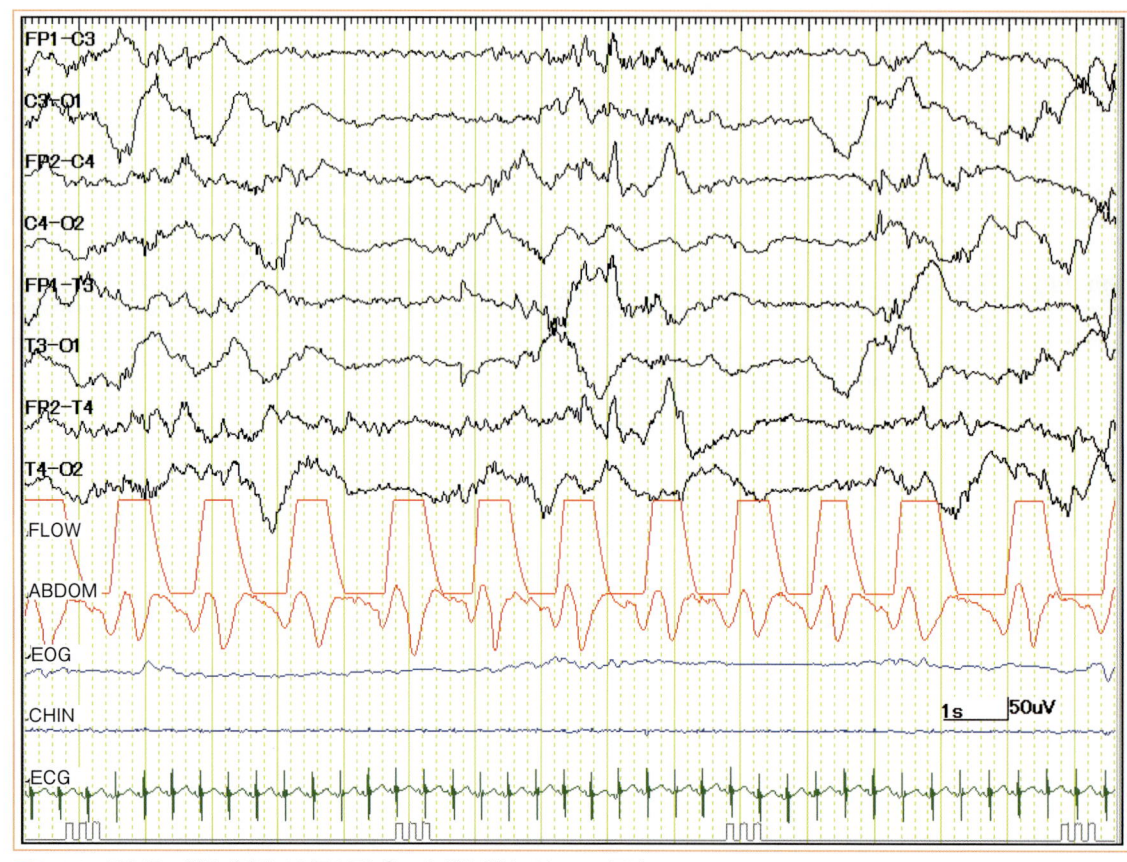

図1.1.4 新生児の脳波（受胎40週2日）④，交代性脳波パターン（TA）
100～150μV，1～3Hzの高振幅な多形徐波に4～7Hzのθ波を主体とした持続時間3～8秒の高振幅部分と，10～30μVの不規則な波に，20～50μV，3～6Hzのθ波と20～50μV，8～13Hzのα波を含む持続時間4～8秒の低振幅部分が交代してくりかえす。

1.1.2 覚醒基礎律動

脳波は年齢に依存して変化する。思春期には成人と同じようなα波に達するが，幼児〜学童期では基礎律動はθ波や遅いα波の出現が目立つ（図1.1.5〜1.1.8）。

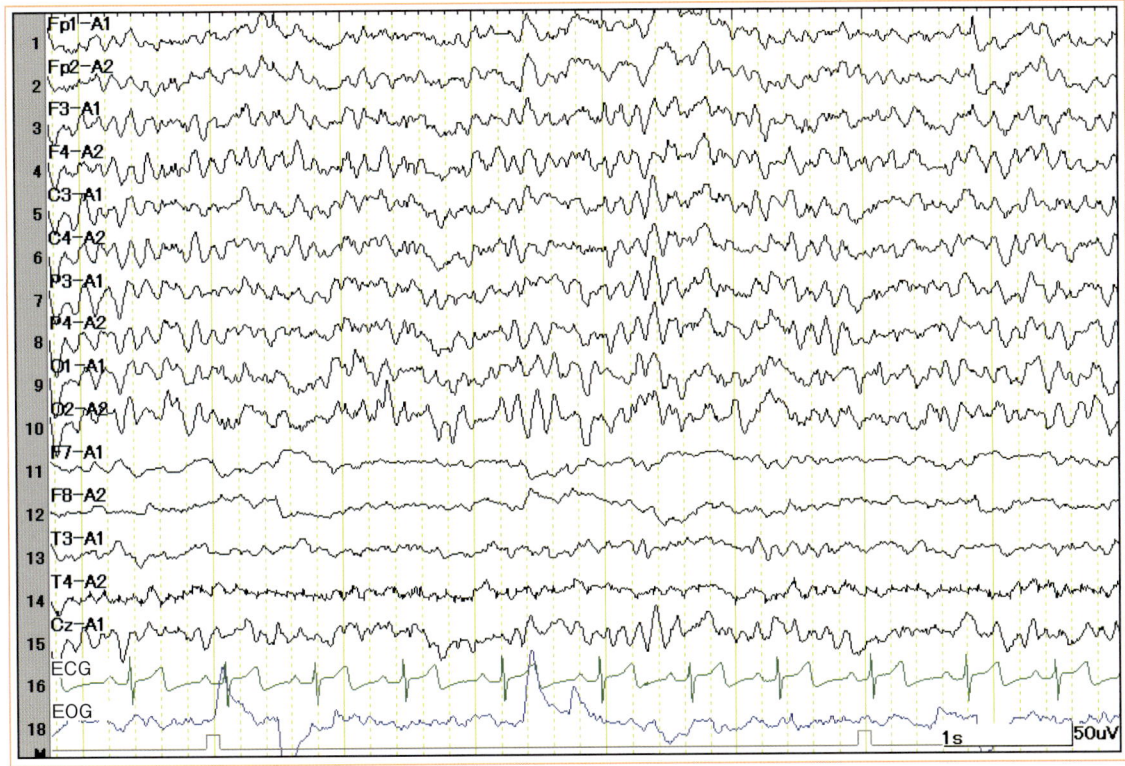

図1.1.5　覚醒基礎律動（4歳）

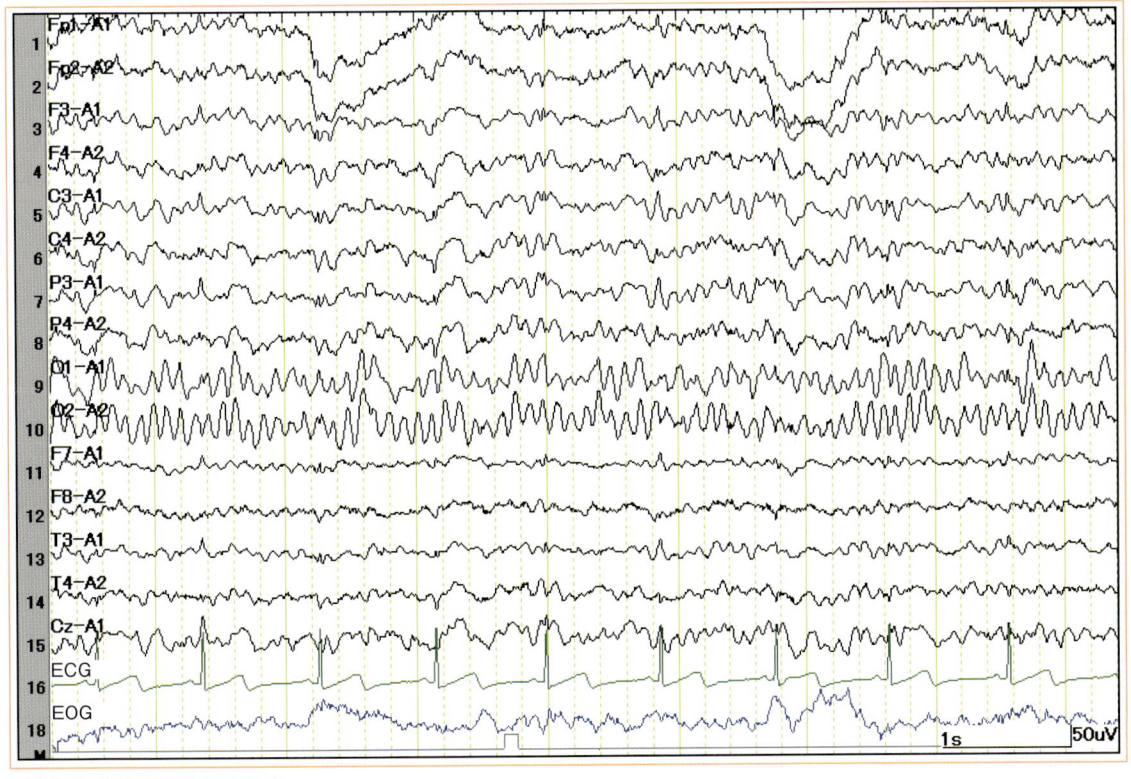

図1.1.6　覚醒基礎律動（9歳）

1章　正常脳波

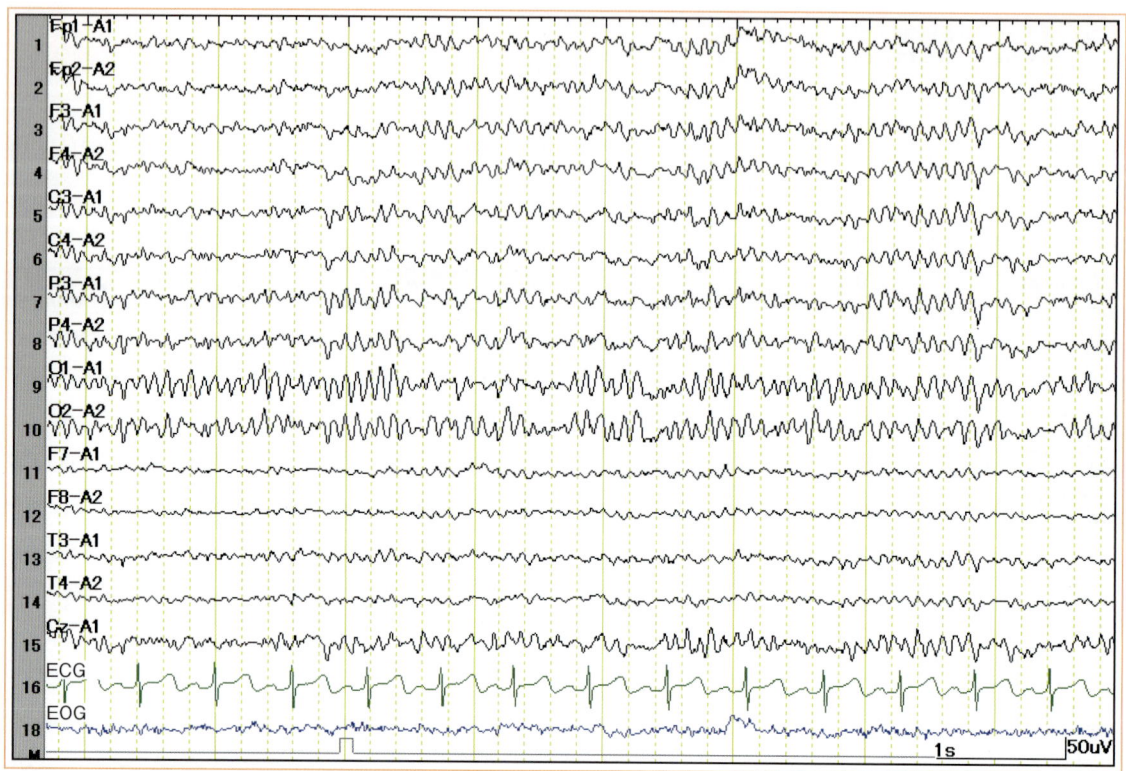

図1.1.7　覚醒基礎律動（13歳）

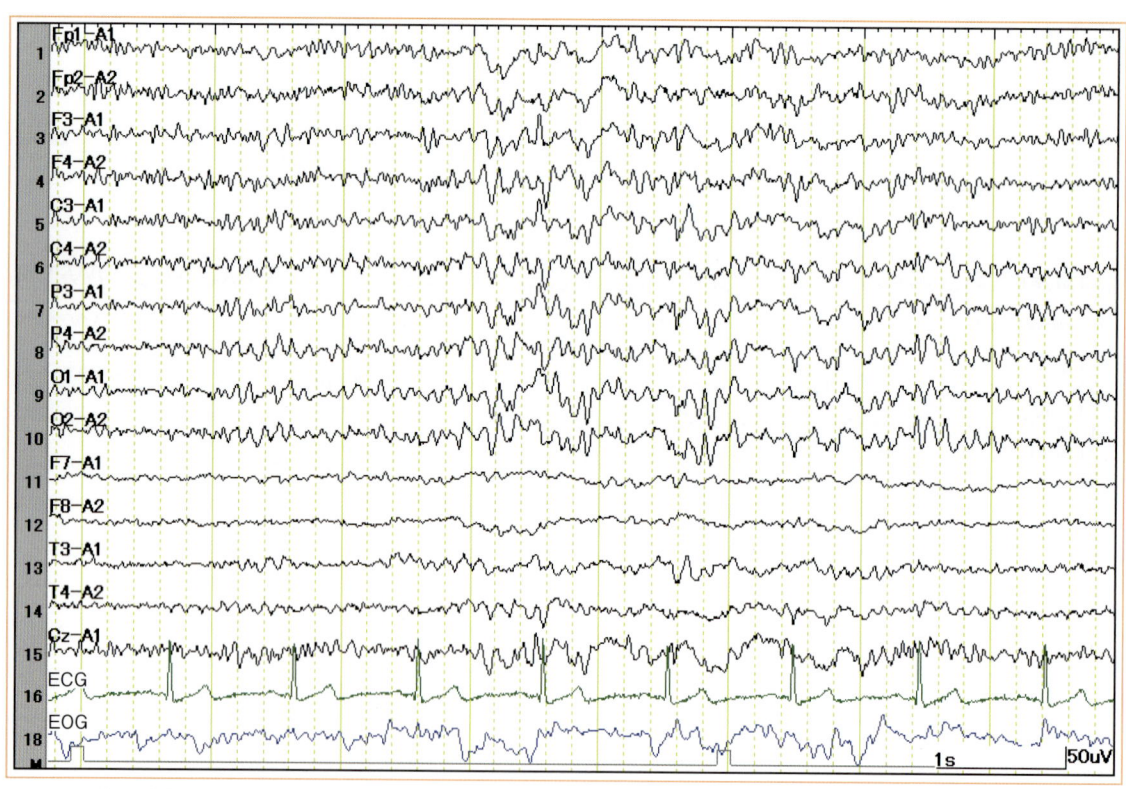

図1.1.8　覚醒基礎律動（80歳）

1.1.3 若年性後頭部徐波

小児期から成人にみられ，8～14歳がピークである．後頭部に100μV以上の3～4Hzの高振幅徐波を間欠性に認める．通常，単発で不規則な形をしており，片側性または両側性のことがある．その直前に鋭いα波があると，棘徐波複合にみえることがあり，突発波と間違えやすい (図1.1.9)．

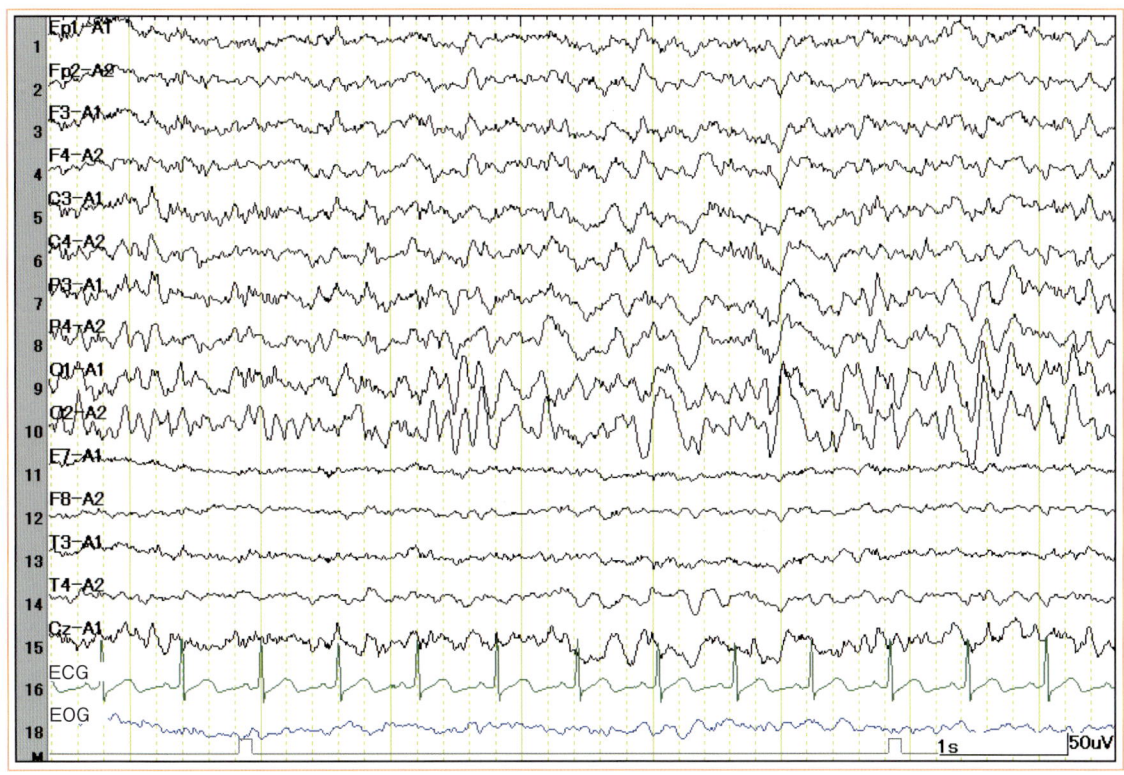

図1.1.9　若年性後頭部徐波 (posterior slow waves of youth)（11歳）

1.1.4　入眠期過同期

　乳児期から小児期全般にみられ，生後4～5カ月から明瞭に出現し，1～3歳がピークである。周波数は乳児期（6カ月頃）で2～4Hz，それ以降は4～6Hzである。出現は広汎性であるが，頭頂部（P），後頭部（O）優位が多い。持続時間が数秒～十数秒程度出現し，入眠期から睡眠stage1にひんぱんに出現する（図1.1.10）。

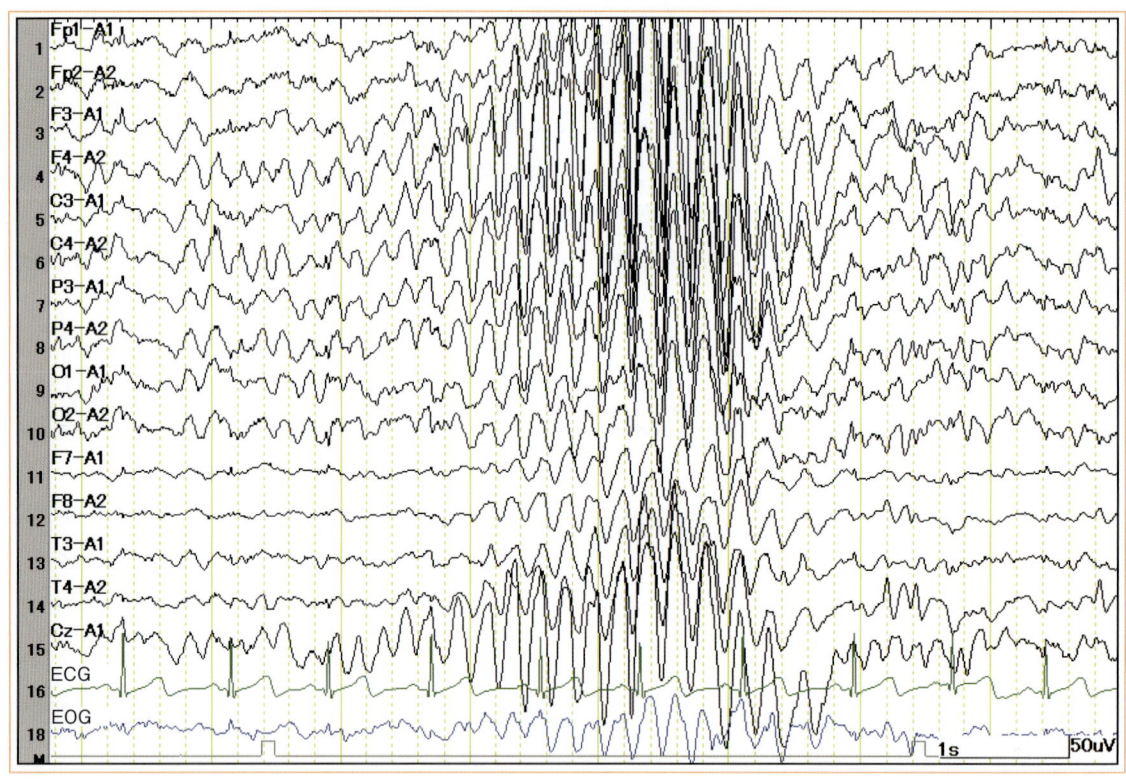

図1.1.10　入眠期過同期（hypnagogic hypersynchrony）（8歳）

1.1.5　睡眠時後頭部陽性鋭トランジェント

　小児期からみられるが，乳児期にも出現し，約半数に出現する。基準導出法では50μV程度の小さな陽性波（下向き）であり（図1.1.11），双極導出法のP-O誘導では陰性（上向き）にみえる（図1.1.12）。基礎律動の振幅が下がる小児期後半から若年者では双極導出法でPOSTsが目立つ場合に棘波と間違えることがある。

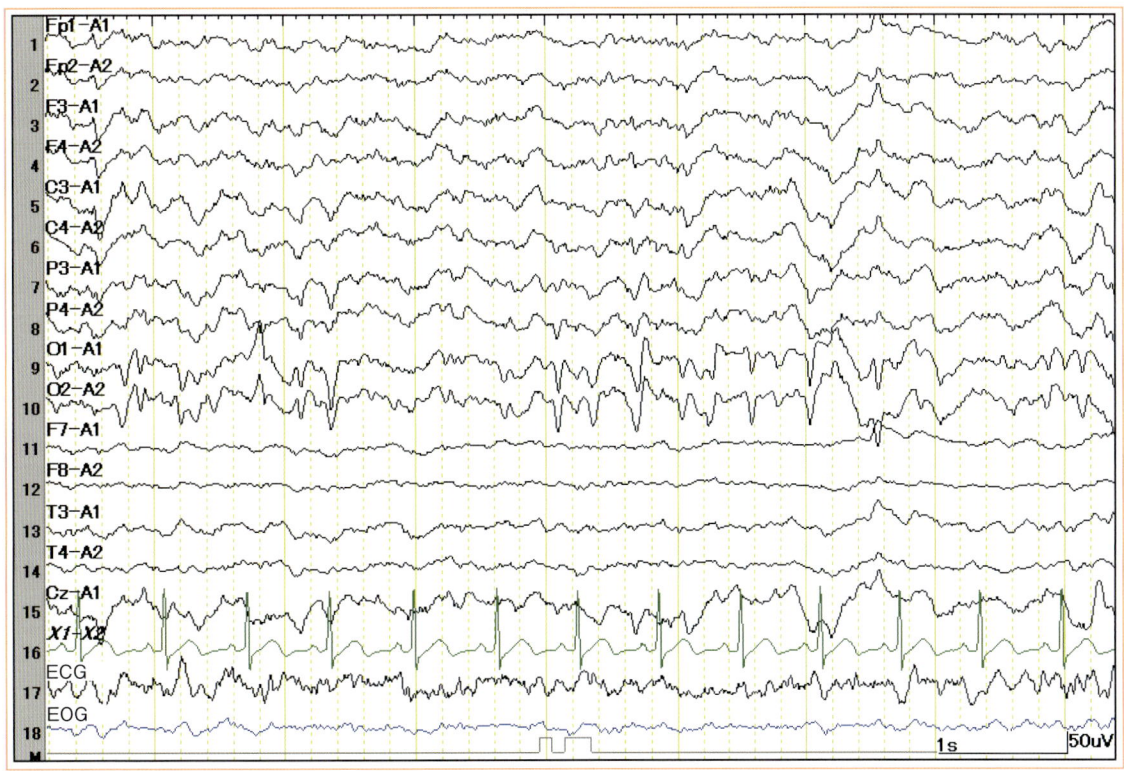

図1.1.11　睡眠時後頭部陽性鋭トランジェント（positive occipital sharp transient of sleep；POSTs）（11歳），基準導出法

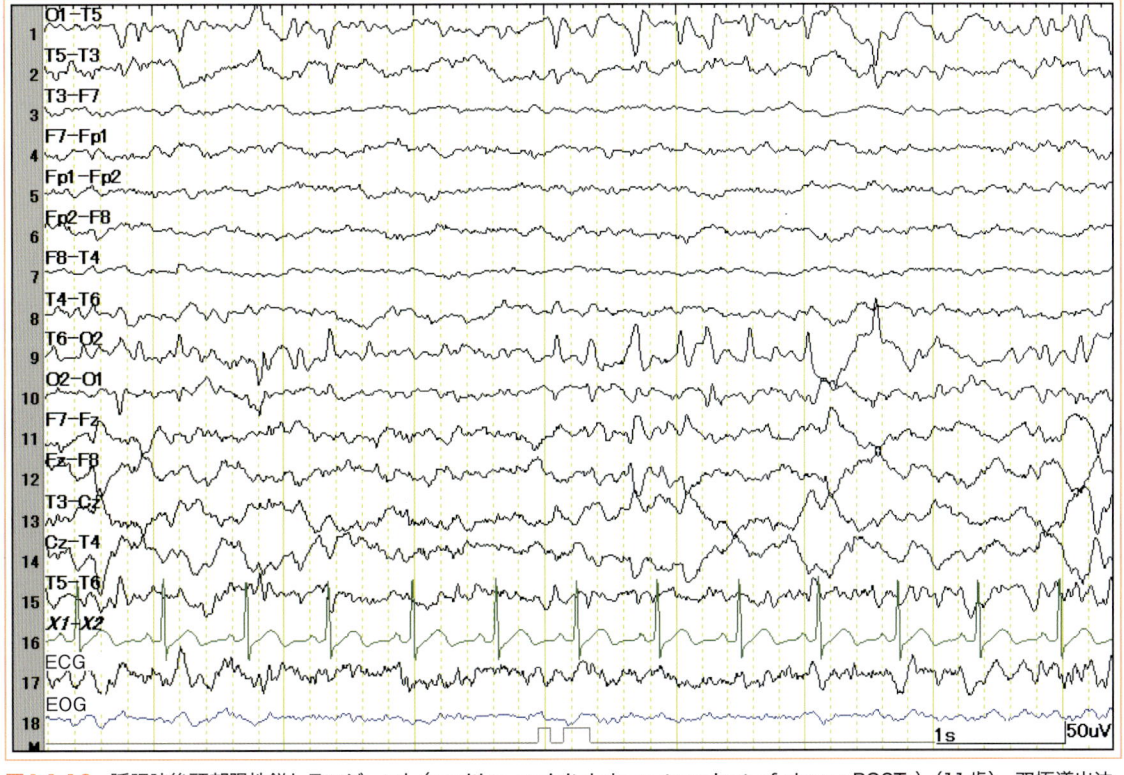

図1.1.12　睡眠時後頭部陽性鋭トランジェント（positive occipital sharp transient of sleep；POSTs）（11歳），双極導出法

1.1.6 頭頂鋭波

　睡眠stage1で出現し，中心正中部（Cz）-頭頂正中部（Pz）にピークをもち両側中心部（C3, 4），頭頂部（P3, 4）に広がる。二〜三相性の高振幅（100〜200μV）の波である。生後5〜6カ月頃から出現し，前頭部（F3, 4）を含めて広汎性に広がることが多い（図1.1.13）。振幅は2〜4歳が最も高く，鋭波のように鋭いことや左右差を認めること，数個連発することが多い（図1.1.14）。また，高齢者になると目立たなくなる（図1.1.15）。

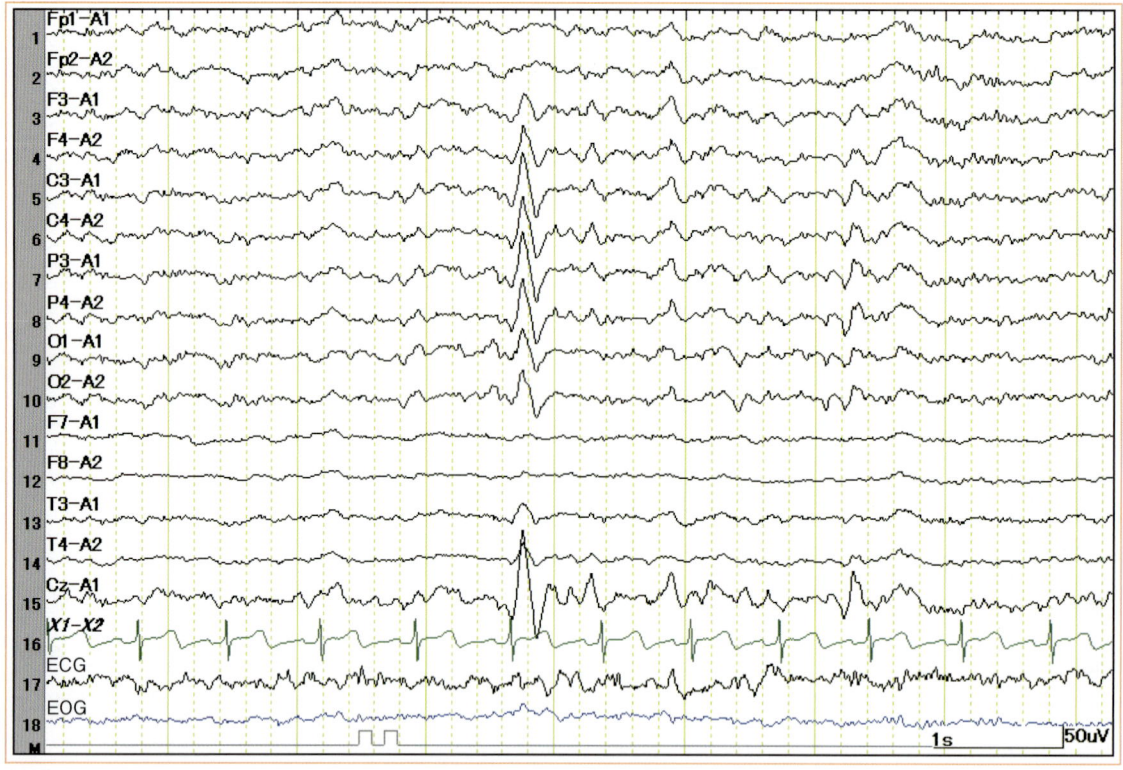

図1.1.13　頭頂鋭波（vertex sharp transient，瘤波；hump）（13歳）

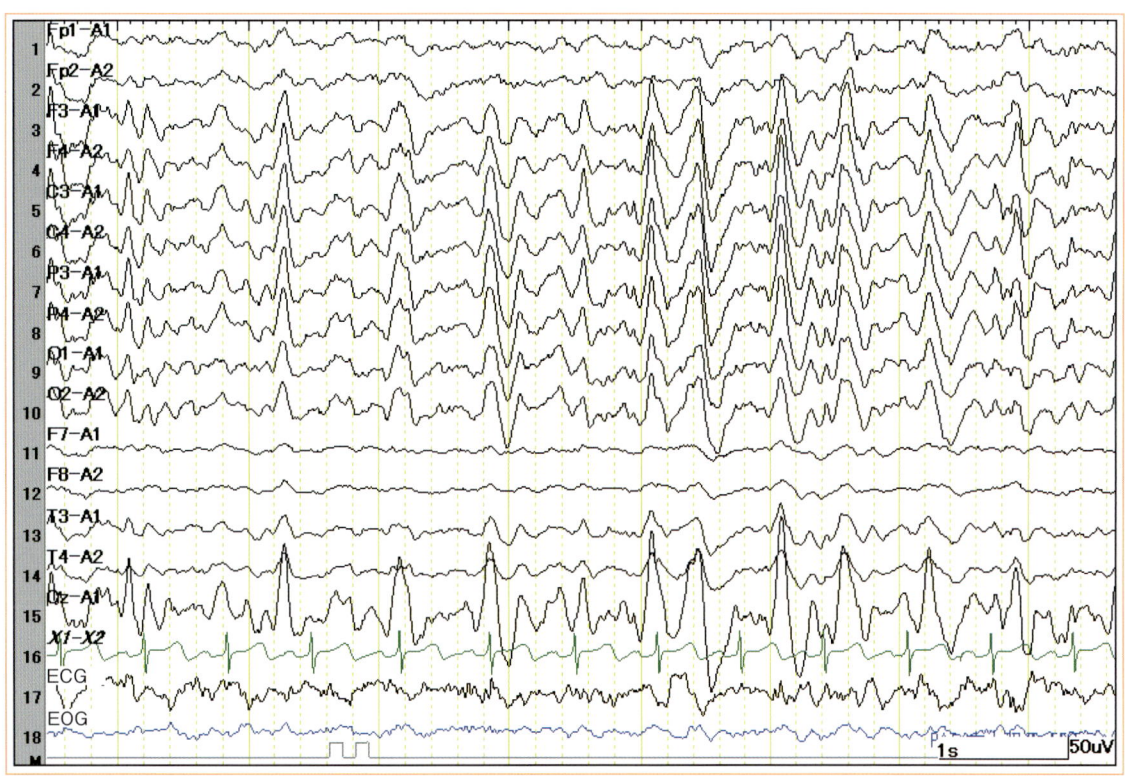

図1.1.14　頭頂鋭波（vertex sharp transient，瘤波；hump）（13歳）

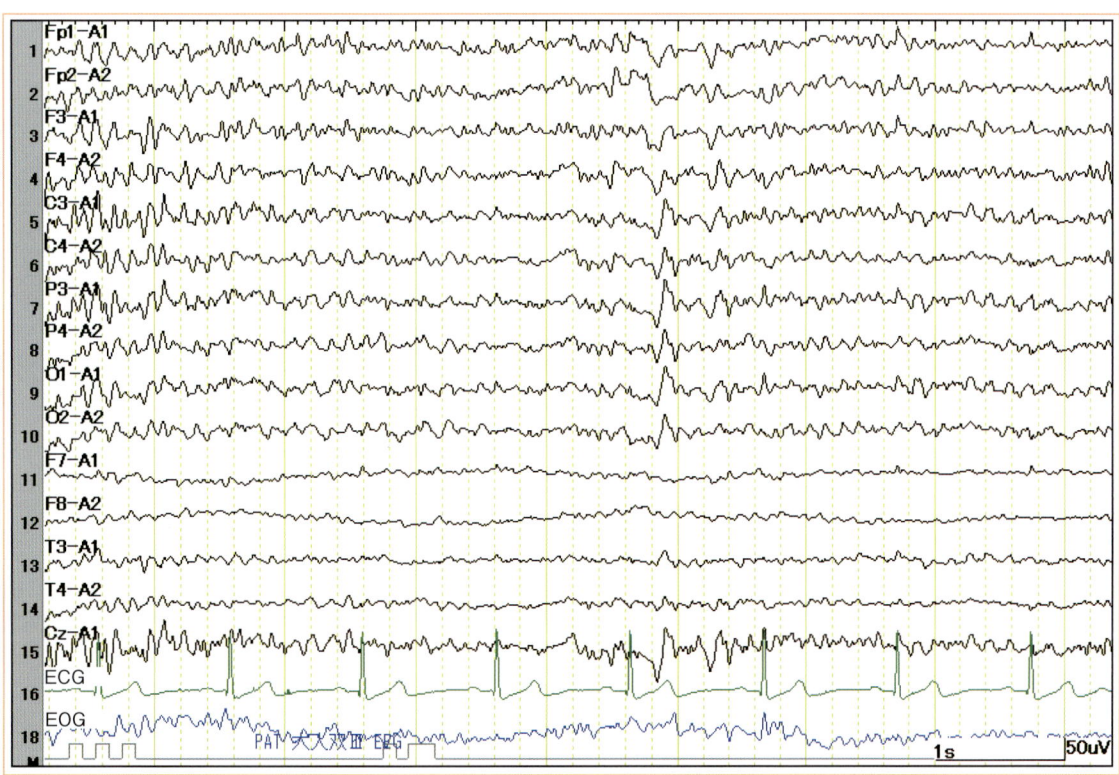

図1.1.15　頭頂鋭波（vertex sharp transient，瘤波；hump）（80歳）

1.1.7 紡錘波

14Hz前後の規則的な速波が0.5～数秒持続し，前頭部（F），中心部（C），頭頂部（P）優位に出現する（図1.1.16）。成人になると小児期よりは目立たなくなり，周波数もやや速くなる（図1.1.17）。高齢者では，瘤波より目立つ（図1.1.18）。

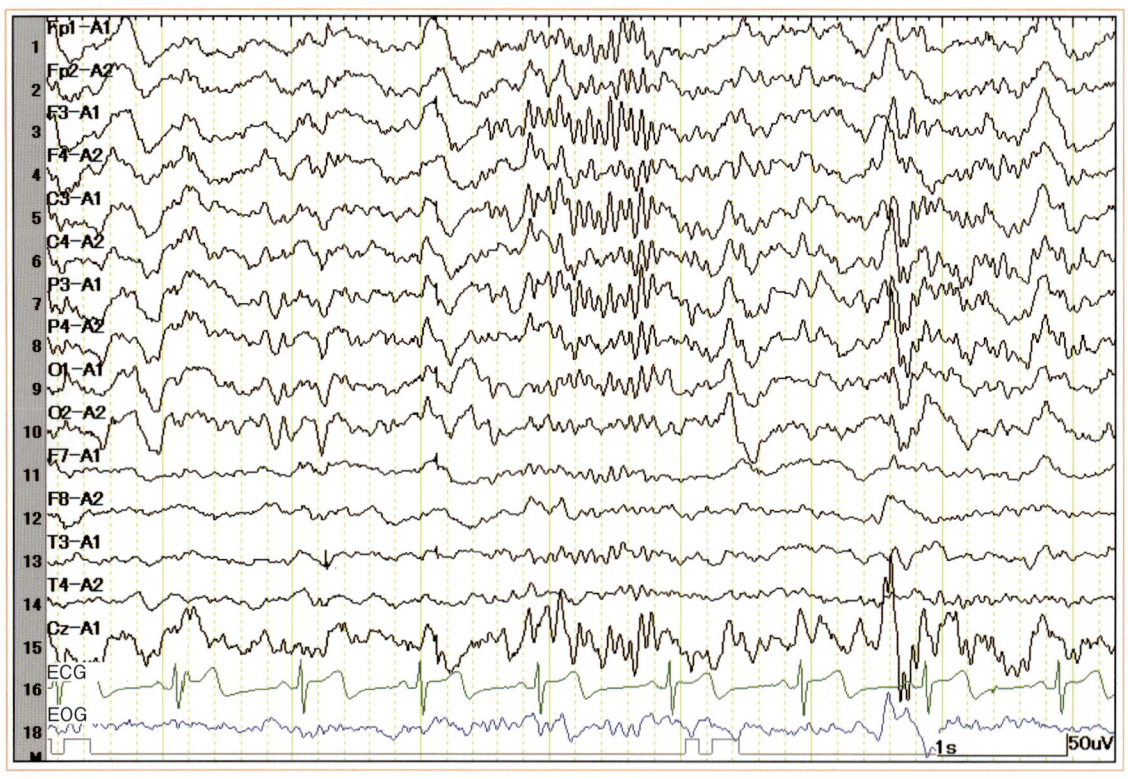

図1.1.16　紡錘波（spindle）（10歳）

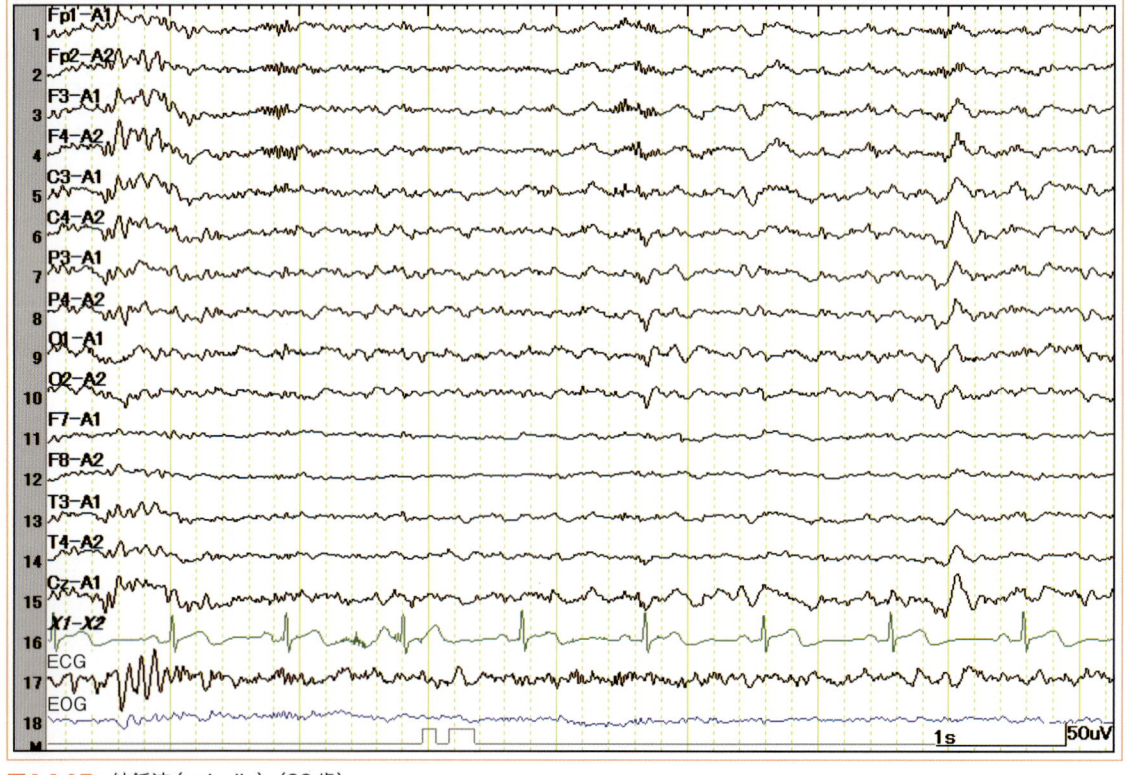

図1.1.17　紡錘波（spindle）（39歳）

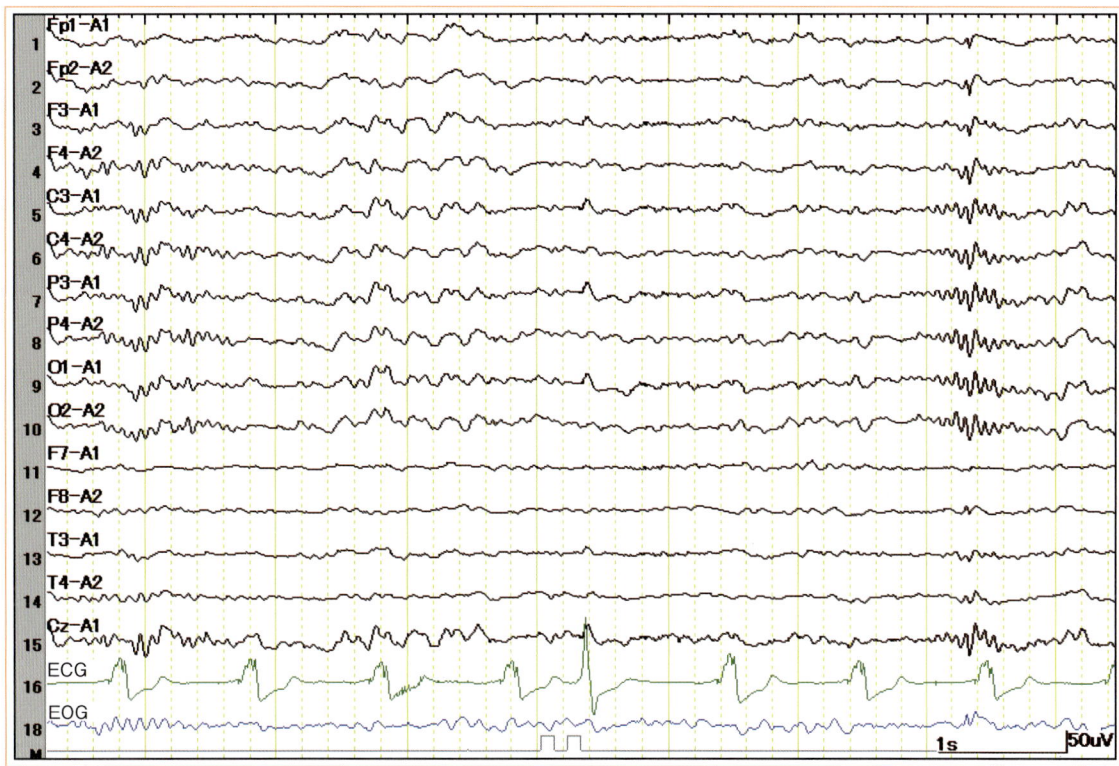

図1.1.18 紡錘波(spindle)(73歳)

1.1.8 K複合波

瘤波に類似するが，高振幅で持続が長く，しばしば後に紡錘波を伴う。中心正中部（Cz）にピークをもち両側中心部（C），頭頂部（P）に広がる。音によっても出現する（図1.1.19，1.1.20）。

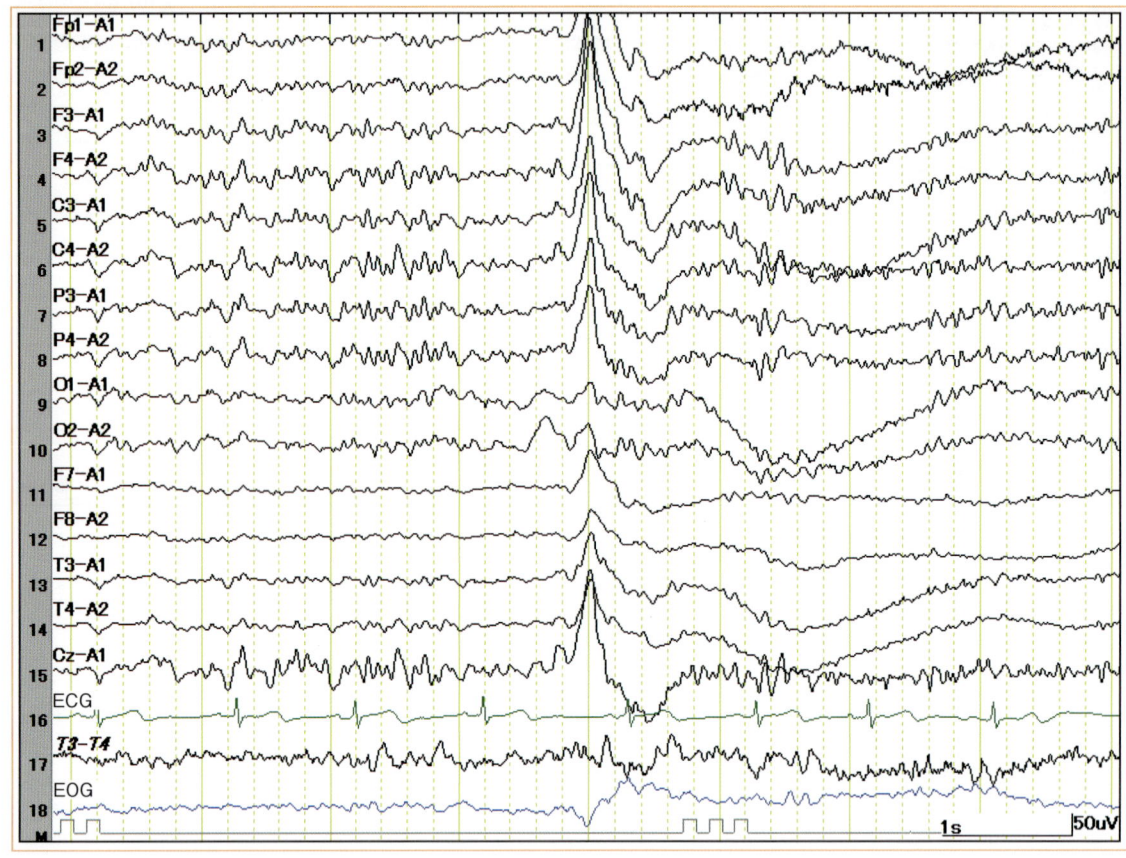

図1.1.19　K複合波（K-complex）（11歳）

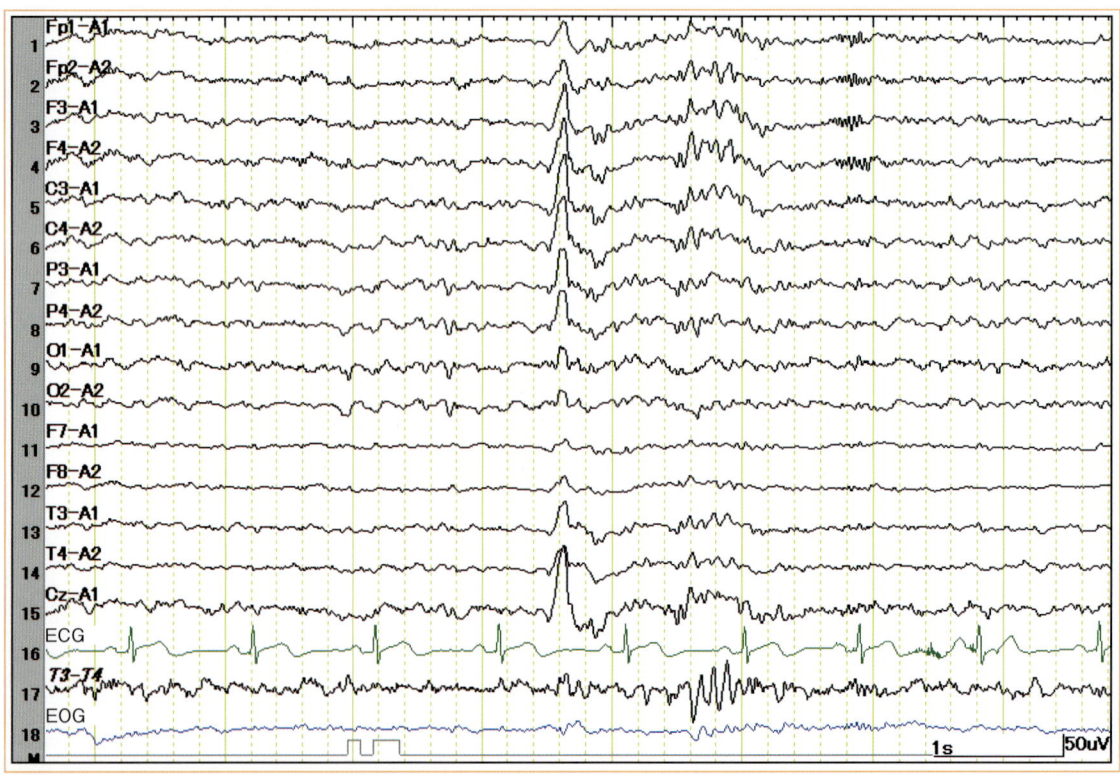

図1.1.20　K複合波（K-complex）（39歳）

1.1.9　覚醒後過同期

　小児は，睡眠から覚醒する時期にも成人とは異なった反応を示す。2カ月以降は半数以上が完全な覚醒脳波に移行する前に持続性のある広汎性高振幅徐波を示す。2～5歳がピークで10歳頃まで出現するが，年齢とともに徐波の周波数が速くなり，低振幅となる (図1.1.21)。

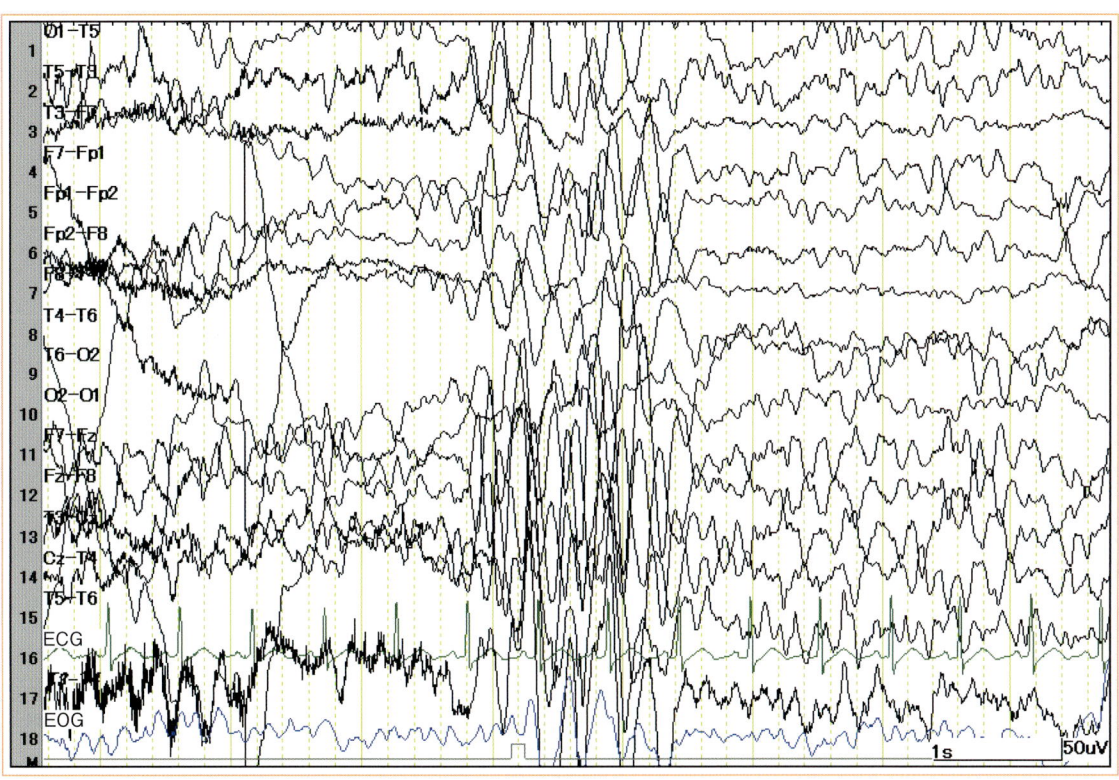

図1.1.21　覚醒後過同期 (postarousal hypersynchrony)（11歳）

1.1.10　広汎性αパターン

　高齢者の脳波は，α波の振幅は成人と変わらないが出現率は減少し，連続性がなくなってくる。α波の後頭部優位が乏しくなり，広汎化傾向を示す（図1.1.22）。

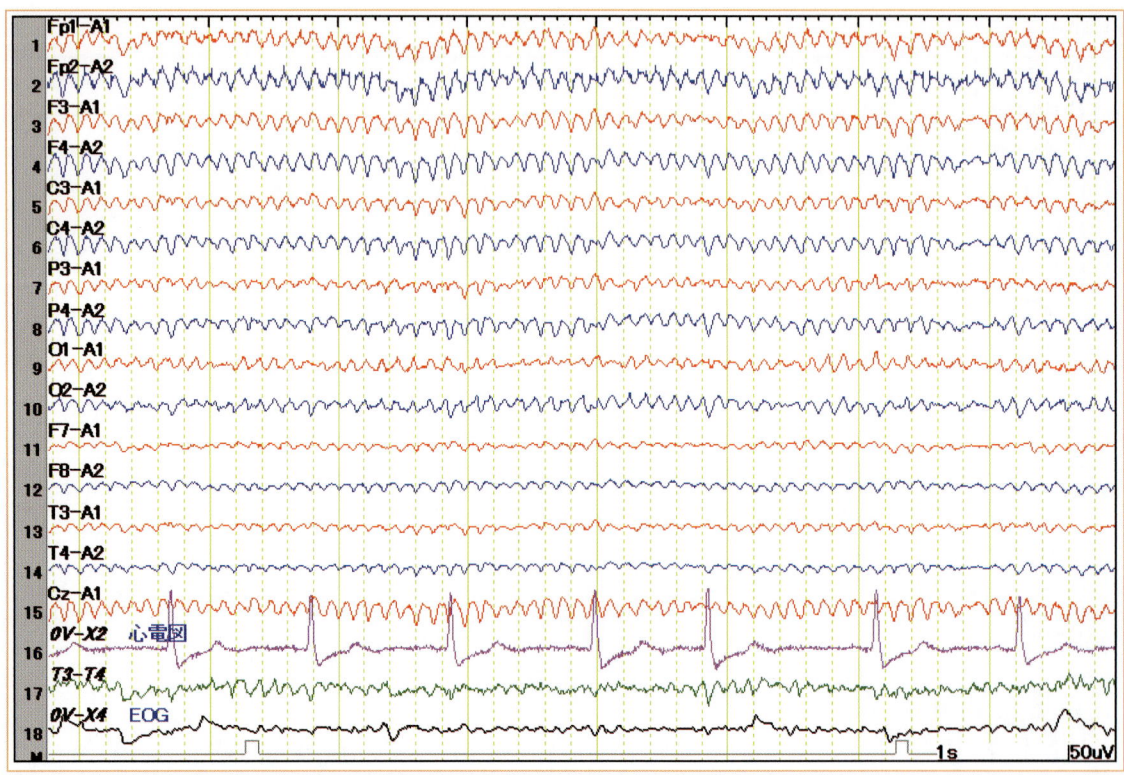

図1.1.22　広汎性αパターン（79歳）

1.1.11 β波

高齢者の脳波は，α波の律動が断片化し連続性がなくなり，β波の出現が目立ってくる (図1.1.23)。

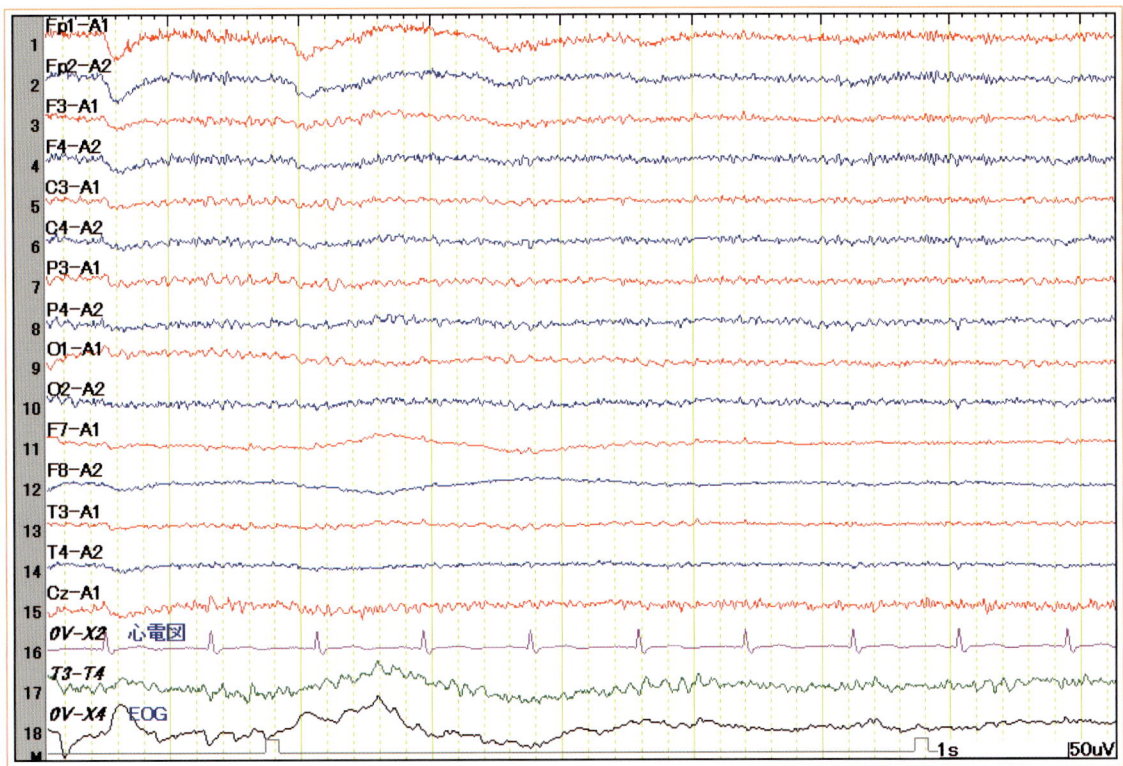

図1.1.23　β波が目立つ (78歳)

1.1.12　カッパ律動

両側(とくに左側)の中側頭部に出現する速いθ波帯域からα波帯域(6〜12Hz)の律動波である。左右半球で極性が逆となりT3-T4の双極導出法で目立つため,高齢者ではこの誘導を1つ増やすと判定しやすくなる。とくに基準導出法ではα波との鑑別が必要である(図1.1.24)。

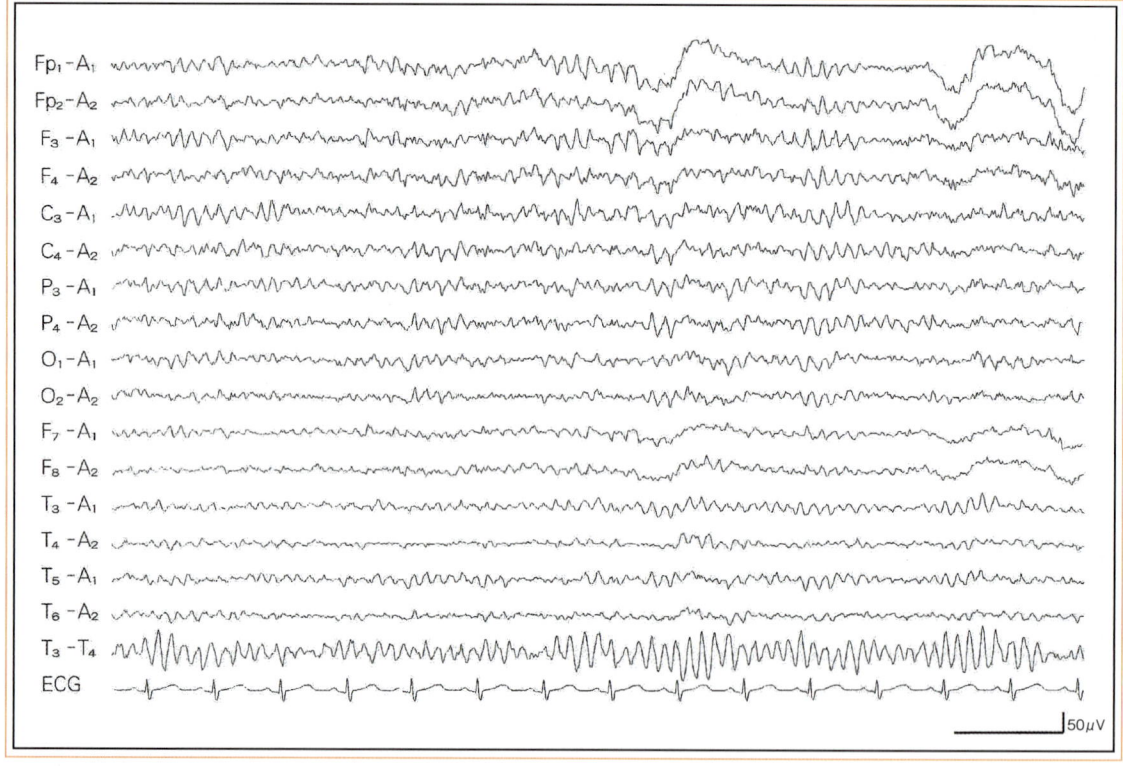

図1.1.24　カッパ律動(κ律動)

(松浦雅人:高齢者の脳波の読み方(1) 基礎活動と賦活による変化,臨床脳波,2003;45(8),511より)

1.1.13 ウィケット棘波

　中（〜前）側頭部に出現する鋭い波を混じる高振幅の6〜11Hzの群発波である。両側性であるが，交代性に一側優位（とくに左側）に出現する。棘波と異なり徐波を伴わない（図1.1.25）。

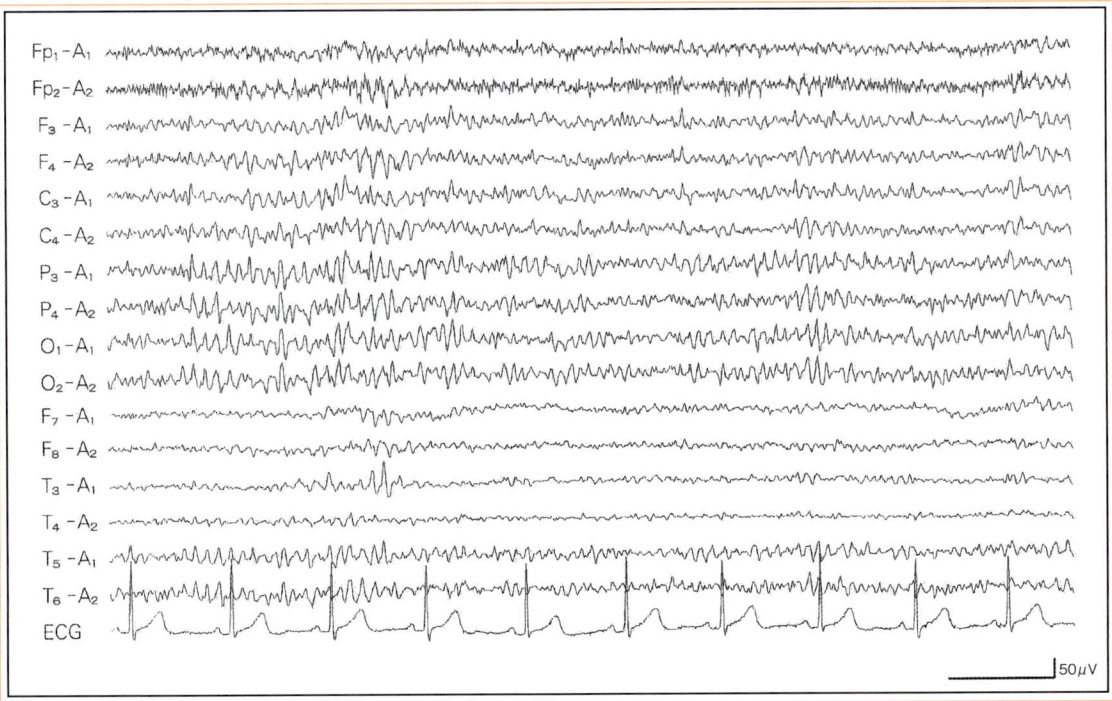

図1.1.25　ウィケット棘波（wiket spike）
（松浦雅人：高齢者の脳波の読み方（1）基礎活動と賦活による変化，臨床脳波，2003；45(8)，511より）

1.1.14　前方部徐波律動

　高振幅な1.5〜2.5Hzの多彩なθ波で2〜10秒持続する。やや律動的であるが，単律動的でもない。前頭部に限局することが多いが，中心部あるいは前側頭部に波及する。ほとんどの場合，入眠期あるいは軽睡眠に出現する(図1.1.26)。

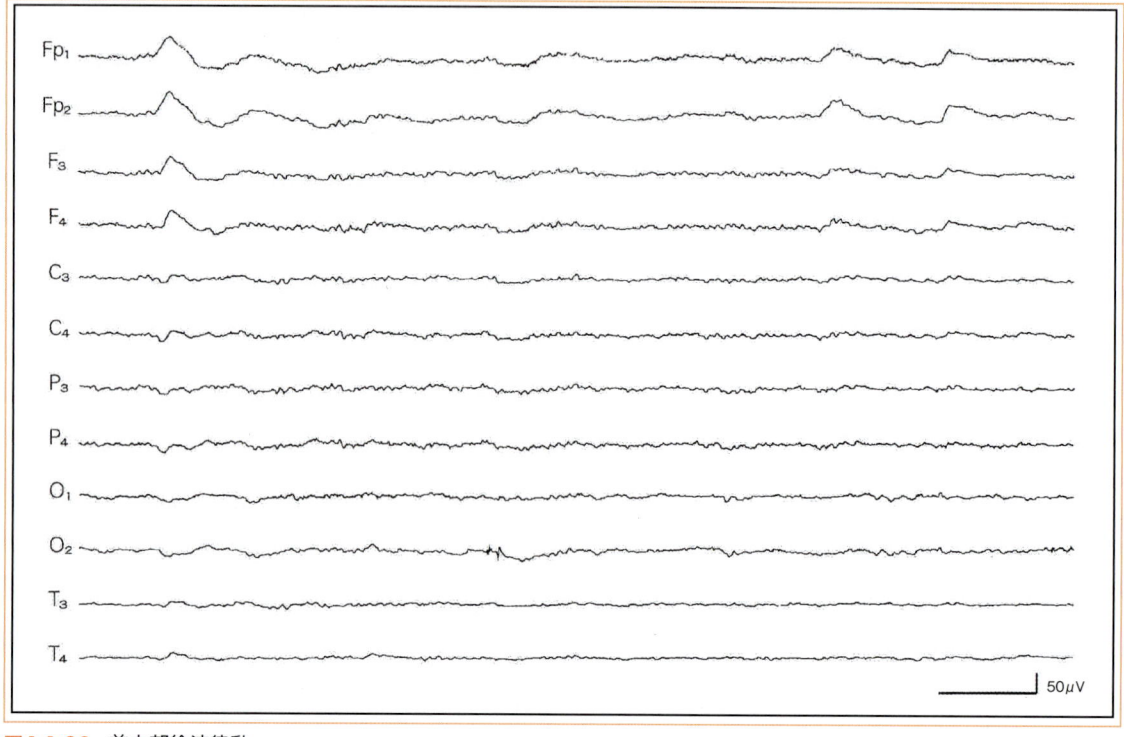

図1.1.26　前方部徐波律動

（松浦雅人：高齢者の脳波の読み方(1) 基礎活動と賦活による変化，臨床脳波，2003；45(8)，512より）

1.1.15 SREDA

　両側性ないし一側性の頭頂・側頭部優位に，4〜7Hzの鋭い波形のθ波律動が長く持続する特異な波形である．覚醒時あるいは入眠期に出現し，過呼吸で誘発されることがある．振幅は40〜100μV，ときに200〜500μVに達する．周波数は5〜6Hzが多いが，2〜4Hzのときもある．持続時間は40〜80秒が多いが，15〜20分続いた例もある．とくに初老期以降に出現し，臨床的意義は不明である（図1.1.27〜1.1.29）．

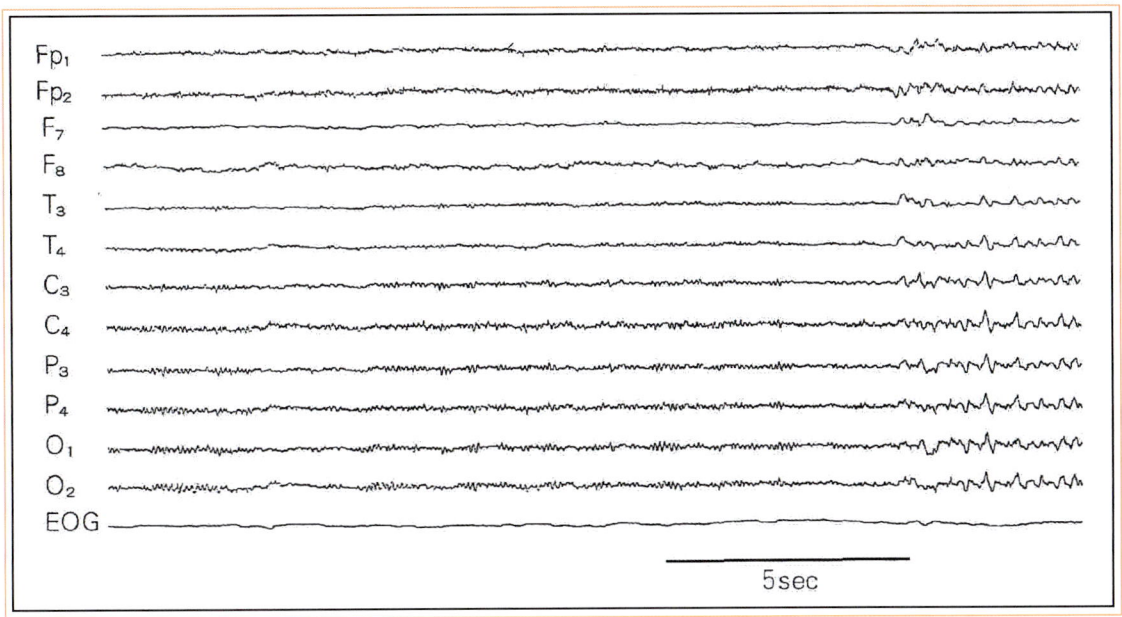

図1.1.27　SREDA開始時の脳波

（松浦雅人：高齢者の脳波の読み方（1）基礎活動と賦活による変化，臨床脳波，2003；45(8)，513より）

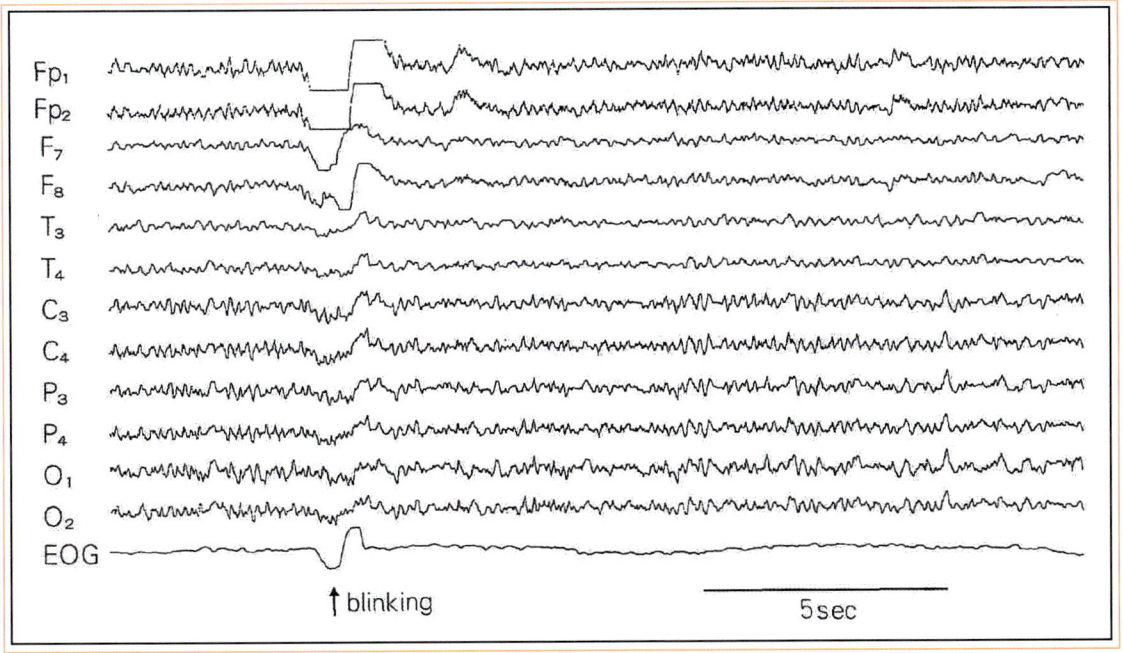

図1.1.28　20秒後の脳波

（松浦雅人：高齢者の脳波の読み方（1）基礎活動と賦活による変化，臨床脳波，2003；45(8)，513より）

1章 正常脳波

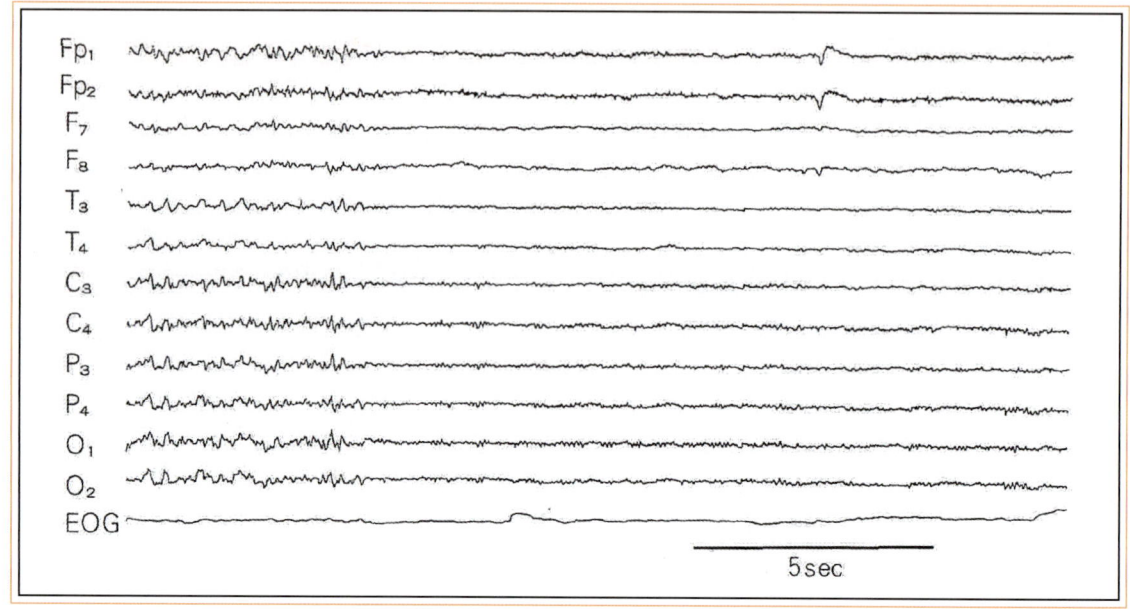

図1.1.29 さらに60秒後のSREDA終了時の脳波
(松浦雅人：高齢者の脳波の読み方(1) 基礎活動と賦活による変化,臨床脳波, 2003；45(8), 513より)

1.1.16 低出生体重児の脳波

受胎後40週に達するまでの脳波パターンの成熟過程は，①受胎後齢が進むにつれて脳波の連続性が増す（低振幅部分が少なくなる），②受胎後齢が進むにつれて徐波の振幅が小さくない周波数も速くなる，③受胎後齢に特徴的な生理的transientsの出現がある（出現する受胎後齢がおよそ決まっているため，受胎後齢の推定に役立つ），である（図1.1.30～1.1.33）。

一方で，てんかんで出現する突発波とまぎらわしい波もあるため，間違えないように注意する必要がある。新生児は発作と突発波が同時に出現するのが原則で，発作間欠期には突発波は出現しない。

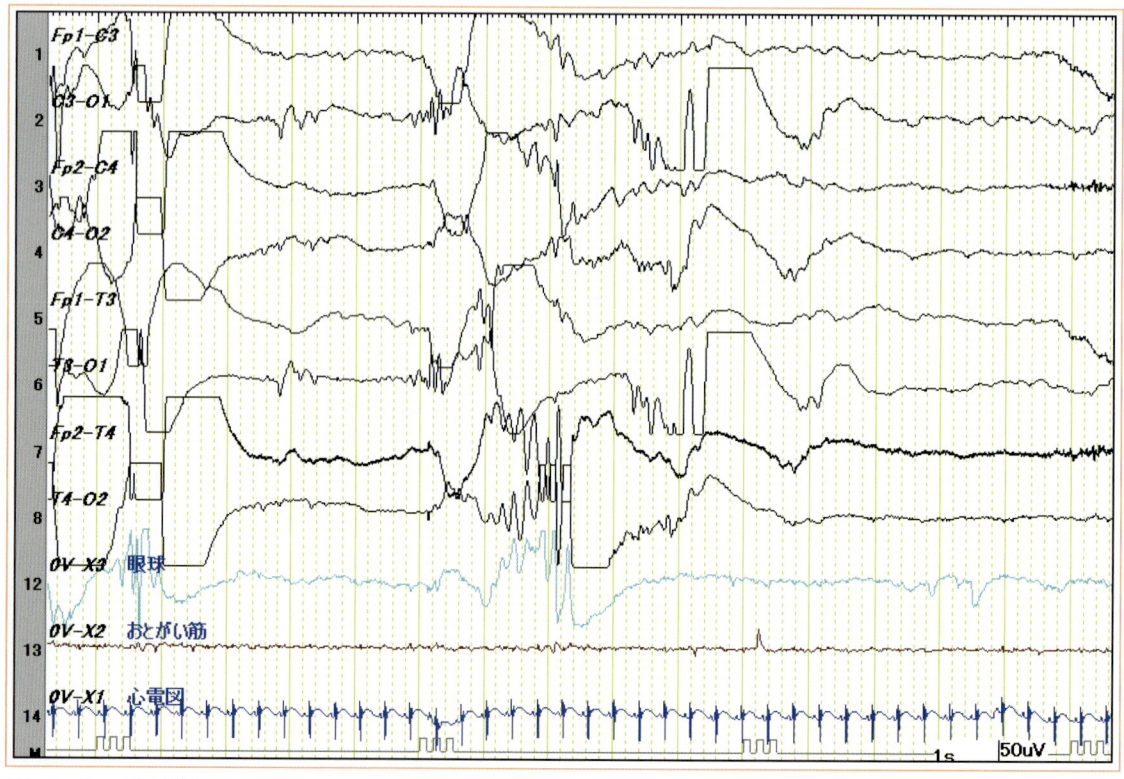

図1.1.30 受胎後齢26週

1.1 | 新生児, 小児, 成人（覚醒, 睡眠）の正常脳波

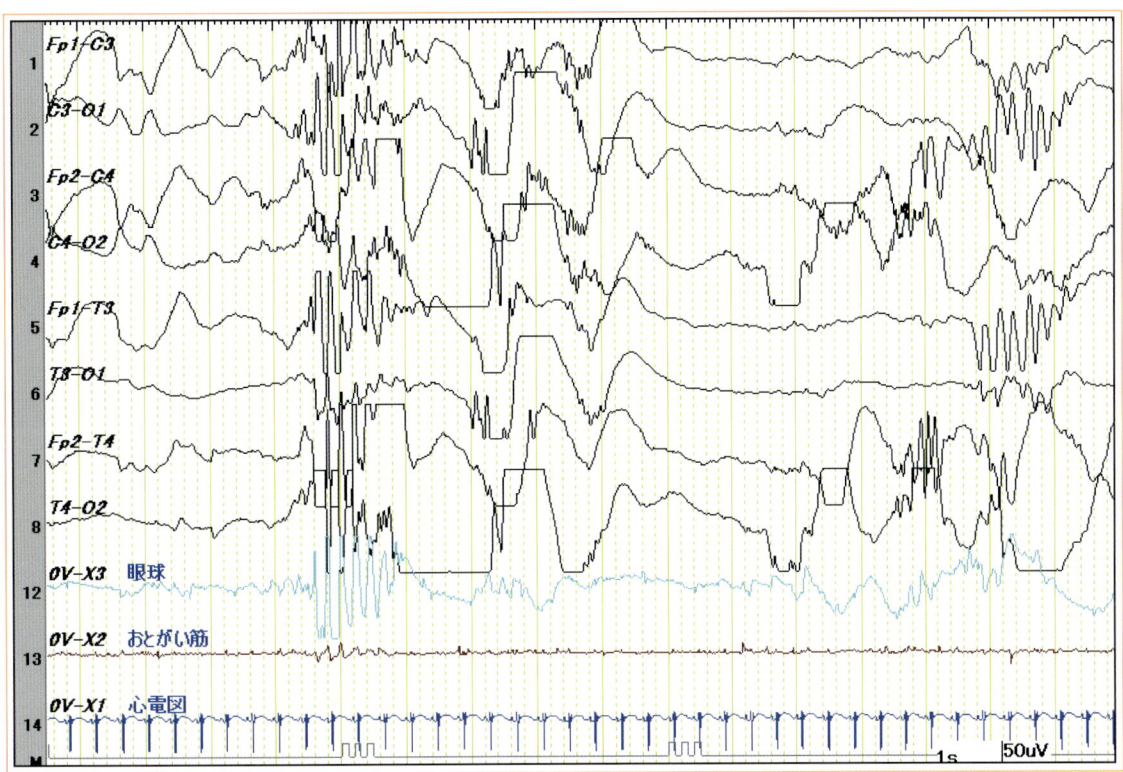

図1.1.31　受胎後齢28週

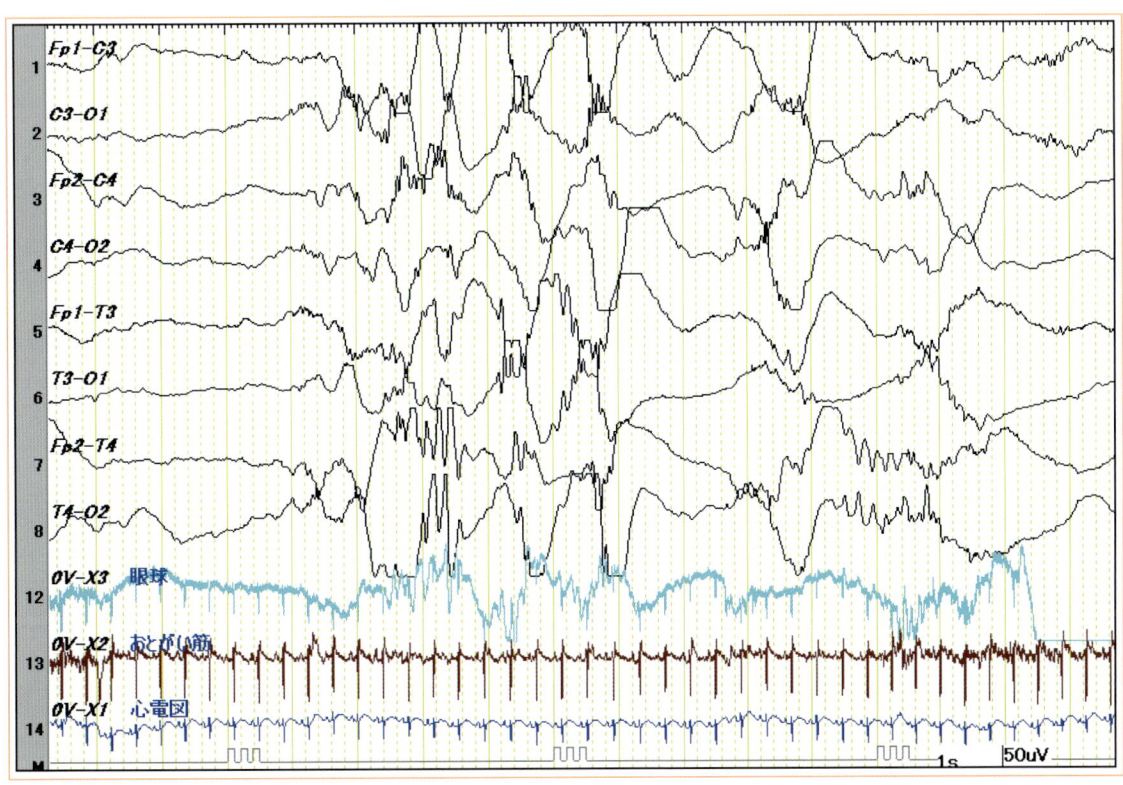

図1.1.32　受胎後齢32週

1章 正常脳波

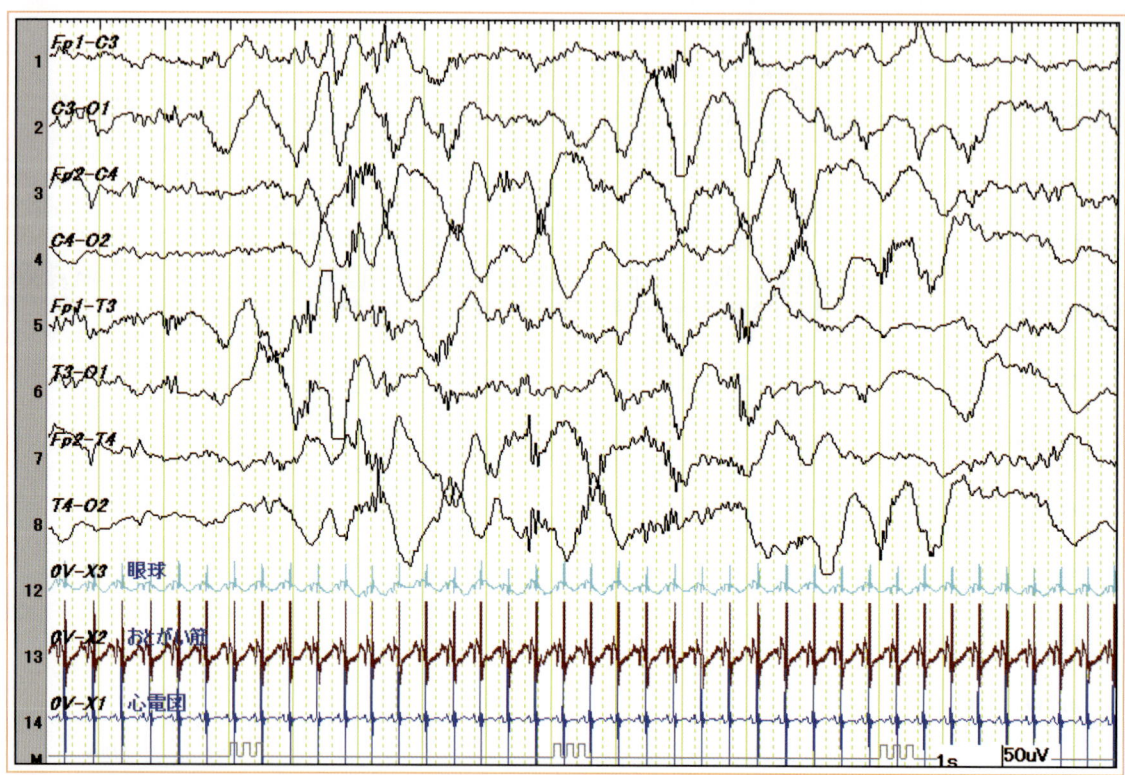

図1.1.33 受胎後齢36週

［石郷景子］

参考文献

1) 奥村彰久, 新島新一（編）：誰でも読める新生児脳波—新生児脳波の読みかた＆考え方—, 22-30, 診断と治療, 東京, 2008.
2) 松浦雅人：高齢者の脳波の読み方（1）基礎活動と賦活による変化, 臨床脳波, 2003；45(8), 447-514.

2章 末梢神経系疾患

章目次

2.1：絞扼性神経障害 …………………… 26
   2.1.1　正中神経障害
   2.1.2　尺骨神経障害
   2.1.3　橈骨神経障害
   2.1.4　腓骨神経障害

2.2：多発性神経障害 …………………… 46
   2.2.1　糖尿病性神経障害
   2.2.2　ギラン・バレー症候群

2.3：神経筋接合部障害 …………………… 59
   2.3.1　重症筋無力症
   2.3.2　筋無力症候群

SUMMARY

　神経伝導検査の主な目的は，電気生理学的手法による神経・筋機能の客観的な評価であり，さまざまな刺激・導出方法により神経あるいは筋より記録される活動電位の潜時（伝導速度），振幅，持続時間などが評価の中心となる。これらの変化を神経生理学的・解剖学的・病理学的な知識にもとづいて解析することにより，神経障害の部位や範囲（局在性），障害パターンなどの病態評価が可能となり，これが診断や治療，予後推定に有用な情報として利用されることになる。
　本章では，神経伝導検査が有用となる絞扼性神経障害，多発性神経障害，神経筋接合部障害の代表的な疾患について，障害の鑑別や病態の評価に有用と思われる各種伝導検査での典型的な波形変化とその計測値を例示する。

2.1 絞扼性神経障害

● 1. はじめに

絞扼性神経障害（entrapment neuropathy）について Kopell & Thompson (1963) は，「末梢神経が隣接する組織の機械的刺激によって限局性の傷害および炎症を起こしたもの」と定義[1]し，American Association of Electrodiagnostic Medicine (AAEM) 用語集では，解剖学的に狭い部分を通過する際の神経圧迫による単神経麻痺[2]とされている．絞扼性神経障害における神経伝導検査の主な目的は，絞扼部位の同定とその限局性の確認，そして障害の程度の客観的評価にある．

本節では，上・下肢の末梢神経における代表的な絞扼性神経障害の神経伝導検査例を示す．症例では，複合筋活動電位（compound muscle action potential；CMAP）の潜時は起始点（立ち上がり点），振幅は基線-陰性頂点，持続時間は起始点-交点，感覚神経活動電位（sensory nerve action potential；SNAP）の潜時は起始点，振幅は陰性頂点-陽性頂点，持続時間は起始点-陽性頂点にて計測した．

2.1.1 正中神経障害

手関節遠位部の手根管内での障害である手根管症候群（carpal tunnel syndrome；CTS）は，最も発生頻度の高い絞扼性神経障害[3]である．ほかにも，前腕部における前骨間神経症候群，肘関節遠位部における円回内筋症候群などがある．

症例2-1：手根管症候群（軽症例）

- 36歳，男性．身長：162cm，皮膚温：32.5℃

主な神経伝導検査所見

- 正中神経運動神経伝導検査（図2.1.1）
  手掌部刺激：潜時，振幅に変化なし．
  手関節部刺激：終末潜時延長（5.1ms），持続時間の軽度延長（6.4ms），残余潜時延長（3.78ms），
  　　　　　　終末潜時指数低下（0.26）．
  　＊手掌-手関節間CMAP潜時延長（3.3ms）．
  肘関節・上腕部刺激：振幅，持続時間，前腕部および上腕部伝導速度に変化なし．

- 正中神経感覚神経伝導検査（図2.1.2）
  手関節部刺激：遠位潜時延長（4.6ms），伝導速度遅延（35.9m/s），振幅の軽度低下（20.0μV）．
  　　　　　　持続時間に変化なし．
  肘関節・上腕部刺激：前腕部および上腕部の伝導速度に変化なし．

- 虫様筋-骨間筋法（multichannel recording）（図2.1.3）
  正中神経刺激：虫様筋CMAP潜時延長（4.4ms）．振幅に変化なし．
  　　　　　　PMP (premotor potential) 潜時延長（2.9ms），伝導速度遅延（34.7m/s），振幅低下（34.0μV）．
  尺骨神経刺激：骨間筋および小指外転筋CMAPに変化なし．
  　＊虫様筋と骨間筋のCMAP潜時差延長（1.4ms）．

- 環指法（図2.1.4）
  正中神経刺激：SNAP潜時延長（4.8ms），伝導速度遅延（31.4m/s），振幅低下（10.2μV）．
  尺骨神経刺激：SNAP潜時，伝導速度，振幅に変化なし．
  　＊正中神経刺激と尺骨神経刺激によるSNAP潜時差延長（2.0ms）．

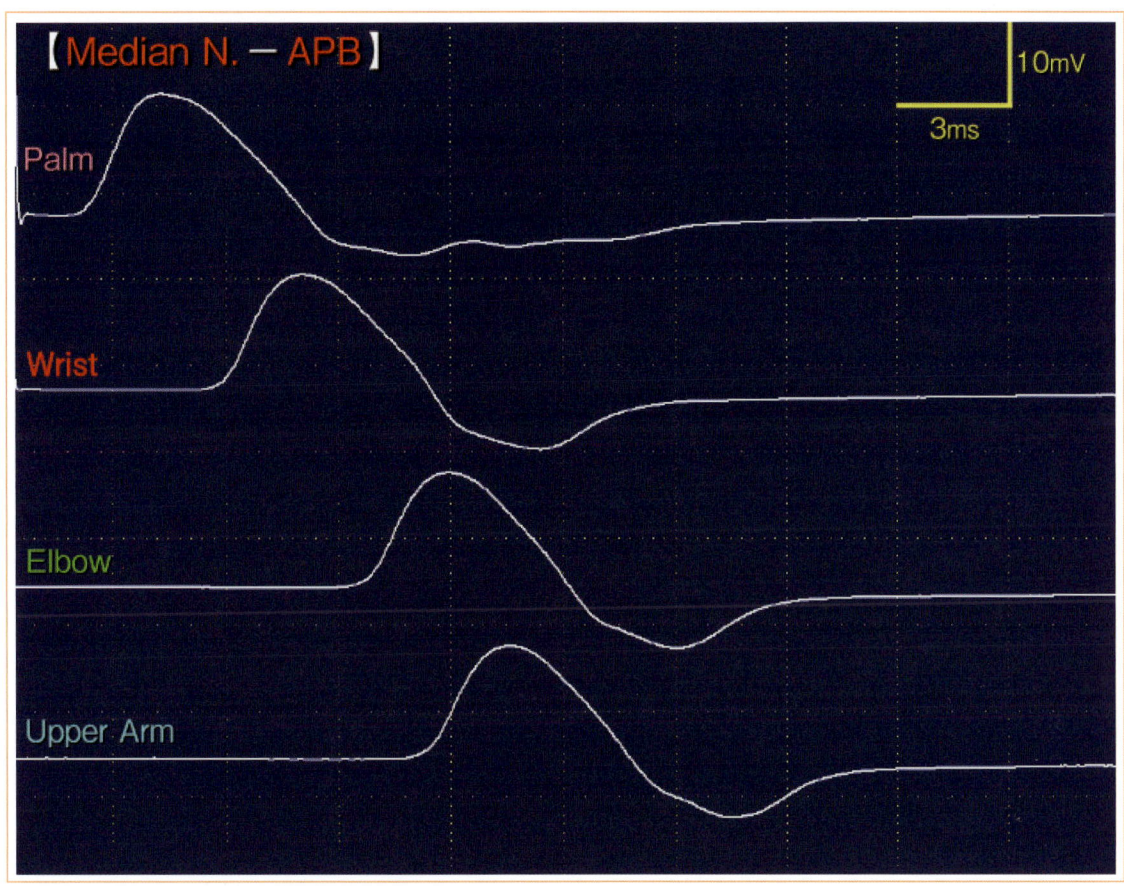

図2.1.1　症例2-1：正中神経運動神経伝導検査
Median N.：正中神経，APB：短母指外転筋，Palm：手掌部，Wrist：手関節部，Elbow：肘関節部，Upper Arm：上腕部

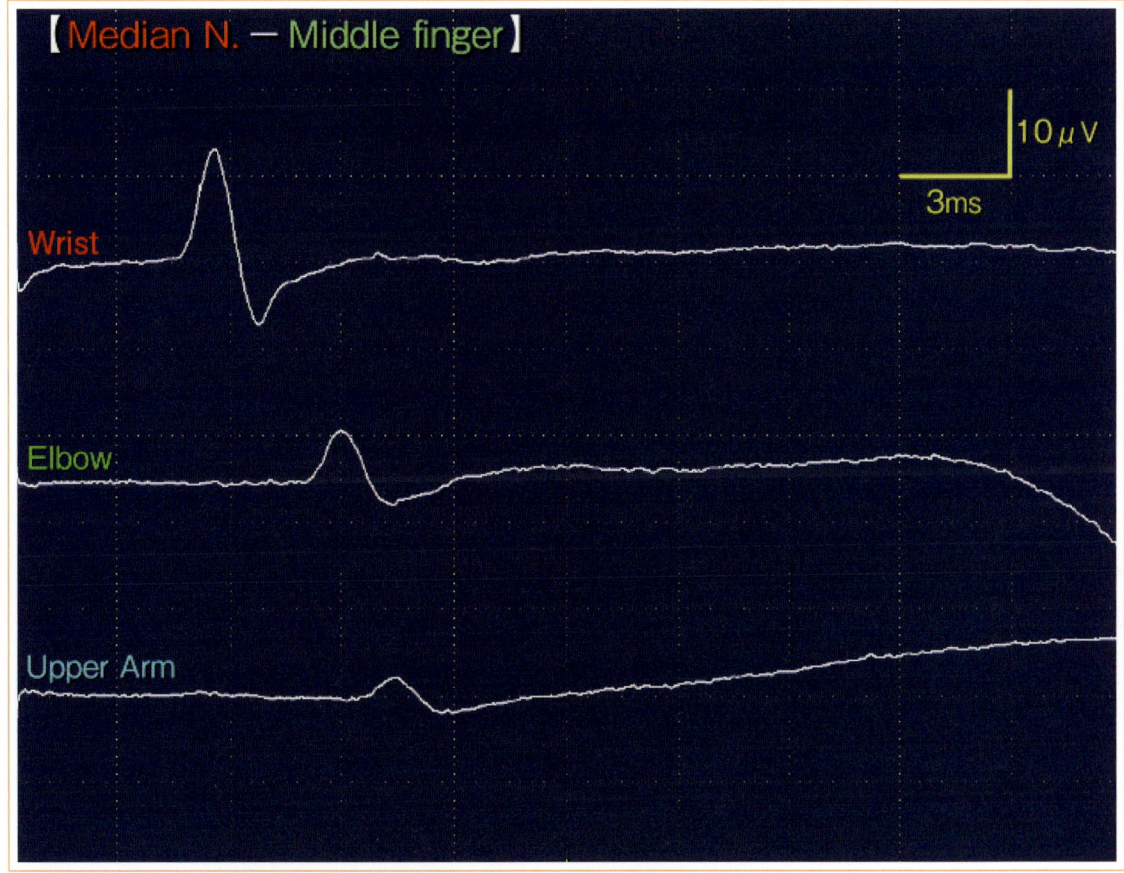

図2.1.2　症例2-1：正中神経感覚神経伝導検査
Median N.：正中神経，Middle finger：中指，Wrist：手関節部，Elbow：肘関節部，Upper Arm：上腕部

■ 2章　末梢神経系疾患

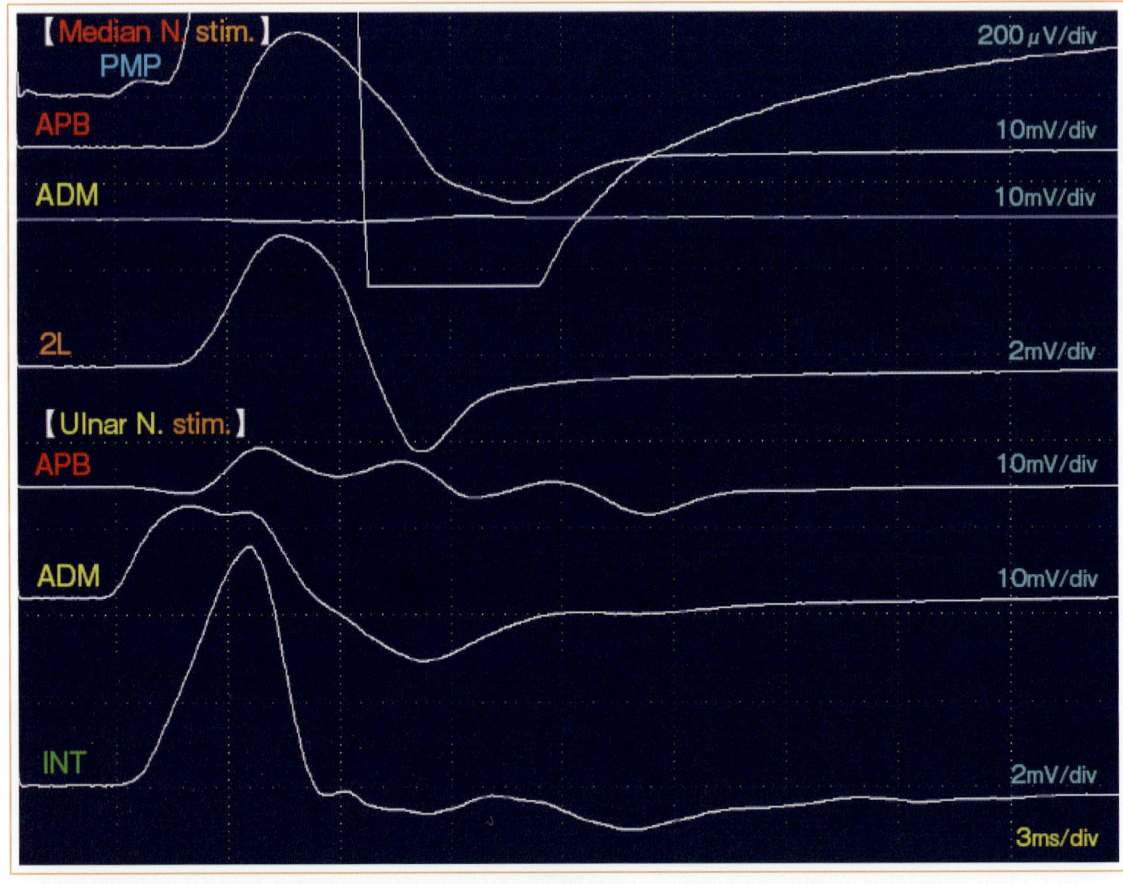

図2.1.3　症例2-1：虫様筋-骨間筋法（multichannel recording）
Median N.：正中神経，PMP：premotor potential，APB：短母指外転筋，2L：第2虫様筋，Ulnar N.：尺骨神経，ADM：小指外転筋，INT：骨間筋

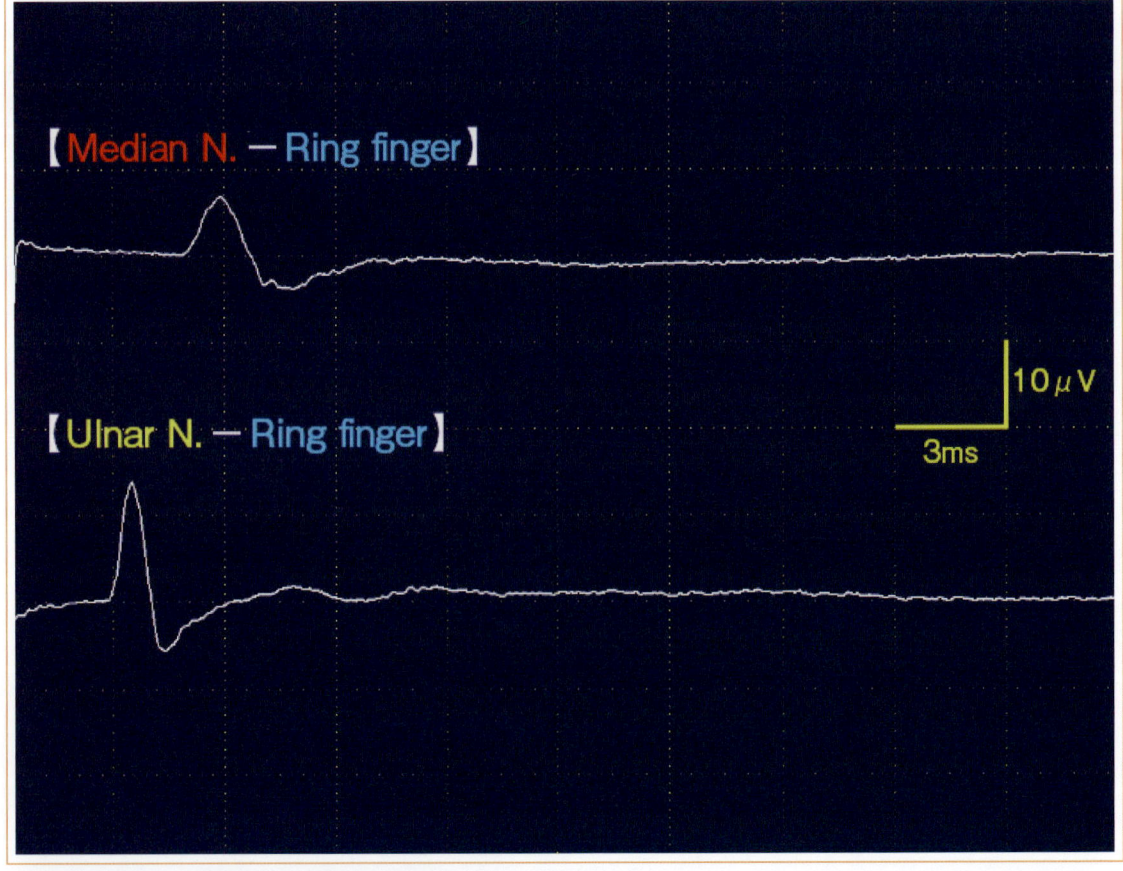

図2.1.4　症例2-1：感覚神経比較導出法（環指法）
Median N.：正中神経，Ulnar N.：尺骨神経，Ring finger：環指

症例2-2：手根管症候群（重症例）

- 51歳，男性。身長：160cm，皮膚温：35.4℃

主な神経伝導検査所見

- 正中神経運動神経伝導検査（図2.1.5）
  手掌部刺激：潜時，振幅に変化なし。
  手関節部刺激：終末潜時の著明な延長（9.7ms），振幅低下（4.3mV），持続時間延長（6.0ms），残余潜時延長（8.29ms），終末潜時指数低下（0.14）。
  ＊手掌-手関節間CMAP潜時差の著明な延長（7.7ms）。
  肘関節部・上腕部刺激：振幅，持続時間，前腕部および上腕部の伝導速度に変化なし。

- 正中神経感覚神経伝導検査（図2.1.6）
  手掌部刺激：潜時延長（2.4ms），伝導速度遅延（33.3m/s），振幅の著明な低下（3.3μV），持続時間の軽度延長（2.7ms）。
  手関節部刺激：SNAP識別不能。
  肘関節・上腕部刺激：SNAP識別不能。

- 虫様筋-骨間筋法（multichannel recording）（図2.1.7）
  正中神経刺激：虫様筋CMAP潜時延長（7.1ms），振幅低下（1.0mV），PMP潜時の著明な延長（5.5ms），伝導速度の著明な遅延（19.0m/s），振幅低下（17.0μV）。
  尺骨神経刺激：骨間筋および小指外転筋CMAPに変化なし。
  ＊虫様筋と骨間筋CMAP潜時差の著明な延長（4.3ms）。

- 環指法（図2.1.8）
  正中神経刺激：SNAP識別不能。
  尺骨神経刺激：SNAP潜時，伝導速度，振幅に変化なし。

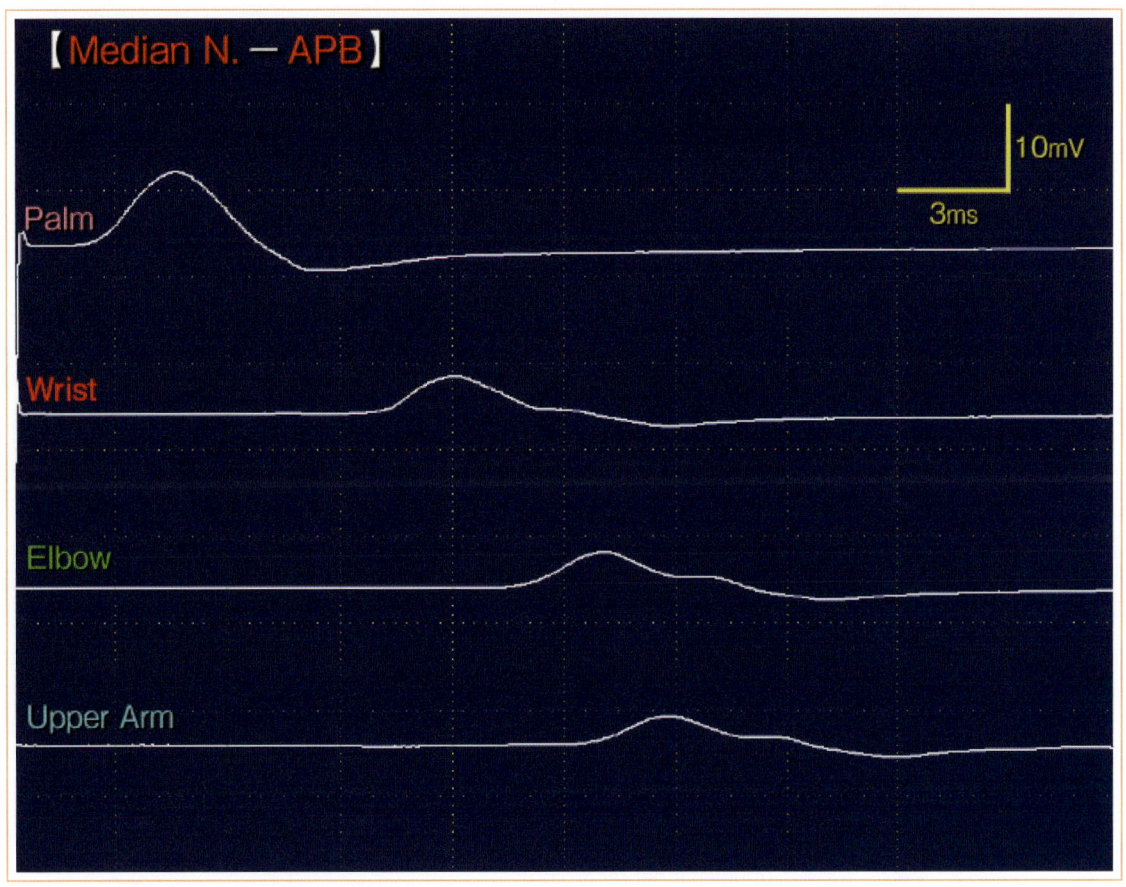

図2.1.5　症例2-2：正中神経運動神経伝導検査
Median N.：正中神経，APB：短母指外転筋，Palm：手掌部，Wrist：手関節部，Elbow：肘関節部，Upper Arm：上腕部

■2章　末梢神経系疾患

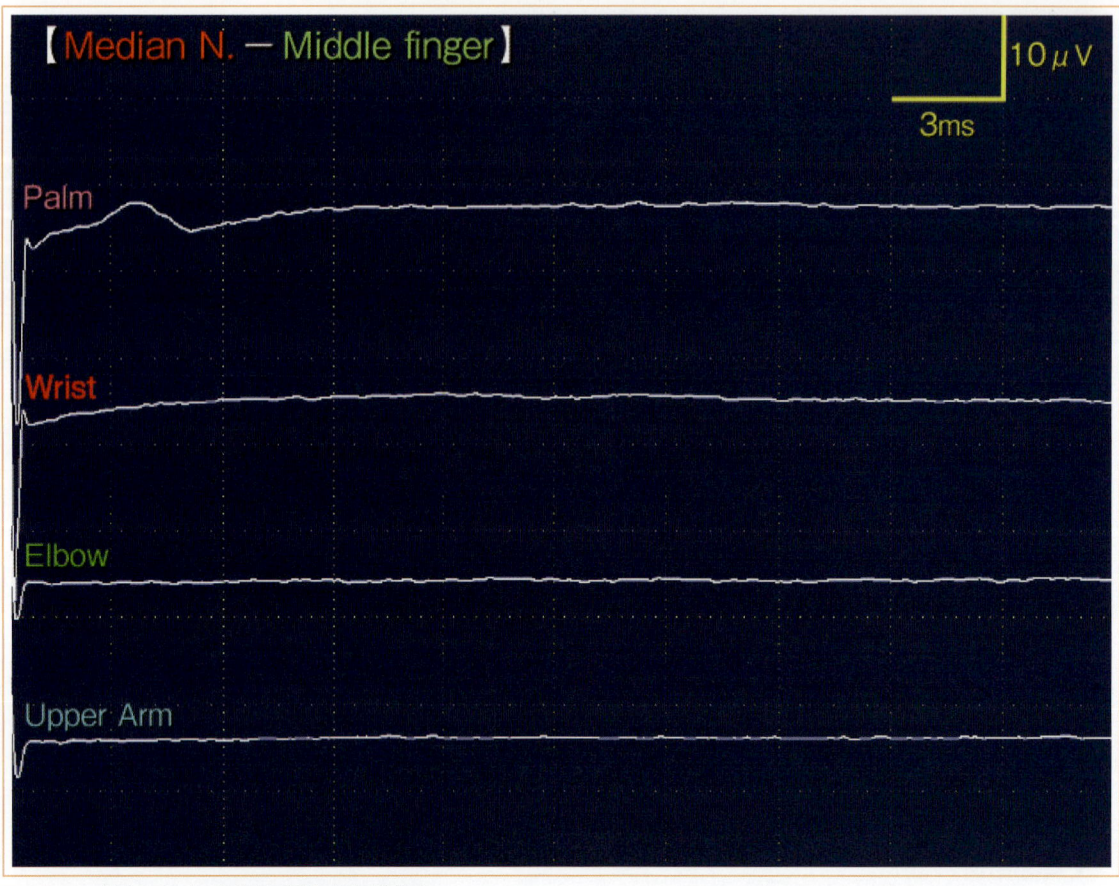

図2.1.6　症例2-2：正中神経感覚神経伝導検査
Median N.：正中神経，Middle finger：中指，Palm：手掌部，Wrist：手関節部，Elbow：肘関節部，Upper Arm：上腕部

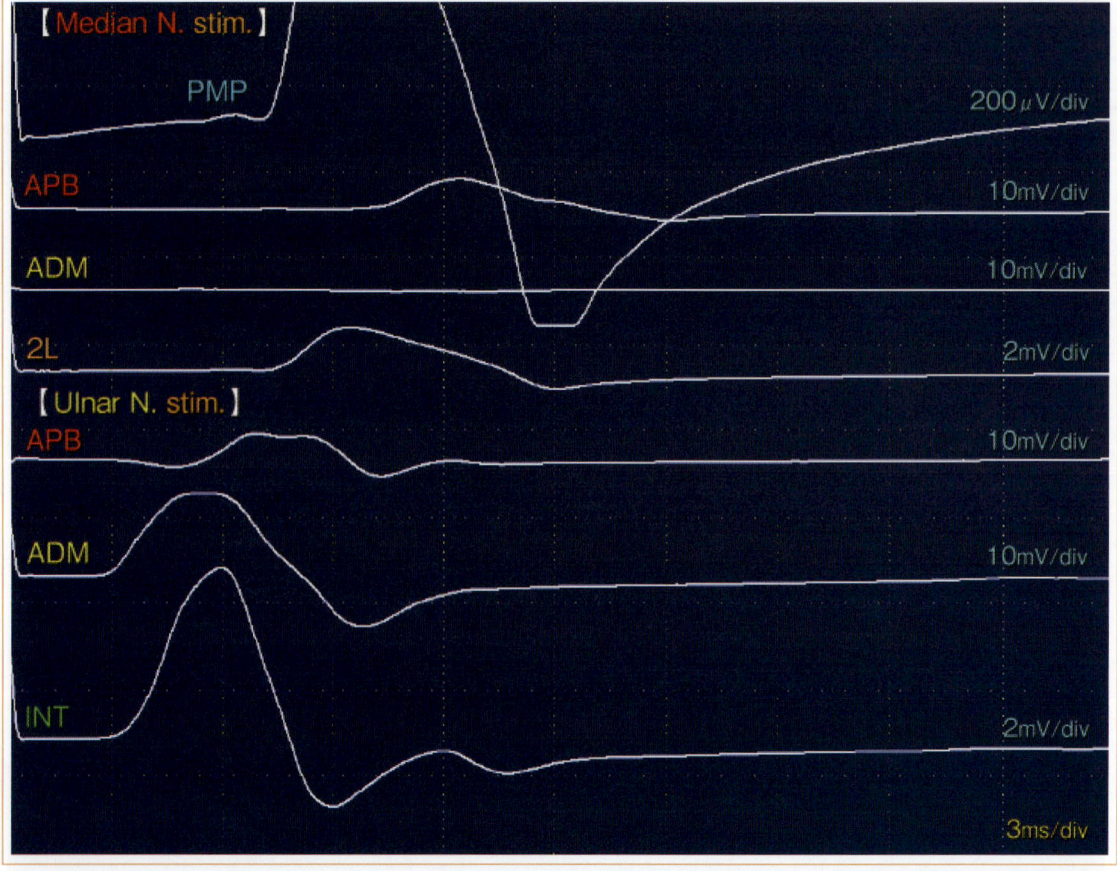

図2.1.7　症例2-2：虫様筋-骨間筋法 (multichannel recording)
Median N.：正中神経，PMP：premotor potential，APB：短母指外転筋，2L：第2虫様筋，Ulnar N.：尺骨神経，ADM：小指外転筋，INT：骨間筋

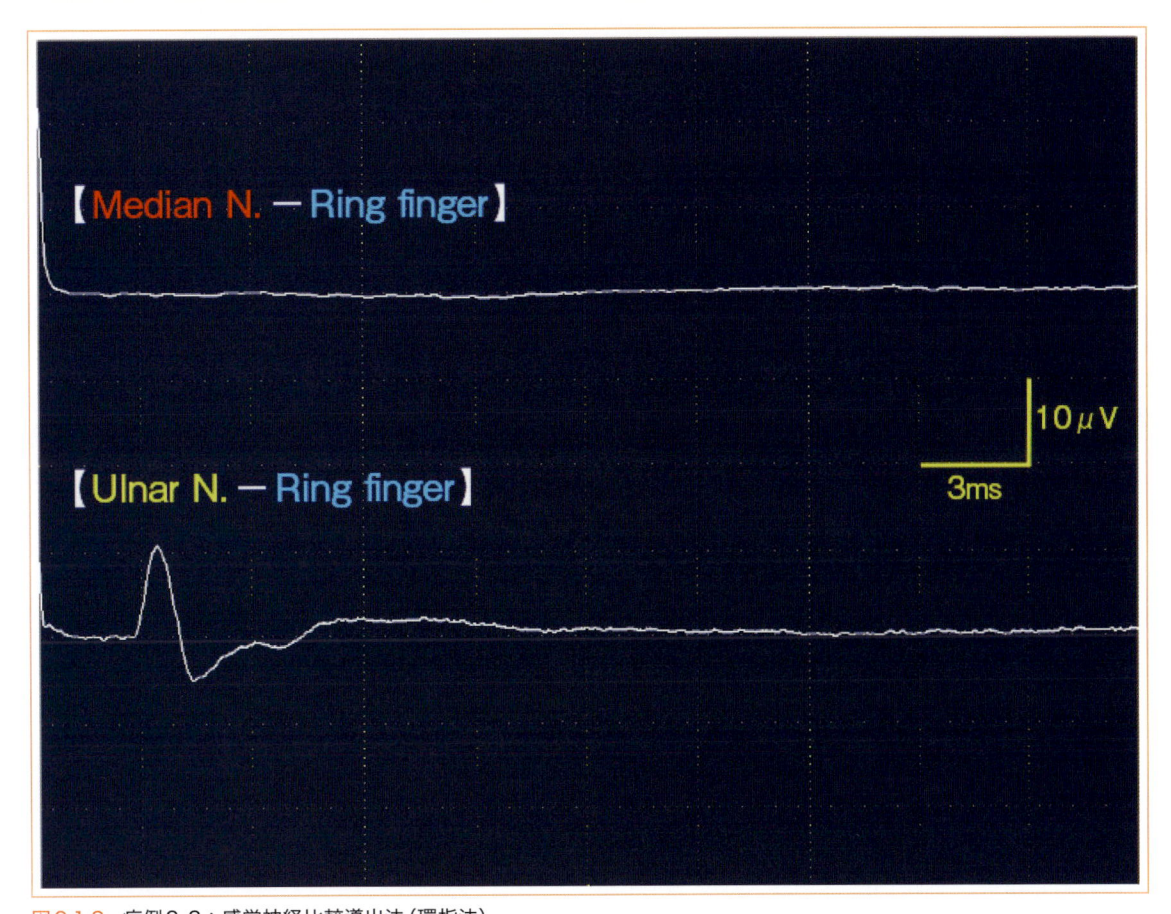

図2.1.8 症例2-2：感覚神経比較導出法（環指法）
Median N.：正中神経，Ulnar N.：尺骨神経，Ring finger：環指

2.1.2 尺骨神経障害

主に肘部の障害である肘部尺骨神経障害（ulnar neuropathy at the elbow；UNE）と手関節部での障害であるGuyon管症候群がある[4]。UNEは，上肢の絞扼性神経障害としては2番目に頻度の高い絞扼性障害[5]であり，病変部を内側上顆（medial epicondyle）の2cm以上遠位に限局できた場合には，肘部管症候群（cubital tunnel syndrome）と診断できる[6]との報告がある。

症例2-3：肘部尺骨神経障害

- 71歳，男性。身長：154cm，皮膚温：35.7℃

主な神経伝導検査所見

- 尺骨神経運動神経伝導検査（図2.1.9）
  手関節部刺激：終末潜時，振幅に変化なし。
  肘関節遠位部刺激：伝導速度，振幅に変化なし。
  肘関節近位部刺激：伝導速度遅延（30.5m/s），振幅低下（1.4mV）。
  　＊肘部インチング法（図2.1.10）
  　　内側上顆-内側上顆近位2cm間にて，伝導ブロックの所見あり。

- 尺骨神経感覚神経伝導検査
  手関節部刺激：振幅低下（8.7μV）。潜時，伝導速度，持続時間に変化なし。
  内側上顆遠位・内側上顆近位刺激：SNAP識別不能。

- 正中神経伝導検査に変化なし。

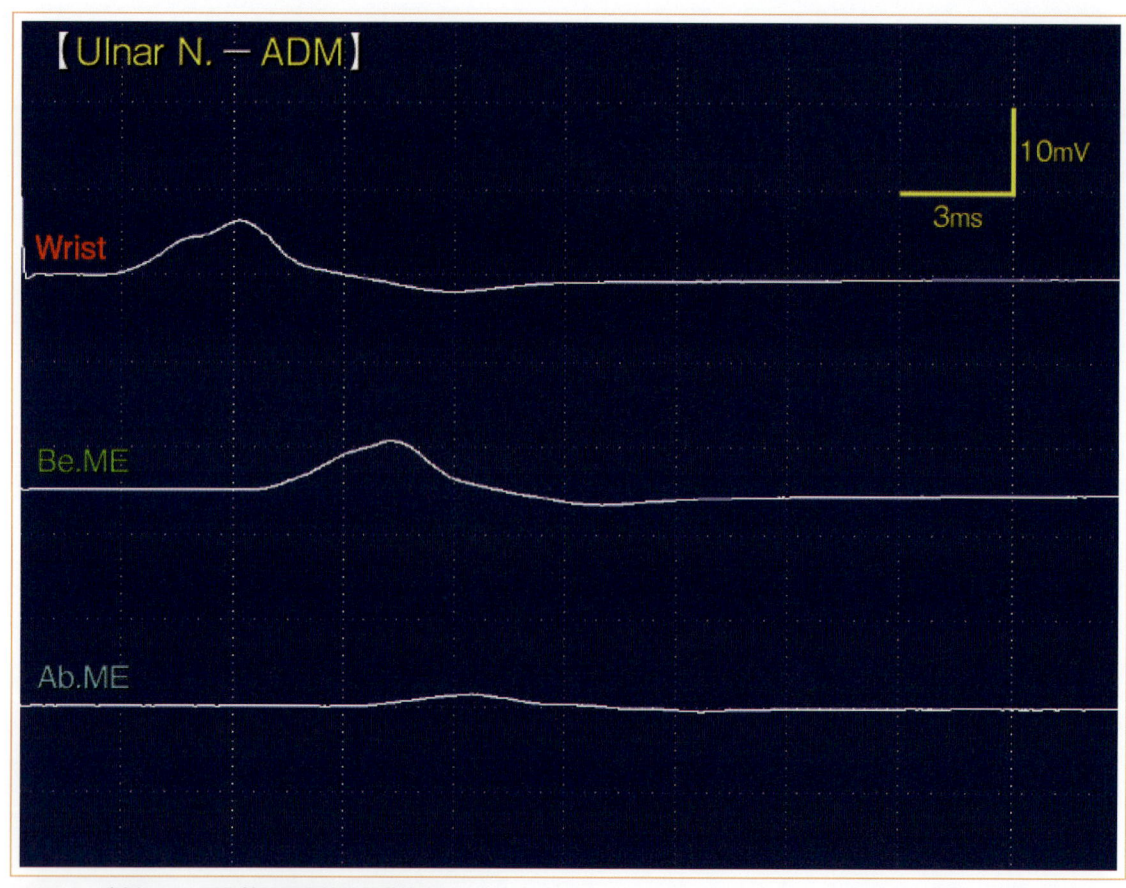

図2.1.9 症例2-3：尺骨神経運動神経伝導検査
Ulnar N.：尺骨神経，ADM：小指外転筋，Wrist：手関節部，Be.ME：内側上顆遠位部，Ab.ME：内側上顆近位部

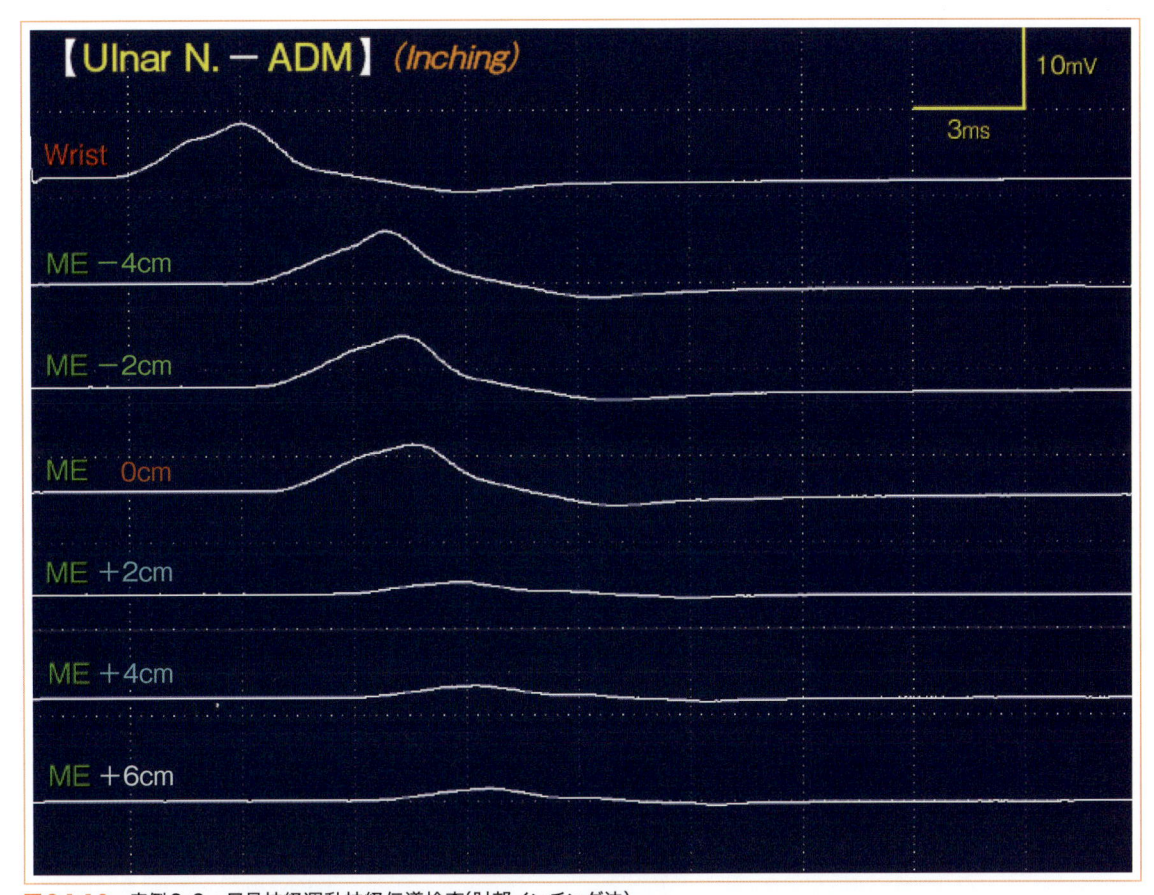

図2.1.10　症例2-3：尺骨神経運動神経伝導検査(肘部インチング法)
Ulnar N.：尺骨神経，ADM：小指外転筋，Wrist：手関節部，ME：内側上顆

症例2-4：肘部管症候群

- 45歳，男性。身長：174cm，皮膚温：35.0℃

主な神経伝導検査所見

- 尺骨神経運動神経伝導検査（図2.1.11）
  手関節部刺激：終末潜時，振幅に変化なし。
  肘関節遠位部刺激：振幅低下（3.1mV），伝導速度の軽度遅延（45.8m/s）。
  肘関節近位部刺激：振幅低下（3.0mV）。伝導速度に変化なし。
  ＊肘部インチング法（図2.1.12）
  　内側上顆遠位2cm〜4cm間にて，伝導ブロックの所見あり。

- 尺骨神経感覚神経伝導検査
  手関節部刺激：潜時，伝導速度，振幅，持続時間に変化なし。
  内側上顆遠位刺激：振幅低下（5.3μV），伝導速度の軽度遅延（48.4m/s）。
  内側上顆近位刺激：振幅低下（2.0μV）。伝導速度に変化なし。

- 正中神経伝導検査に変化なし。

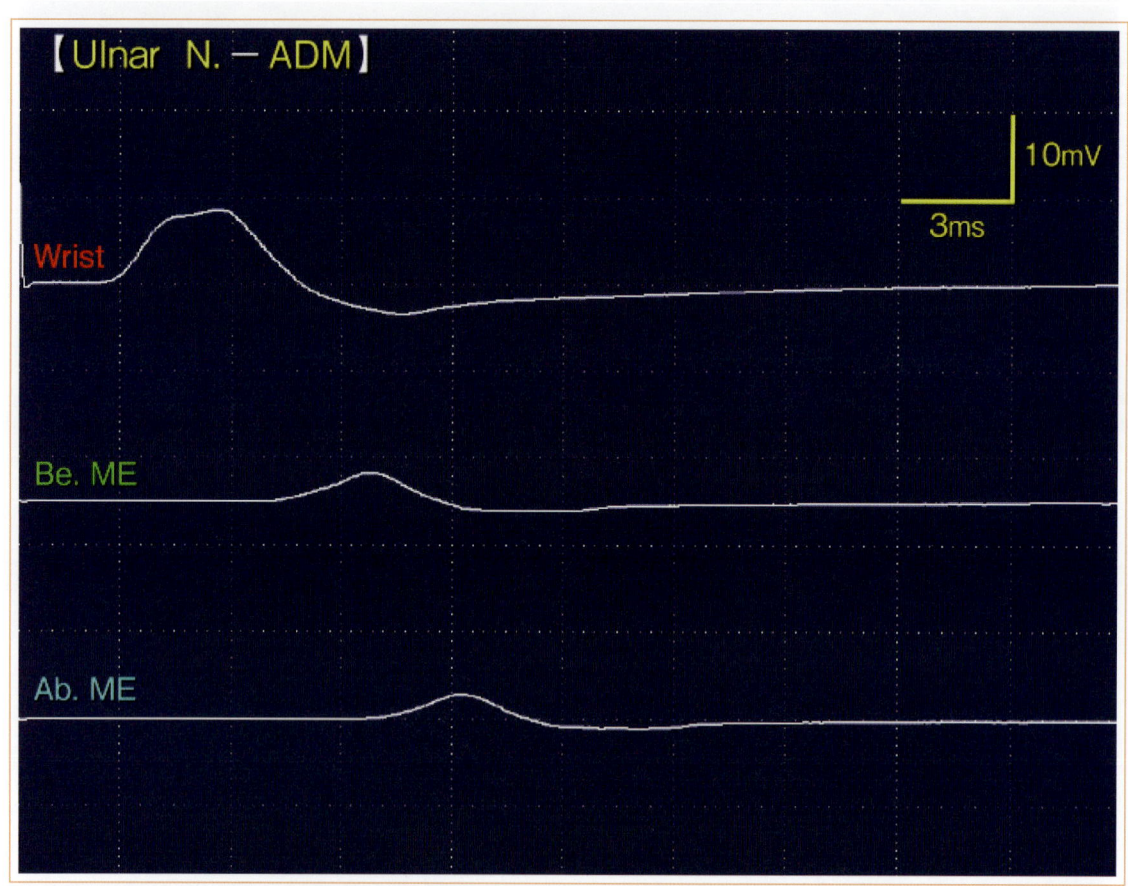

図2.1.11　症例2-4：尺骨神経運動神経伝導検査
Ulnar N.：尺骨神経，ADM：小指外転筋，Wrist：手関節部，Be.ME：内側上顆遠位部，Ab.ME：内側上顆近位部

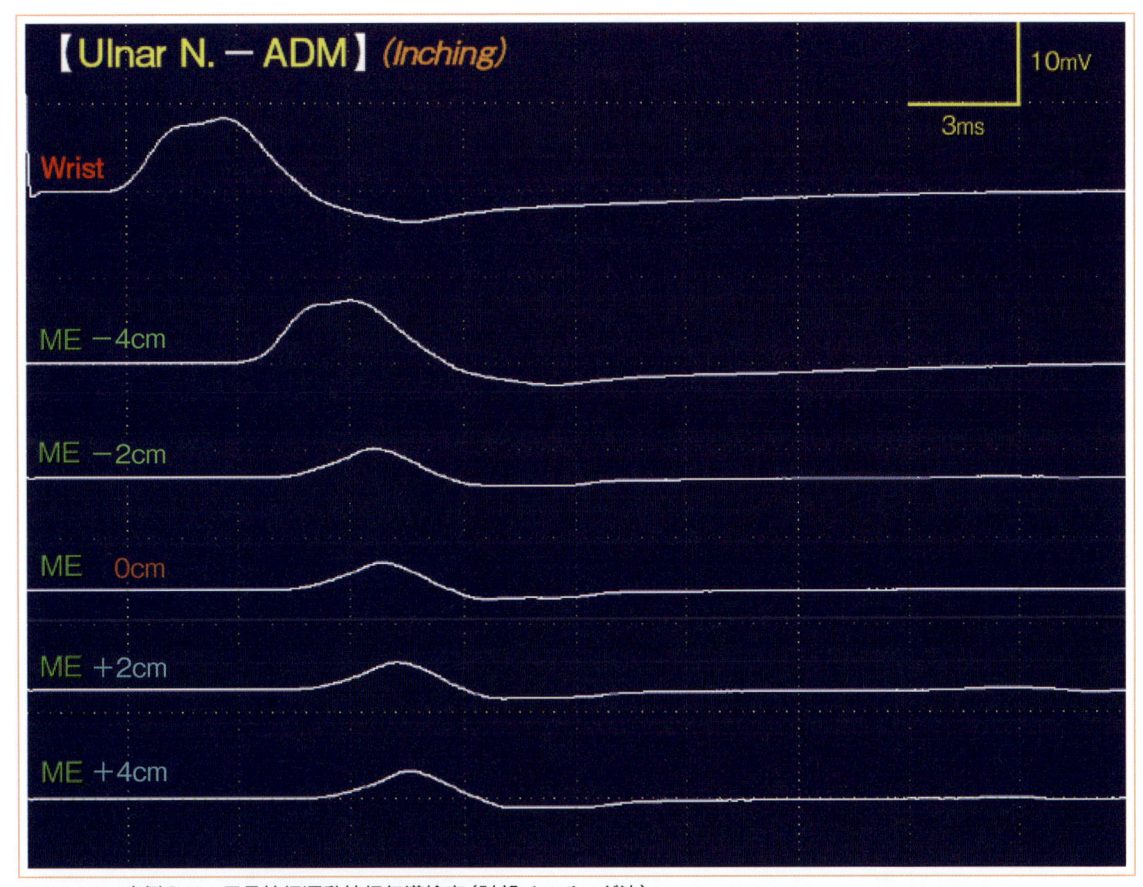

図2.1.12　症例2-4：尺骨神経運動神経伝導検査（肘部インチング法）
Ulnar N.：尺骨神経，ADM：小指外転筋，Wrist：手関節部，ME：内側上顆

2章 末梢神経系疾患

症例2-5：Guyon管症候群

- 64歳，女性。身長：158cm，皮膚温：35.4℃

主な神経伝導検査所見

- 虫様筋-骨間筋法（multichannel recording）（図2.1.13）
  正中神経刺激：虫様筋および短母指外転筋CMAP潜時，振幅に変化なし。
  　　　　　　　PMPに変化なし。
  尺骨神経刺激：骨間筋CMAP潜時延長（4.0ms），振幅の著明な低下（0.3mV），
  　　　　　　　小指外転筋CMAP振幅の著明な低下（0.9mV）。
  ＊虫様筋と骨間筋CMAP潜時差の負の延長（-1.3ms）。

- 内側前腕皮神経伝導検査（図2.1.14（a））：変化なし。

- 尺骨神経背側枝伝導検査（図2.1.14（b））：変化なし。

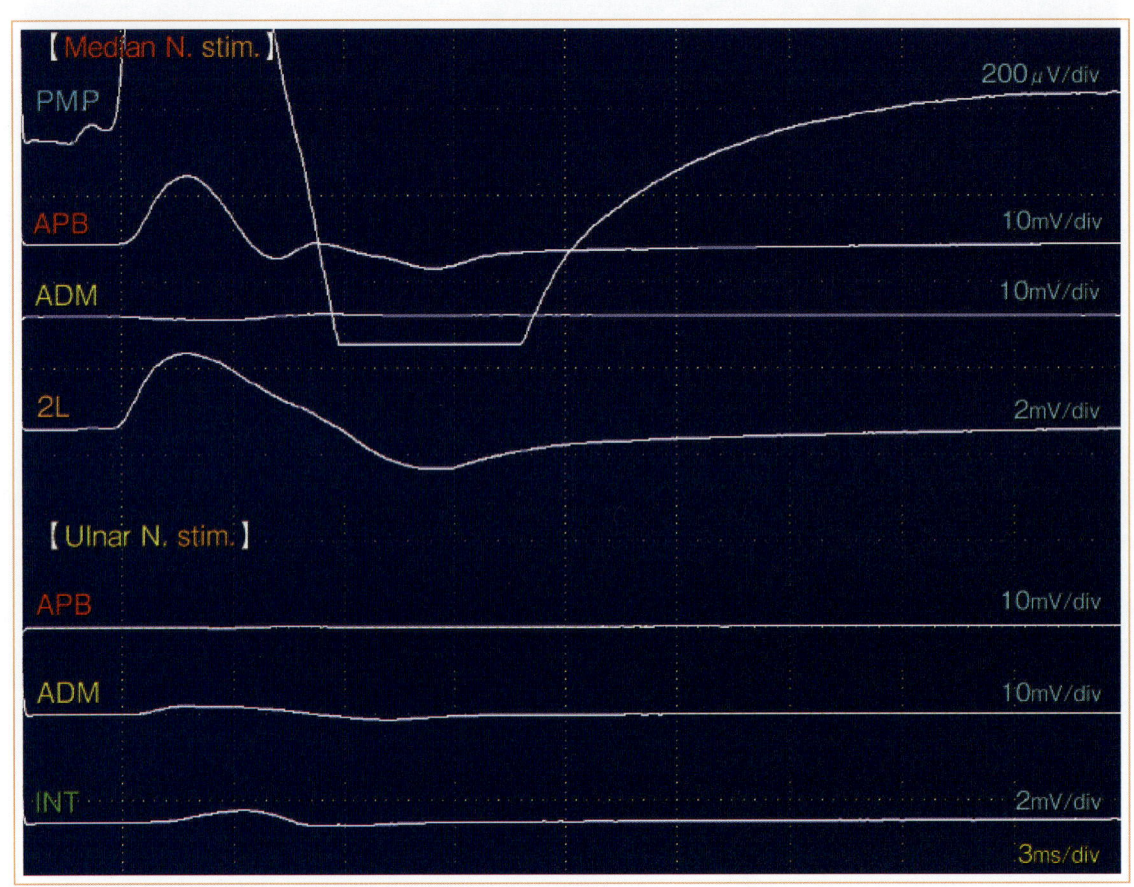

図2.1.13　症例2-5：虫様筋-骨間筋法（multichannel recording）
Median N.：正中神経，PMP：premotor potential，APB：短母指外転筋，2L：第2虫様筋，Ulnar N.：尺骨神経，ADM：小指外転筋，INT：骨間筋

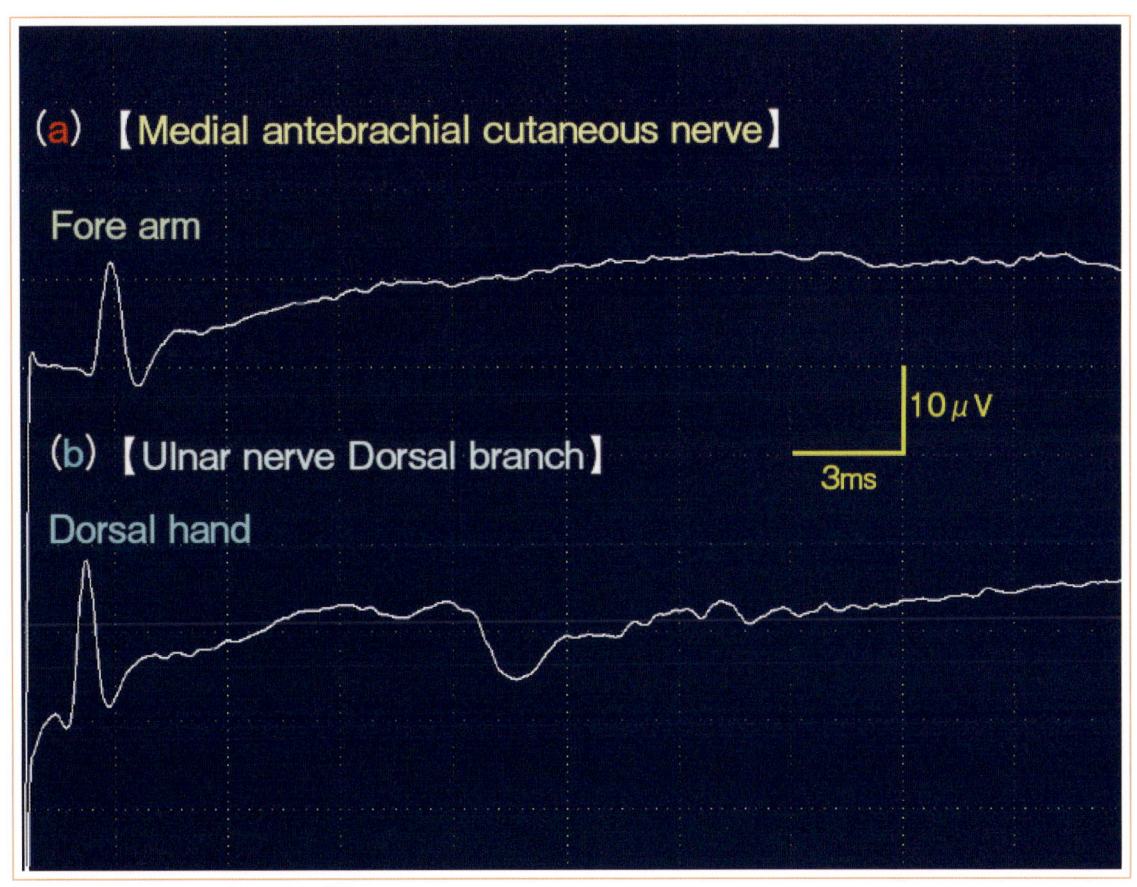

図2.1.14 症例2-5：感覚神経伝導検査
(a) Medial antebrachial cutaneous nerve：内側前腕皮神経，Fore arm：前腕部
(b) Ulnar nerve Dorsal branch：尺骨神経背側枝，Dorsal hand：手背部

2.1.3　橈骨神経障害

腋窩，上腕の橈骨神経溝（spiral groove），前腕のfrohse arcade，手首での障害が代表的である．臨床的に肘関節より中枢側の障害である高位型麻痺では，下垂手（drop hand）を生じる[7]．肘関節より末梢側のFrohse arcadeでの障害である後骨間神経障害では，下垂指（drop finger）を生じるが，感覚障害は伴わない[8]とされている．

症例2-6：橈骨神経麻痺（高位型）

- 42歳，女性．身長：160cm，皮膚温：33.9℃

主な神経伝導検査所見
- 橈骨神経伝導検査（図2.1.15）
  前腕部刺激：終末潜時，振幅に変化なし．
  上腕部刺激：振幅，伝導速度に変化なし．
  腋窩部・Erb点刺激：CMAP識別不能．
  ＊上腕部インチング法（図2.1.16）
  　橈骨神経溝部にて伝導ブロックの所見あり．
- 正中神経伝導検査に変化なし．

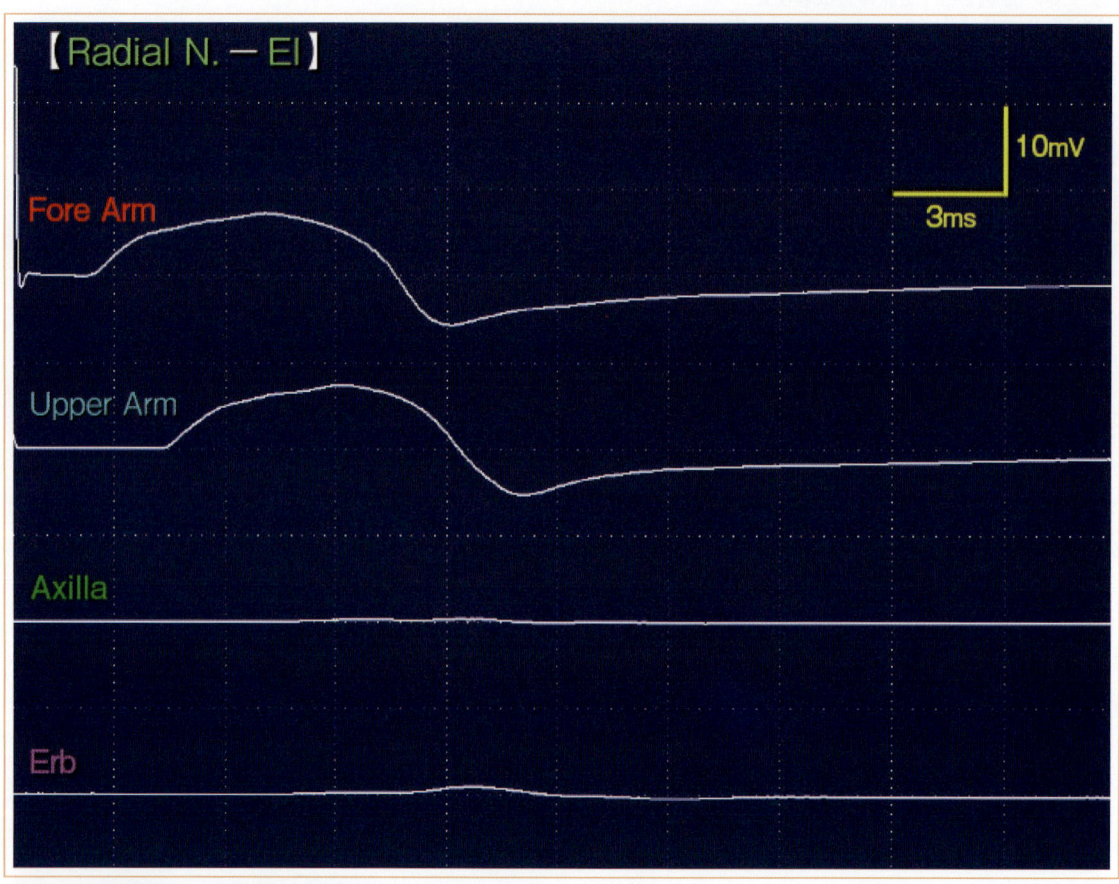

図2.1.15　症例2-6：橈骨神経伝導検査
Radial N.：橈骨神経，EI：示指伸筋
Fore Arm：前腕部，Upper Arm：上腕部，Axilla：腋窩部，Erb：エルブ点

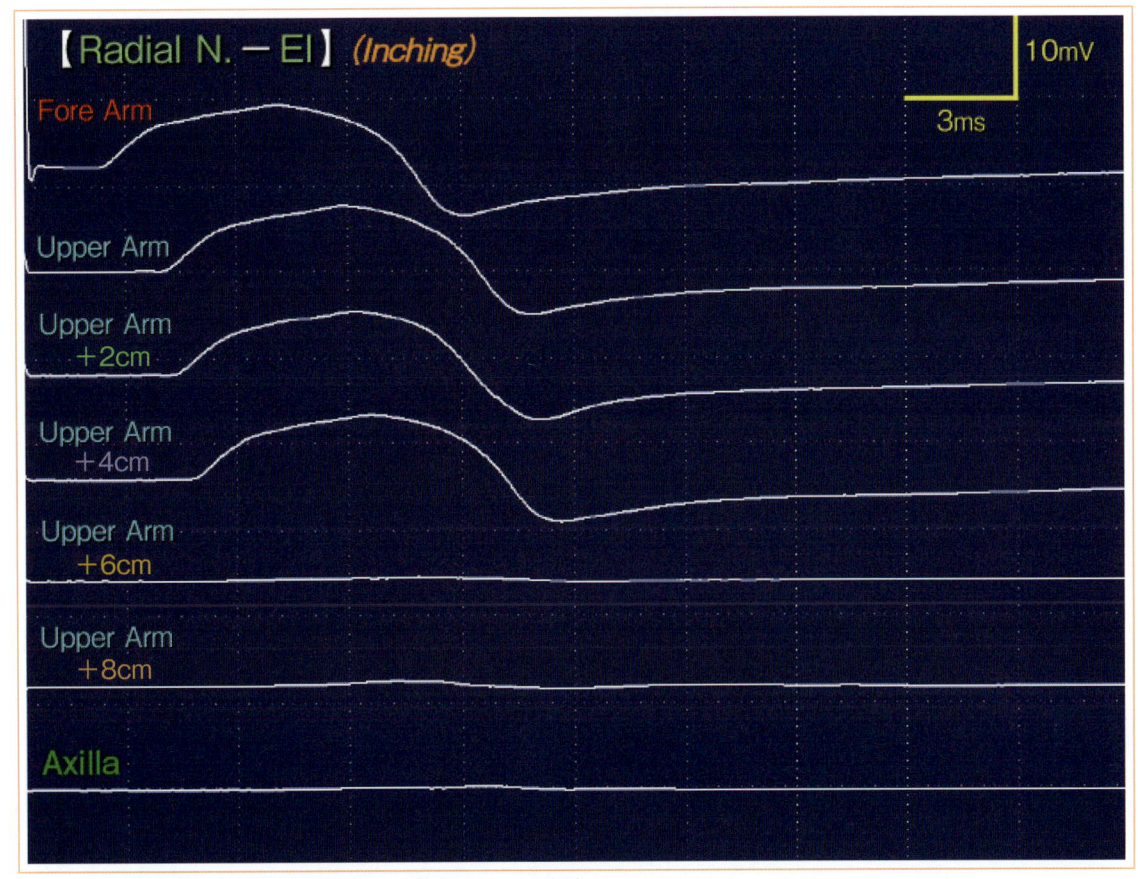

図2.1.16　症例2-6：橈骨神経伝導検査（上腕部インチング法）
Radial N.：橈骨神経，EI：示指伸筋，Fore Arm：前腕部，Upper Arm：上腕部，Axilla：腋窩部

症例2-7：後骨間神経障害

- 42歳，女性。身長：152cm，皮膚温：35.9℃

主な神経伝導検査所見

- 橈骨神経伝導検査（図2.1.17）
 前腕部刺激：終末潜時，振幅に変化なし。
 肘関節部・上腕部・腋窩部刺激：振幅の著明な低下。伝導速度に変化なし。
 ＊肘部インチング法（図2.1.18）
 橈骨頭遠位2～4cm間にて伝導ブロックの所見あり。

- 浅橈骨神経伝導検査に変化なし。

- 正中神経伝導検査に変化なし。

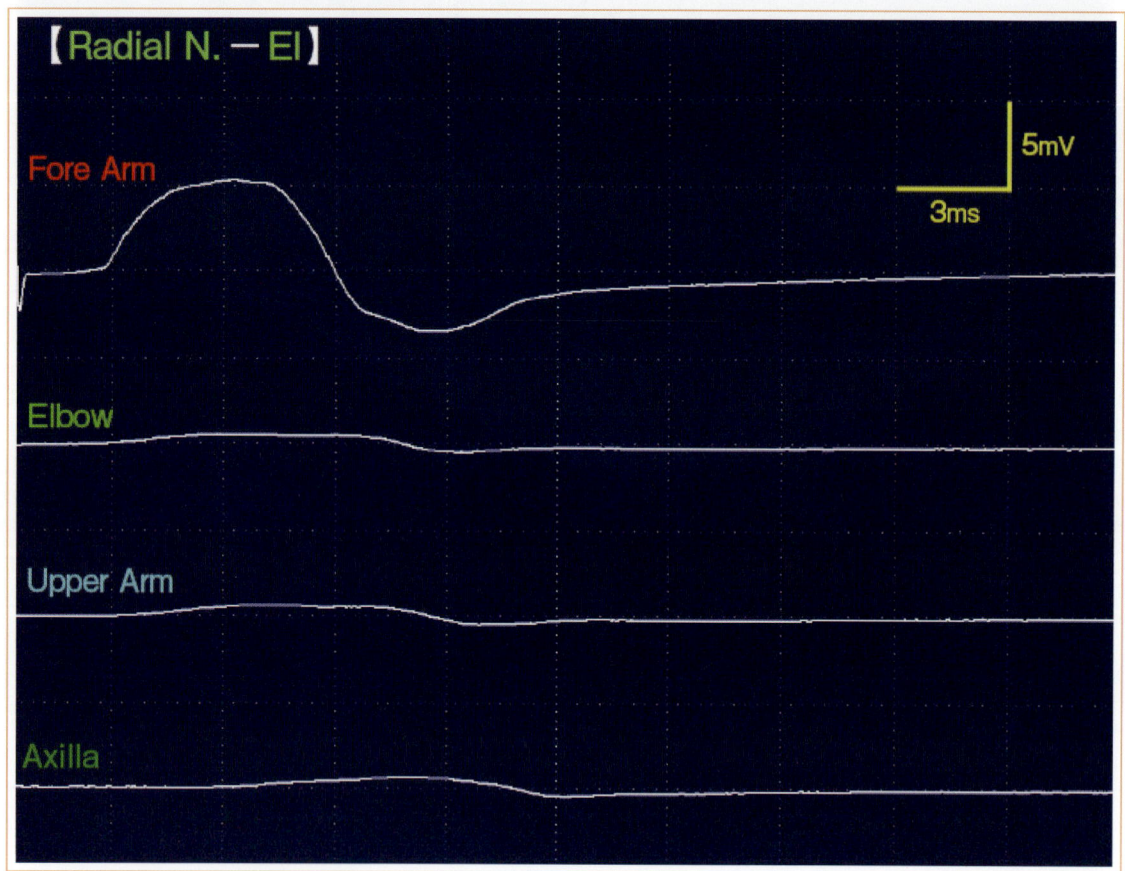

図2.1.17 症例2-7：橈骨神経伝導検査
Radial N.：橈骨神経，EI：示指伸筋，Fore Arm：前腕部 Elbow：肘関節部，Upper Arm：上腕部，Axilla：腋窩部

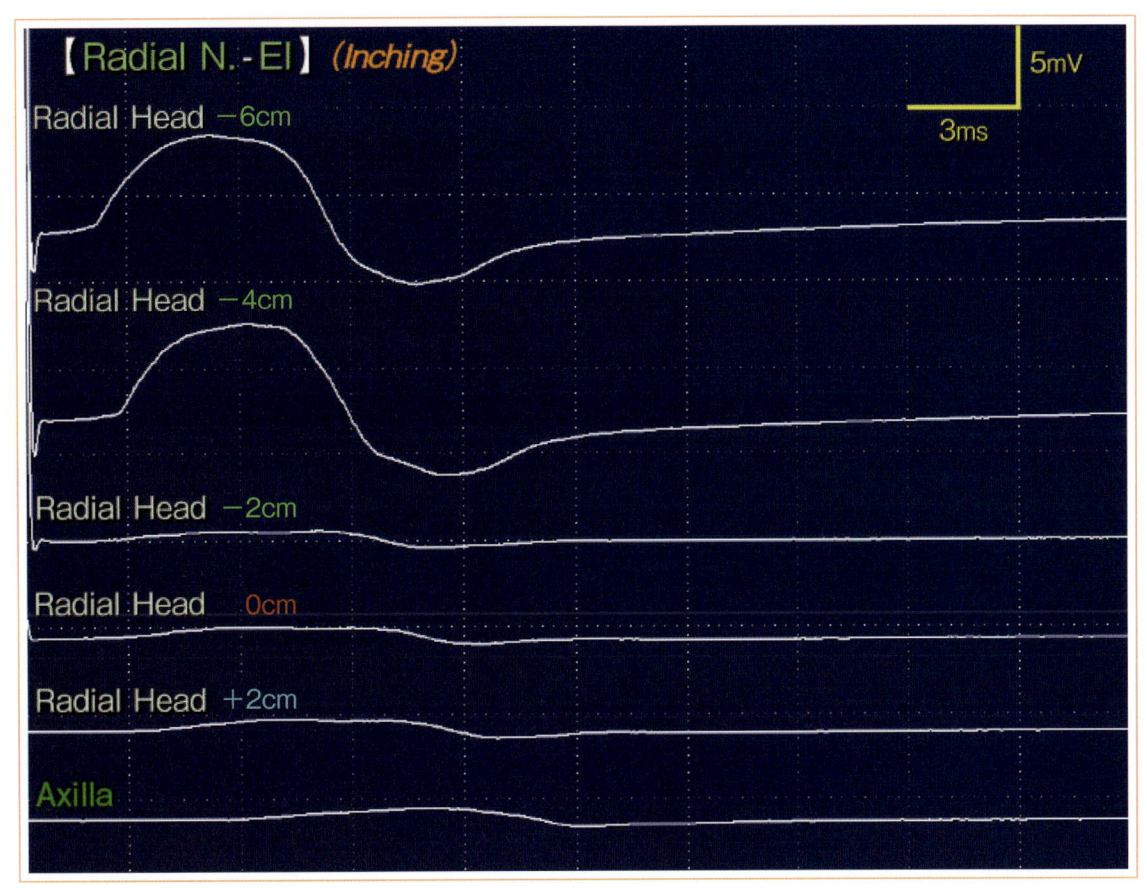

図2.1.18　症例2-7：橈骨神経伝導検査（上腕部インチング法）
Radial N.：橈骨神経，EI：示指伸筋，Radial Head：橈骨頭，Axilla：腋窩部

2.1.4　腓骨神経障害

腓骨頭頚部の外側を回る部位での圧迫障害であり，下肢の絞扼性神経障害としては最も高頻度に発生する[7]。臨床的には，下垂足（drop foot）がしばしばみられる[1]。

症例2-8：腓骨神経麻痺

- 57歳，男性。身長：173cm，皮膚温：32.4℃

主な神経伝導検査所見

- 腓骨神経伝導検査

＜短趾伸筋導出＞（図2.1.19）
　足関節部刺激：振幅の軽度低下（1.1mV）。
　腓骨頭部遠位刺激：振幅低下（0.9mV），伝導速度の軽度遅延（36.8m/s）。
　膝窩部近位刺激：振幅の著明な低下（0.2mV），伝導速度遅延（24.1m/s），伝導ブロックの所見あり。
　　＊腓骨頭部インチング法（図2.1.20）
　　　腓骨頭－腓骨頭近位2cm間にて伝導ブロックの所見あり。

＜前脛骨筋導出＞（図2.1.21）
　腓骨頭部遠位刺激：潜時，振幅に変化なし。
　膝窩部近位刺激：振幅の著明な低下（0.5mV），伝導速度遅延（24.8m/s），伝導ブロックの所見あり。
　　＊腓骨頭部インチング法（図2.1.22）
　　　腓骨頭-腓骨頭近位2cm間にて伝導ブロックの所見あり。

- 腓腹神経伝導検査（図2.1.23（a））：潜時，伝導速度，振幅，持続時間に変化なし。

- 浅腓骨神経伝導検査（図2.1.23（b））：振幅低下（2.5μV），伝導速度遅延（39.6m/s）。

- 脛骨神経伝導検査に変化なし。

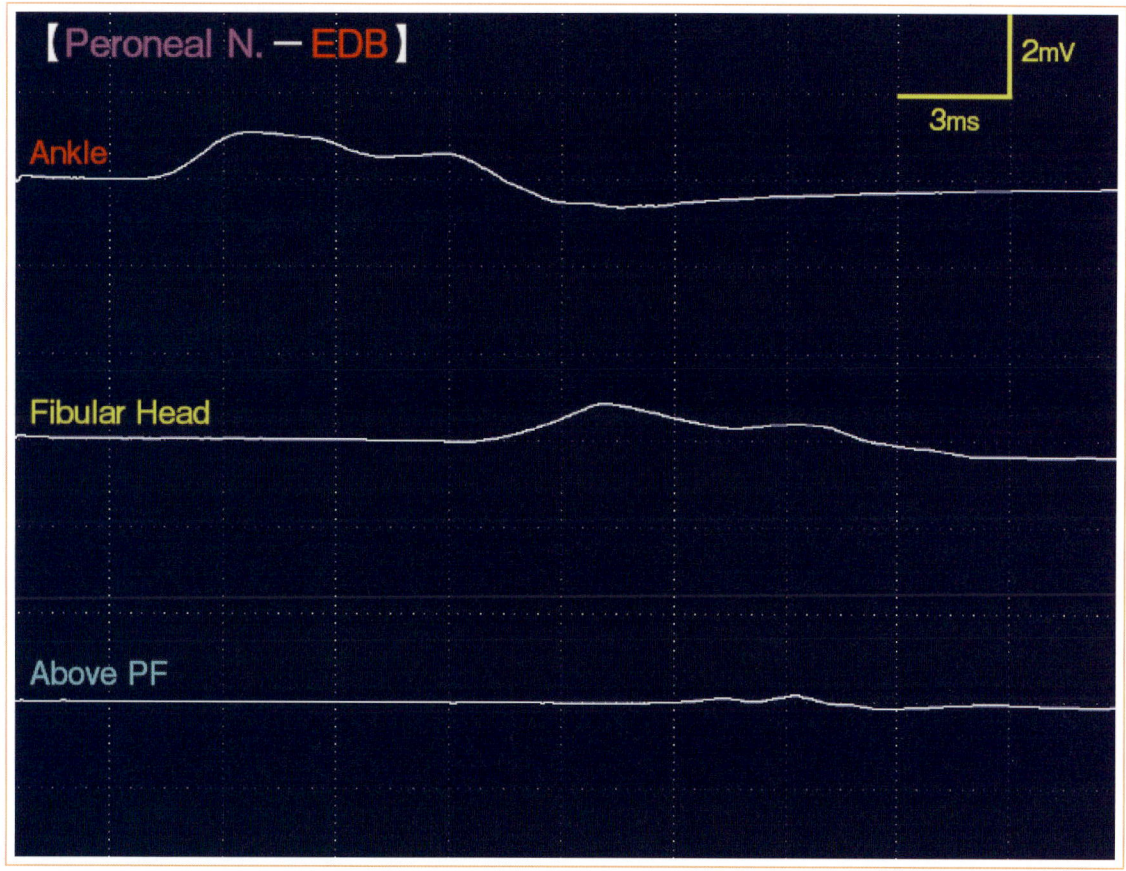

図2.1.19　症例2-8：腓骨神経伝導検査(短趾伸筋導出)
Peroneal N.：腓骨神経，EDB：短趾伸筋，Ankle：足関節部，Fibular Head：腓骨頭，Above PF：膝窩部近位

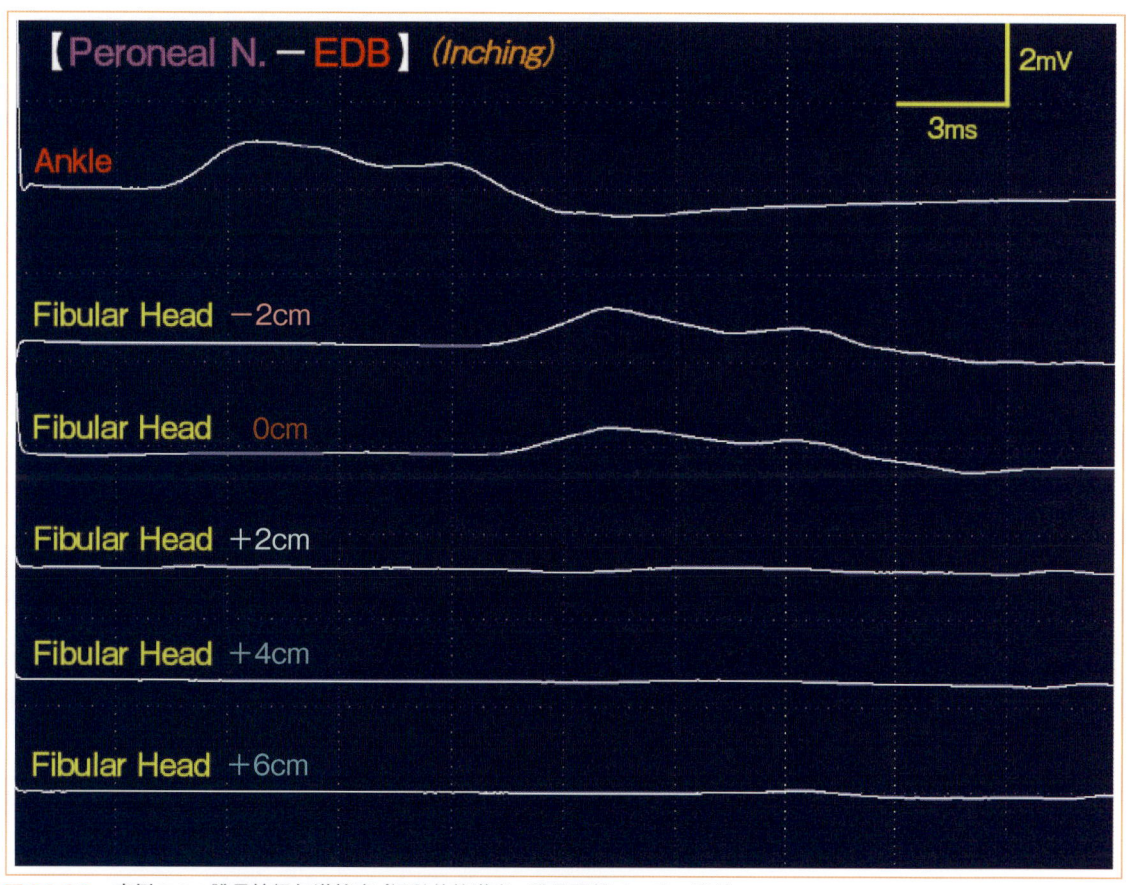

図2.1.20　症例2-8：腓骨神経伝導検査（短趾伸筋導出・腓骨頭部インチング法）
Peroneal N.：腓骨神経，EDB：短趾伸筋，Ankle：足関節，Fibular Head：腓骨頭

■ 2章　末梢神経系疾患

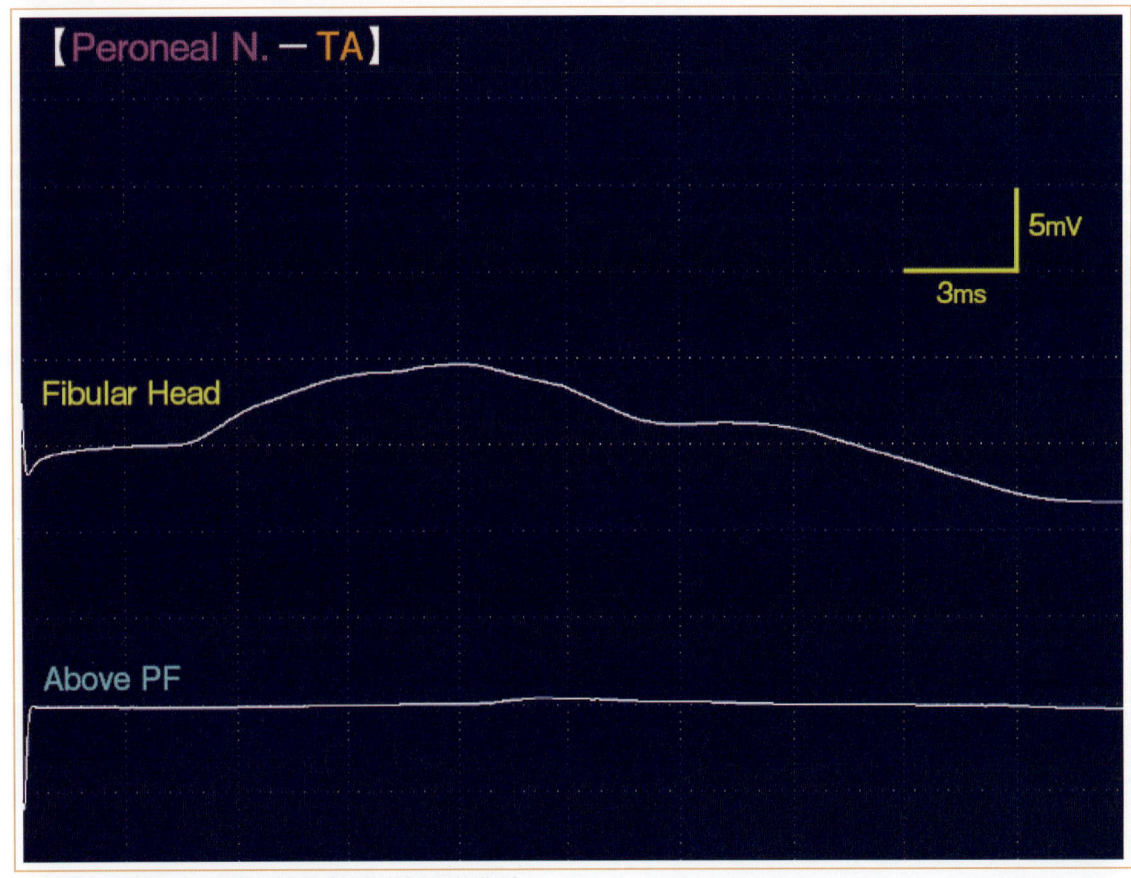

図2.1.21　症例2-8：腓骨神経伝導検査（前脛骨筋導出）
Peroneal N.：腓骨神経，TA：前脛骨筋，Fibular Head：腓骨頭，Above PF：膝窩部近位

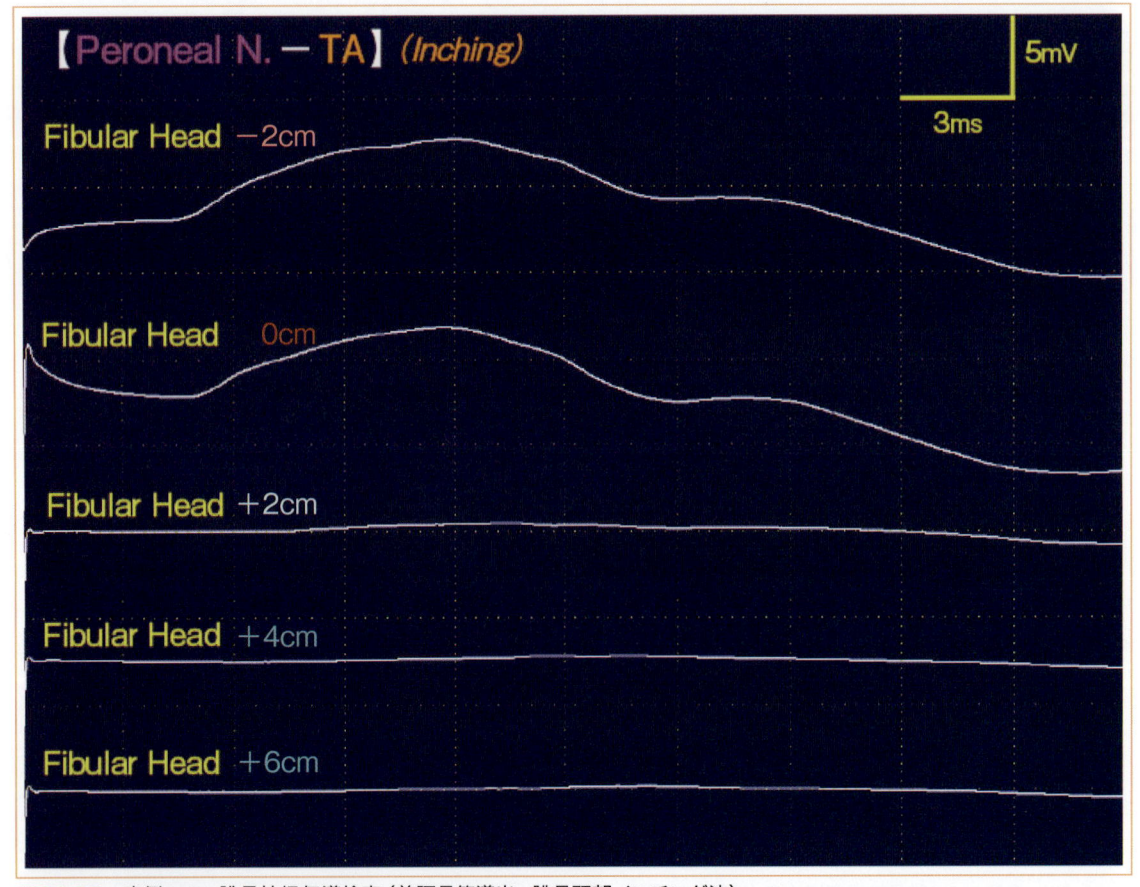

図2.1.22　症例2-8：腓骨神経伝導検査（前脛骨筋導出・腓骨頭部インチング法）
Peroneal N.：腓骨神経，TA：前脛骨筋，Fibular Head：腓骨頭

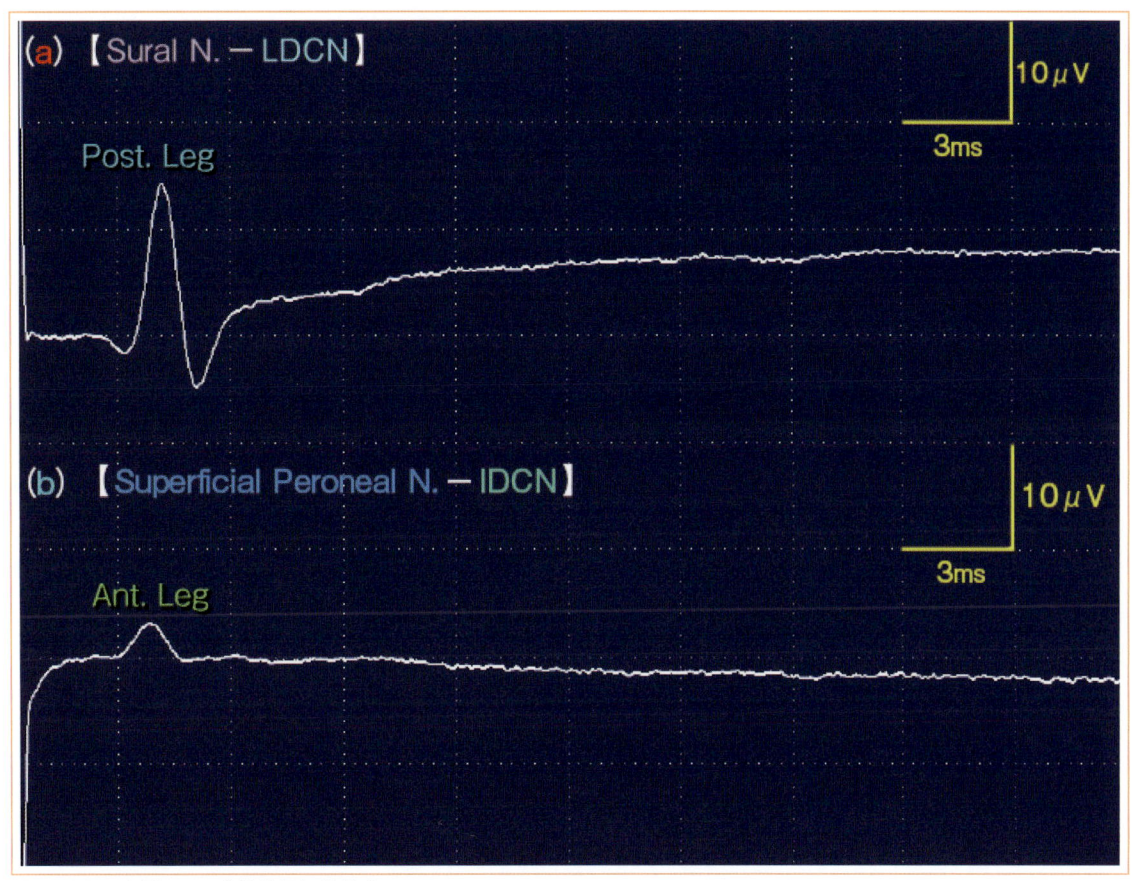

図2.1.23 症例2-8：感覚神経伝導検査
(a) Sural N.：腓腹神経，Post.Leg：下腿後面，LDCN：外側足背皮神経
(b) Superficial Peroneal N.：浅腓骨神経，Ant.Leg：下腿前面，IDCN：中間背側皮神経

[山内孝治]

参考文献

1) 廣谷速人：しびれと痛み 末梢神経絞扼障害，1-2，135-137，金原出版，東京，1997．
2) 木村 淳，幸原伸夫：AAEM用語集，神経伝導検査と筋電図を学ぶ人のために 第2版，365，医学書院，東京，2010．
3) 堀内行雄：上肢，末梢神経損傷診療マニュアル，86-96，内西兼一郎，金原出版，東京，1997．
4) 馬場正之：圧迫性・絞扼性神経障害の電気診断，神経電気診断の実際，187-191，園生雅弘，馬場正之，星和書店，東京，2004．
5) 柏森良二：肘部尺骨神経障害の電気診断学，特集 臨床に役立つ神経筋電気診断，臨床神経生理学，2013；41：172-179．
6) Campbell WW et al : Intraoperative electroneurography management of ulnar neuropathy at the elbow, Muscle Nerve 1988；11：75-81．
7) 堀内行雄：上肢・下肢，末梢神経損傷診療マニュアル，106-113，126-128，中西兼一郎，金原出版，東京，1997．
8) 藤原利幸：橈骨神経障害，神経伝導検査ポケットマニュアル，135-139，正門由久・高橋修，医歯薬出版，東京，2013．

2.2 多発性神経障害

2.2.1 糖尿病性神経障害

● 1. 糖尿病性神経障害の特徴

　糖尿病性神経障害は，網膜症，腎症とならび糖尿病三大合併症の1つであり，最も早期に出現する。神経障害の症状としては手足の痺れや疼痛，紙が貼りついているような知覚異常，感覚鈍麻，立ちくらみ，便秘や下痢のくりかえしなど全身に多彩な症状を引き起こすが，症状や原因により末梢神経障害と自律神経障害に大別される。神経障害の発生機序は，高血糖持続に伴うポリオール経路の異常による代謝障害と，血管内皮障害にもとづく細小血管障害などの要因が密接に関連し発症する。この中で代表的な糖尿病性多発神経障害（diabetic polyneuropathy；DPN）の多くは，対称性，遠位部優位の末梢神経障害（手袋・靴下型）であり，一般的に神経の走行距離が長い下肢での伝導検査やF波が有用である。

症例2-9：糖尿病性多発神経障害（DPN）

●60歳代，女性。身長：159cm，体重：62kg
主　訴：足裏の違和感。

現 病 歴：約20年前に2型糖尿病を指摘，現在加療中であるが，血糖コントロール不良。合併症検索目的にて検査施行。

NCS所見
　正中神経，尺骨神経ともに，NCVの遅延とSNAP振幅低下を認める。脛骨神経ではMCV 35m/s，CMAP振幅3.7mVと低下を認める。腓腹神経ではSCV 43m/sと軽度の低下，SNAP振幅は3μVと著明な低下を認める。F波では，正中神経，尺骨神経，脛骨神経ともに最小潜時の遅延を認める（図2.2.1～2.2.3）。なお潜時に関しては四肢長（身長）の影響を受けるため，最小潜時を身長で除した数値（身長165cmなら1.65で除する）を身長補正値として報告している。筆者の所属する施設では，上肢17ms，下肢30msを超えるものを異常値としている。

2.2 | 多発性神経障害

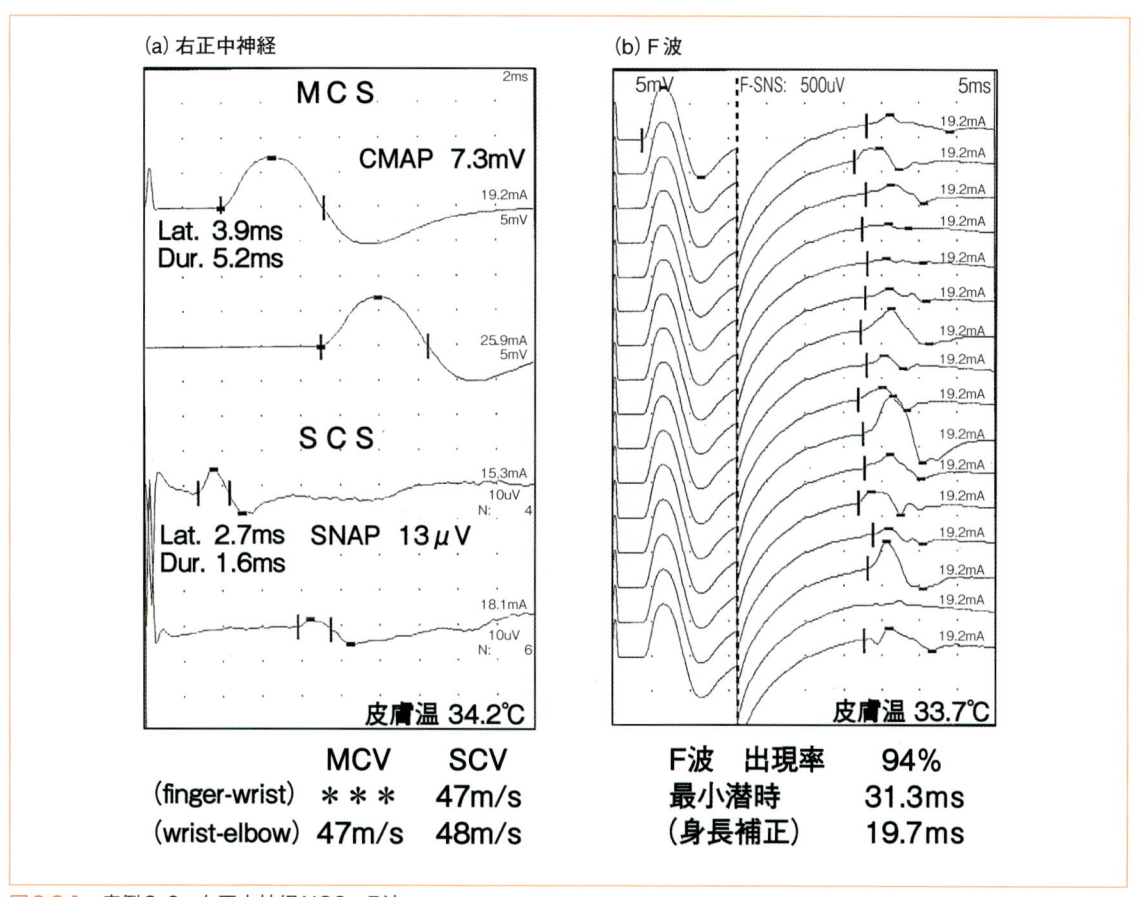

図2.2.1 症例2-9：右正中神経NCS，F波
NCVの軽度遅延とSNAP振幅低下．F波最小潜時の延長を認める．

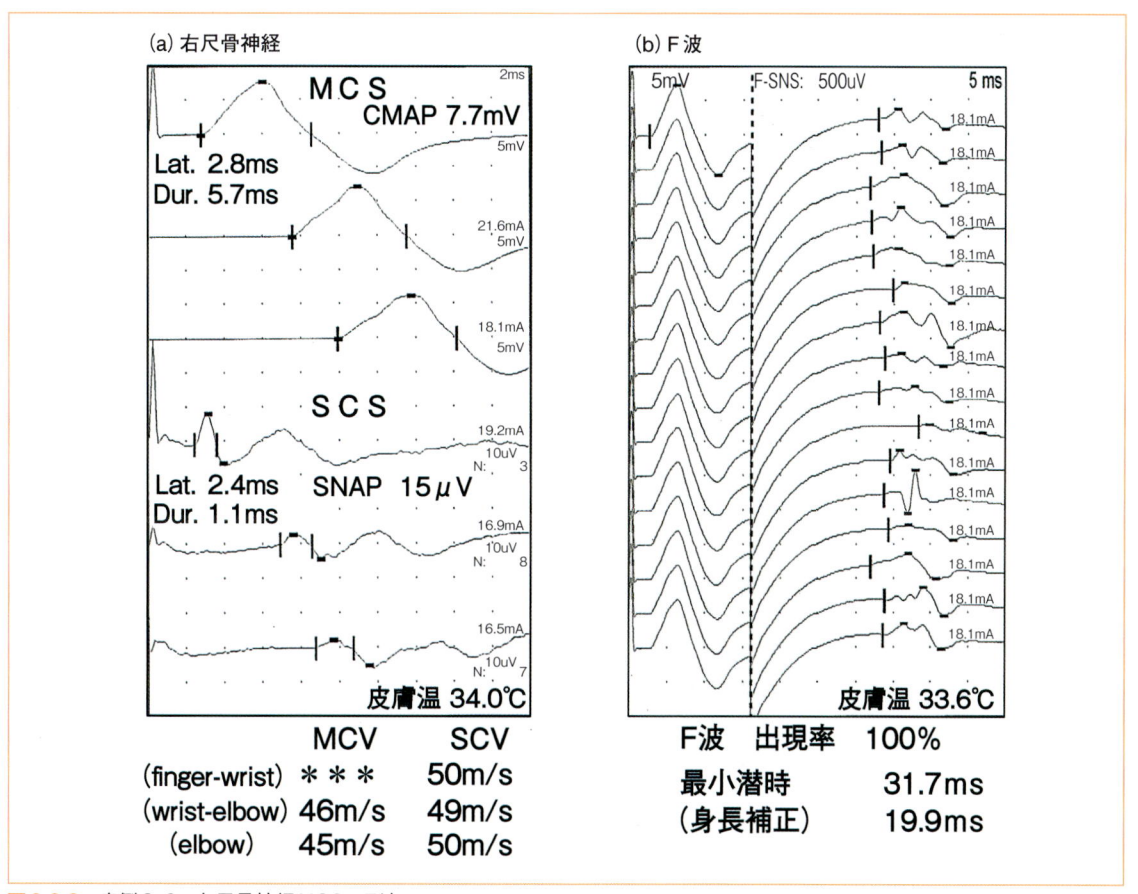

図2.2.2 症例2-9：右尺骨神経NCS，F波
NCVの軽度遅延とSNAP振幅低下．F波最小潜時の延長を認める．

47

■ 2章　末梢神経系疾患

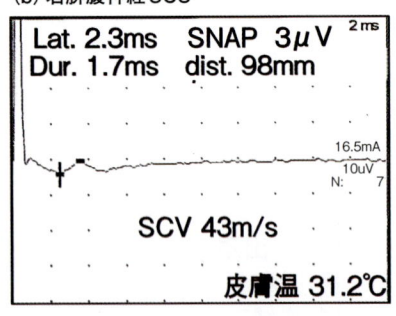

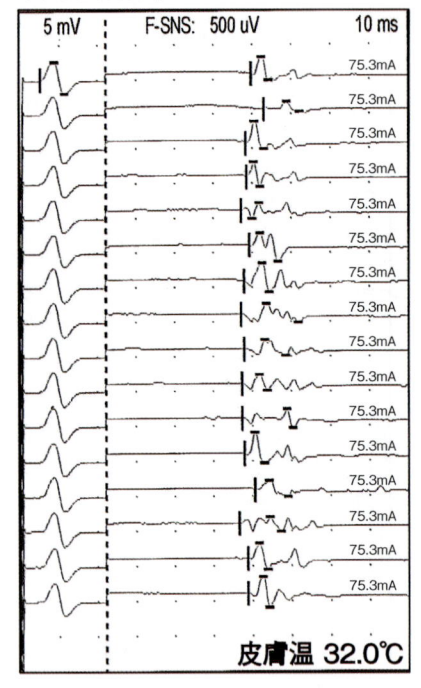

図2.2.3　症例2-9：右脛骨神経MCS，右腓腹神経SCS，F波
右脛骨神経では，MCVの遅延とCMAP振幅低下，F最小潜時の延長を認める。
右腓腹神経では，SCVの軽度遅延とSNAP振幅低下を認める。

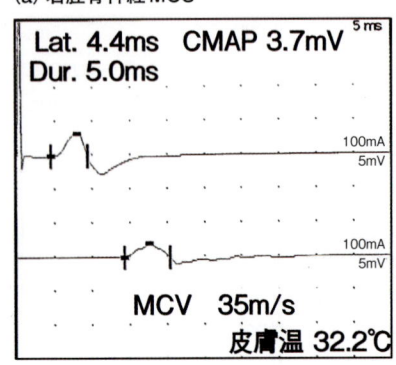

2.2.2 ギラン・バレー症候群

● 1. ギラン・バレー症候群の特徴

　ギラン・バレー症候群（Guillain-Barré syndrome；GBS）は，急激（1〜数日の経過）に四肢の筋力低下を来す神経疾患であり，多くの場合GBS発症の1〜3週間前に感冒様症状や下痢などの感染症の症状を認める。症状は2〜3週以内にピークとなり，一般的に再発もなく予後は良好である。しかし免疫治療を行ったとしても死亡率は2〜5％に上り，約20％の患者に後遺症が残る[3]とされている。
　今日，GBSは脱髄型GBS（acute inflammatory demyelinating polyneuropathy；AIDP）と軸索型GBS（acute motor axonal neuropathy；AMAN）に大別され[4,5]，本邦においてAIDPとAMANの頻度はほぼ同様であるとされる[6,7]。神経伝導検査（nerve conduction studies；NCS）においては，それぞれ特徴的な所見を呈する。

● 2. NCSにおける特徴所見

　AIDPの特徴所見は，遠位部神経終末，生理的絞扼部（尺骨神経肘部など），神経根部に異常所見（脱髄所見）が集中する[8]。これらの部位では血液神経関門（blood-nerve barrier：BNB）が脆弱または解剖学的に欠損しているためとされる[9]。これに対しAMANでは，CMAP振幅の低下が特徴的で，終末潜時は延長があっても軽度で，波形の多相性も認めない。またSNAPは保たれることが多い。
　AIDP，AMAN両型ともF波の異常を認めることが多く，出現率の低下や伝導遅延，さらにAIDPにおいては多相性波形を呈することも多い。

症例2-10：脱髄型ギラン・バレー症候群（AIDP）

- 10歳代，女性。身長：165cm，体重：55kg

主　訴：2週間ほど前に発熱，3日前より手足の脱力感出現。症状が増強し，歩行も困難になり当院受診。

NCS所見

　MCSにおいて，正中神経で著明な終末潜時の延長（10.1ms）とCMAP振幅の低下（1.0mV）を認めるが，MCVは正常範囲。手関節部刺激と肘部刺激において波形変化は認めない。尺骨神経では終末潜時の延長（3.9ms）と肘部でMCV遅延と波形変化を認める。脛骨神経では振幅低下（1.9mV）に加えF波に異常を認める（図2.2.4〜2.2.6）。このことから神経終末部，生理的絞扼部位，神経根付近に強い伝導障害を認め，中間部では比較的軽微な障害であると考えられる。
　SCSでは正中神経と尺骨神経のSNAP振幅低下が著明であるが，腓腹神経SNAPは保たれている（図2.2.4，2.2.5，2.2.7）。このようなパターンは「abnormal median normal sural sensory response（AMNSSR）」とよばれている[10]。AIDPでは神経終末部に病変が集中するため，逆行法によるSNAP記録では，より神経終末部で記録する正中神経や尺骨神経で異常が検出されやすく，やや近位の神経幹で測定している腓腹神経は著明な異常所見は検出されにくい。

2章 末梢神経系疾患

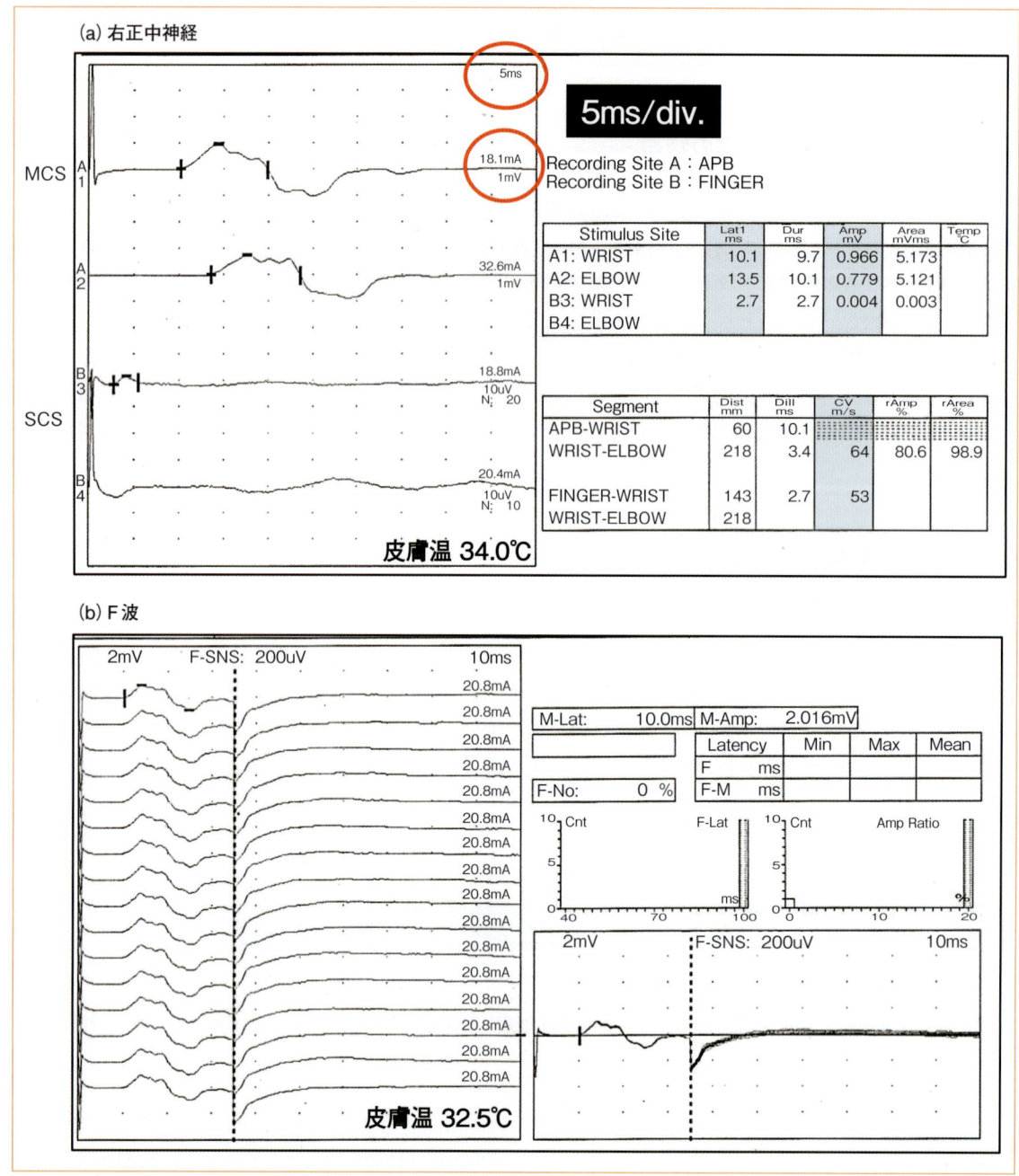

(a) 右正中神経

Stimulus Site	Lat1 ms	Dur ms	Amp mV	Area mVms	Temp ℃
A1: WRIST	10.1	9.7	0.966	5.173	
A2: ELBOW	13.5	10.1	0.779	5.121	
B3: WRIST	2.7	2.7	0.004	0.003	
B4: ELBOW					

Segment	Dist mm	Dil ms	CV m/s	rAmp %	rArea %
APB-WRIST	60	10.1			
WRIST-ELBOW	218	3.4	64	80.6	98.9
FINGER-WRIST	143	2.7	53		
WRIST-ELBOW	218				

皮膚温 34.0℃

(b) F波

M-Lat: 10.0ms　M-Amp: 2.016mV

Latency	Min	Max	Mean
F ms			
F-M ms			

F-No: 0 %

皮膚温 32.5℃

図2.2.4　症例2-10：右正中神経NCS，F波
MCSでは著明な終末潜時延長，CMAPの振幅低下と持続時間延長を認める。しかし，手関節部刺激と肘部刺激において著明な波形変化は認めず，MCVは正常範囲である。SCSでは著明なSNAPの振幅低下と持続時間の延長を認める。肘部刺激のSNAPは識別不能である。F波は，明らかな誘発波形の識別は不能である。

2.2 | 多発性神経障害

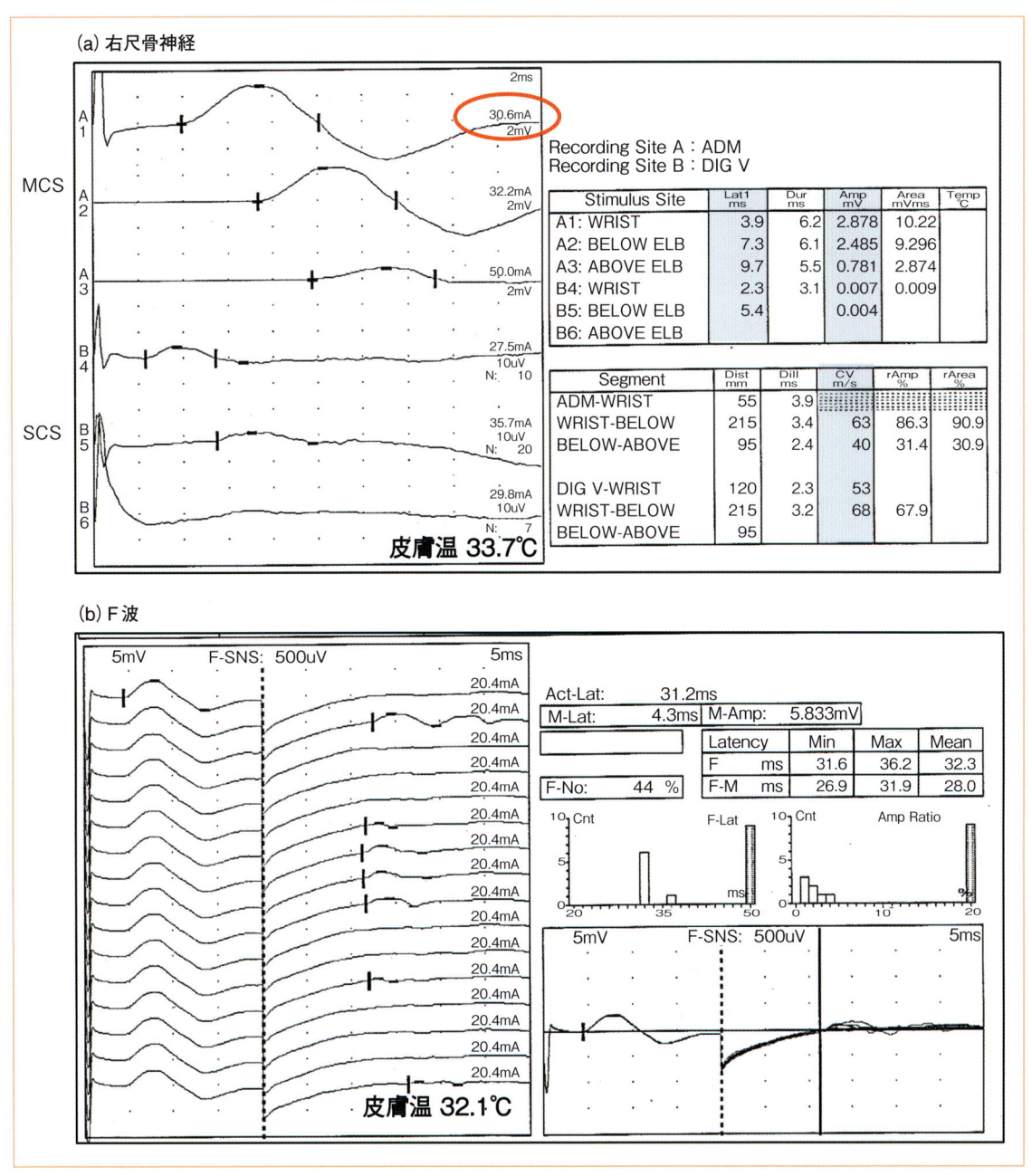

(a) 右尺骨神経

Recording Site A：ADM
Recording Site B：DIG V

Stimulus Site	Lat1 ms	Dur ms	Amp mV	Area mVms	Temp ℃
A1: WRIST	3.9	6.2	2.878	10.22	
A2: BELOW ELB	7.3	6.1	2.485	9.296	
A3: ABOVE ELB	9.7	5.5	0.781	2.874	
B4: WRIST	2.3	3.1	0.007	0.009	
B5: BELOW ELB	5.4		0.004		
B6: ABOVE ELB					

Segment	Dist mm	Dill ms	CV m/s	rAmp %	rArea %
ADM-WRIST	55	3.9			
WRIST-BELOW	215	3.4	63	86.3	90.9
BELOW-ABOVE	95	2.4	40	31.4	30.9
DIG V-WRIST	120	2.3	53		
WRIST-BELOW	215	3.2	68	67.9	
BELOW-ABOVE	95				

皮膚温 33.7℃

(b) F波

Act-Lat: 31.2ms
M-Lat: 4.3ms   M-Amp: 5.833mV

Latency	Min	Max	Mean
F ms	31.6	36.2	32.3
F-M ms	26.9	31.9	28.0

F-No: 44 %

皮膚温 32.1℃

図2.2.5 症例2-10：右尺骨神経NCS，F波
MCSでは終末潜時の延長とCMAP振幅低下を認める。さらに肘上部刺激における波形変化と肘部でMCV遅延を認める。SCSでは著明なSNAPの振幅低下と持続時間の延長を認め，肘上部刺激のSNAPは識別不能である。F波は最小潜時の延長と軽度の出現低下を認める。

2章 末梢神経系疾患

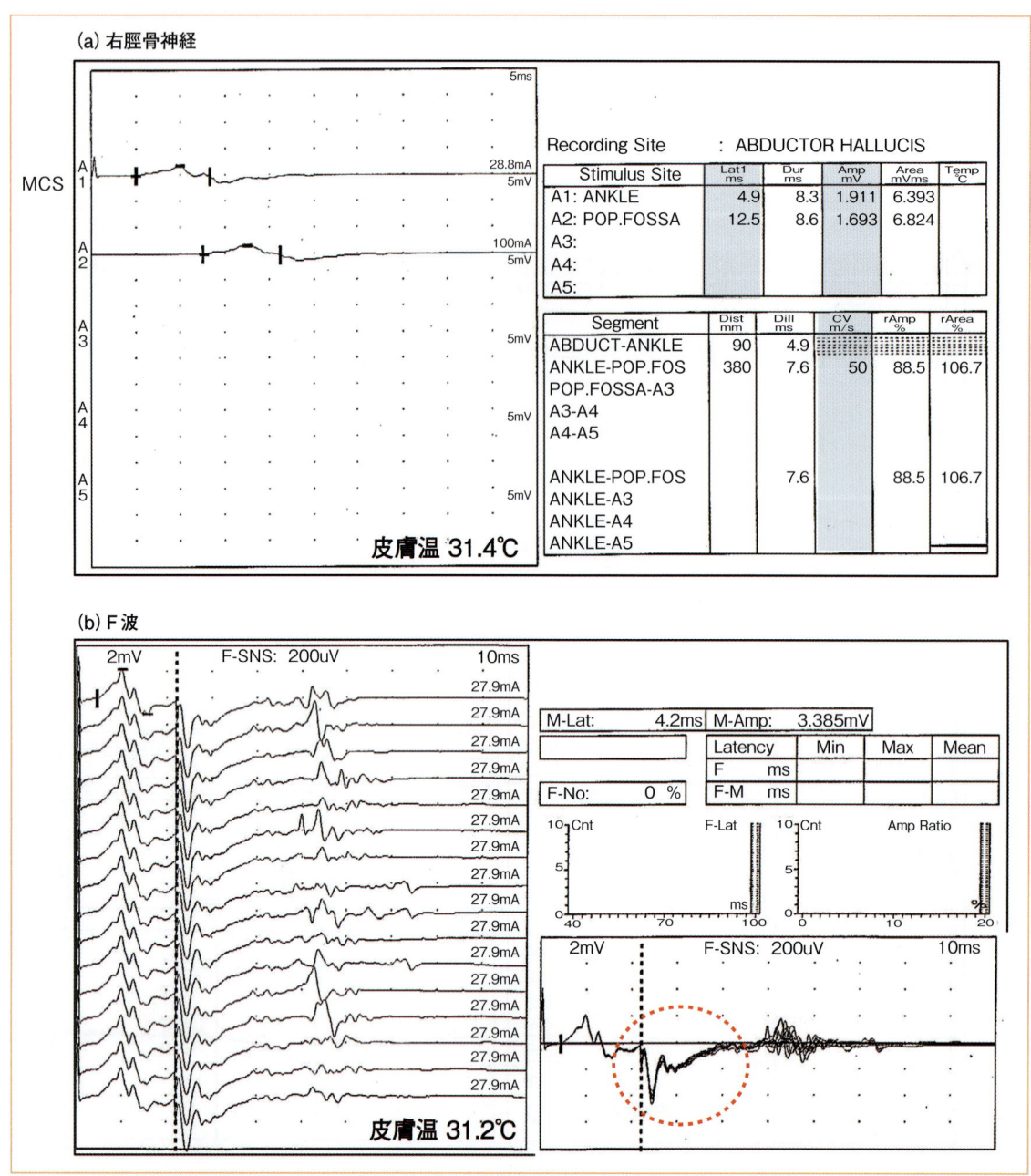

図2.2.6 症例2-10：右脛骨神経NCS，F波
著明なCMAP振幅低下を認める。MCVは正常範囲である。
F波は，CMAPに引き続いて異常な後期成分を認める（このような波形変化は脱髄を示唆する所見である）。

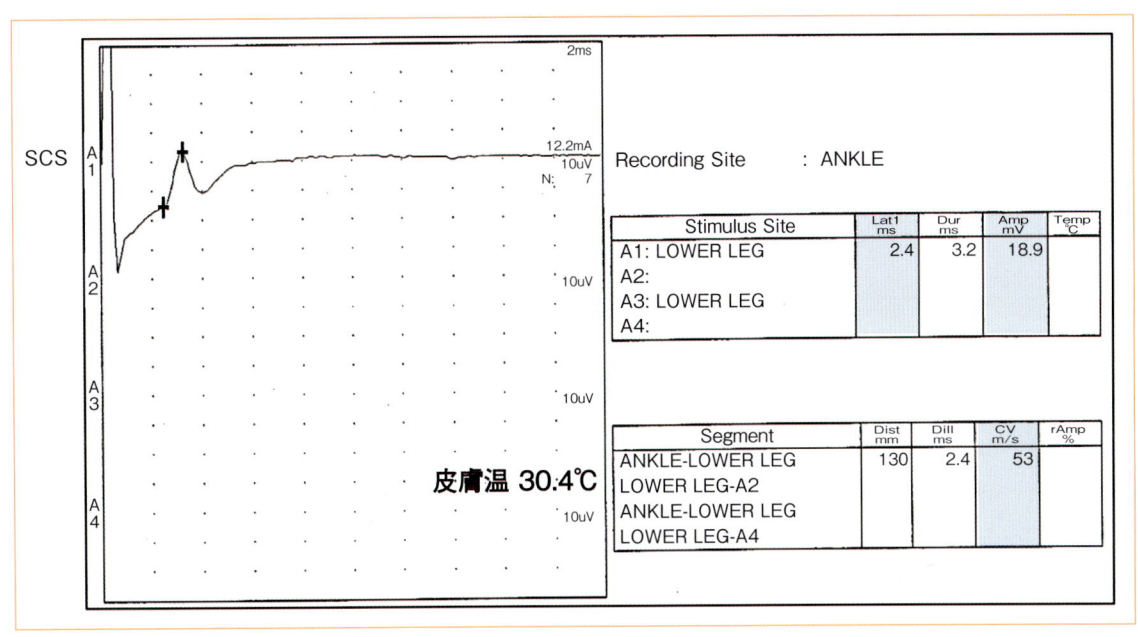

図2.2.7　症例2-10：右腓腹神経
明らかな異常所見は認めない。

症例2-11：軸索型ギラン・バレー症候群（AMAN）

- 20歳代，男性。身長：180cm，体重：70kg
- 主　訴：2日前の夜より，ふらつき感出現。昨日より浮遊感，ふらつき感が増悪。吐き気，物がぼやける，四肢の筋力低下も出現。本日，歩行困難となり当院受診。

NCS所見

　入院時のMCSでは正中神経と尺骨神経においてCMAP振幅の低下を認める，MCVは正常範囲。SCSでは正中神経，尺骨神経ともSNAP振幅正常範囲，SCVも正常範囲である(図2.2.8〜2.2.11)。このことから運動神経優位，軸索変性主体の障害と考えられる。なお，この時点では脛骨神経に著明な異常所見は認めなかった。1週間後のMCSでは上下肢ともCMAPの識別不能となったが，SCSでは異常所見を認めない結果であった(図2.2.12，2.2.13)。本例は検査終了後数時間で人工呼吸器管理が必要となり，重症な症例であった。

注意点

　本例では入院時検査中に息苦しさを訴えたため，担当医に連絡するとともに，最小限の検査を迅速に行った。重症例では呼吸筋に障害が及ぶことを念頭において検査をする必要があり，検査中は患者の状態に留意するとともに，事前に主治医や看護師と連携をとれる体制を構築しておくことが重要である。
　神経障害が存在すると，刺激閾値が上昇している場合が多い。NCSの基本である「最大上刺激」を再確認するとともに，記録感度などに注意して検査を行う必要がある。

2章 末梢神経系疾患

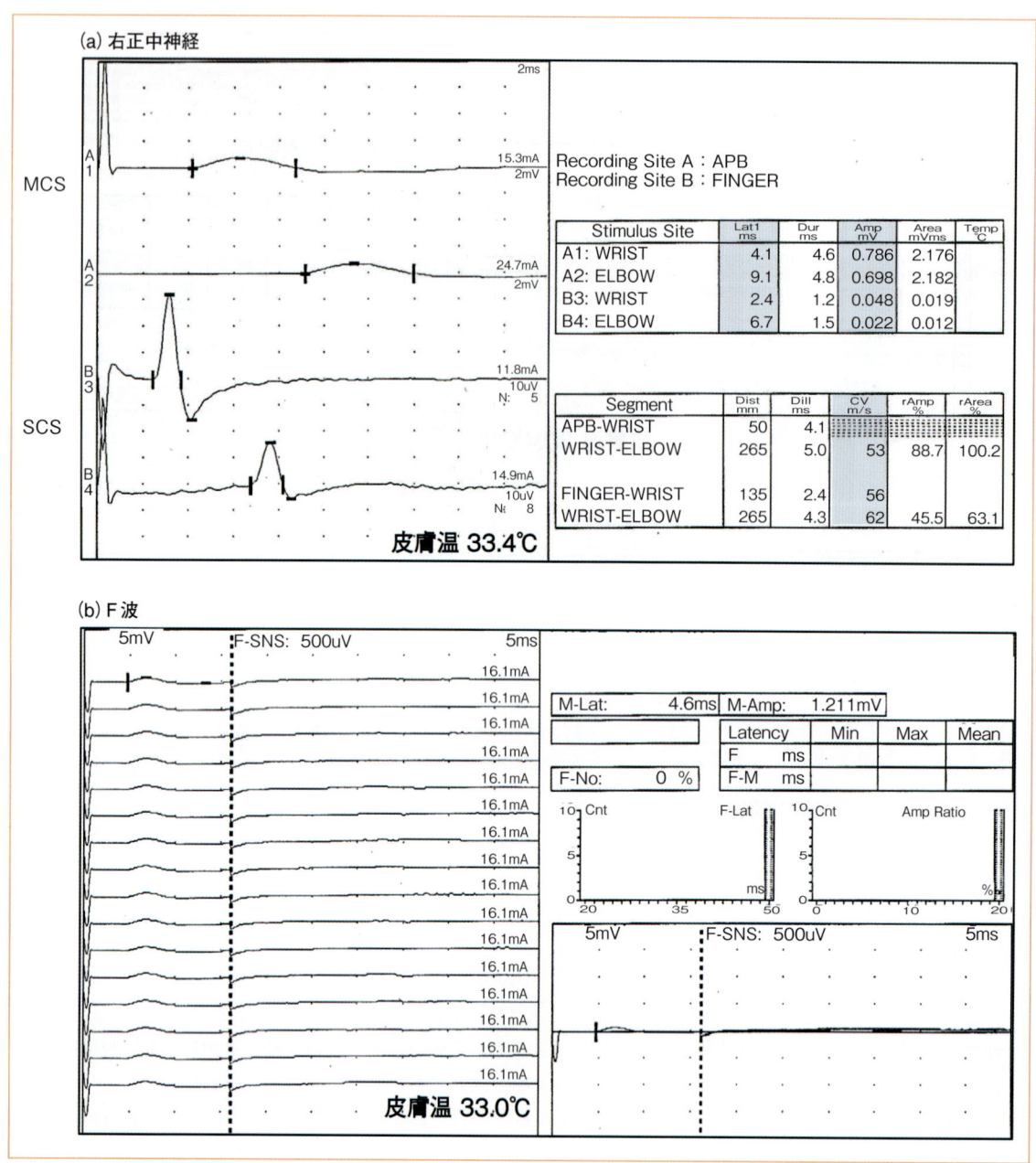

図2.2.8 症例2-11：右正中神経NCS，F波
MCSでは終末潜時の軽度延長，CMAP振幅著明に低下，MCVは正常範囲。
SCSでは明らかな異常所見は認めない。F波はCMAP振幅低下もあり識別不能。

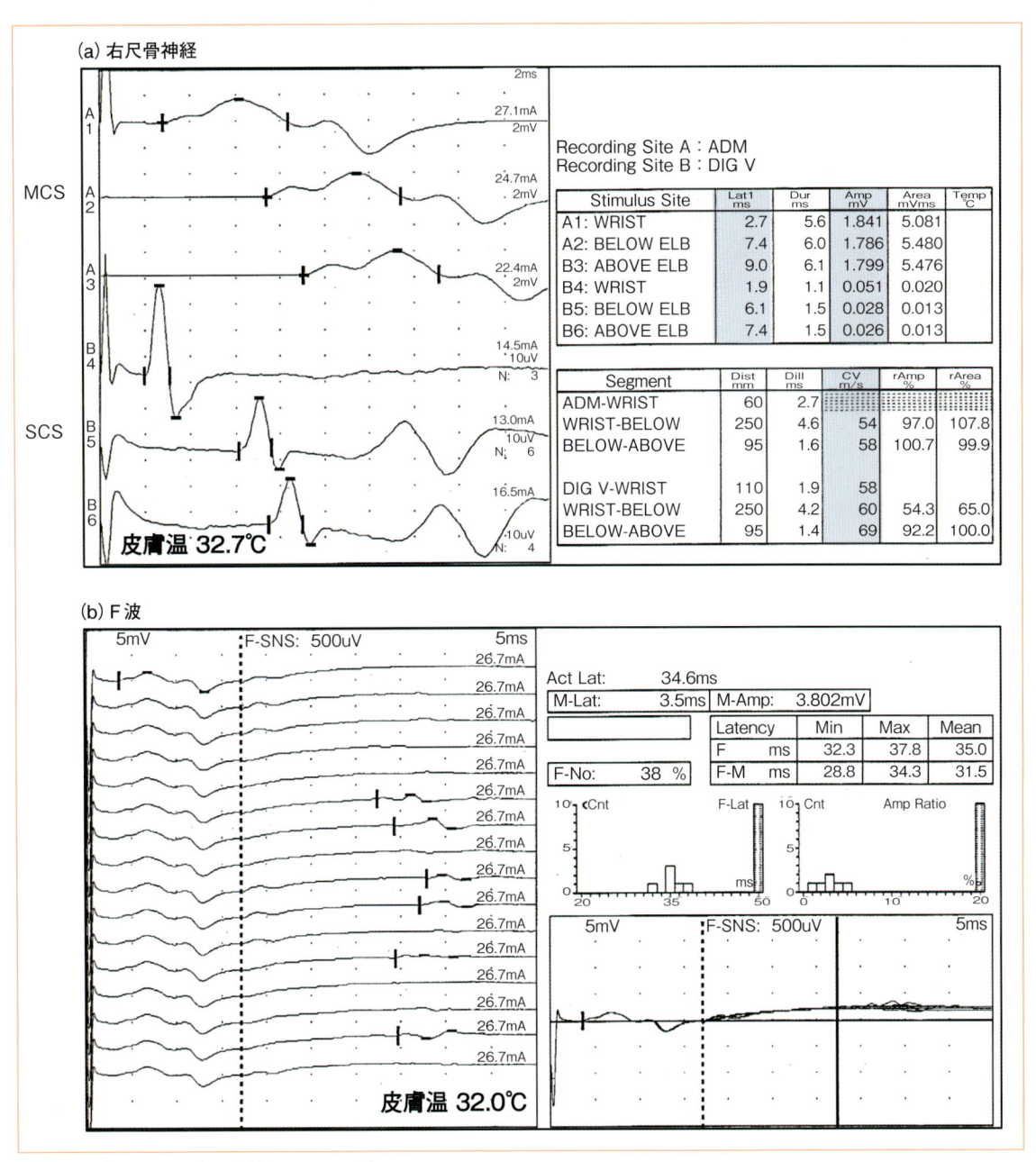

図2.2.9 症例2-11：右尺骨神経NCS，F波
MCSでは終末潜時は正常範囲，CMAP振幅低下，MCVは正常範囲．
SCSでは明らかな異常所見は認めない．F波は軽度の出現率低下と最小潜時の延長を認める．

2章 末梢神経系疾患

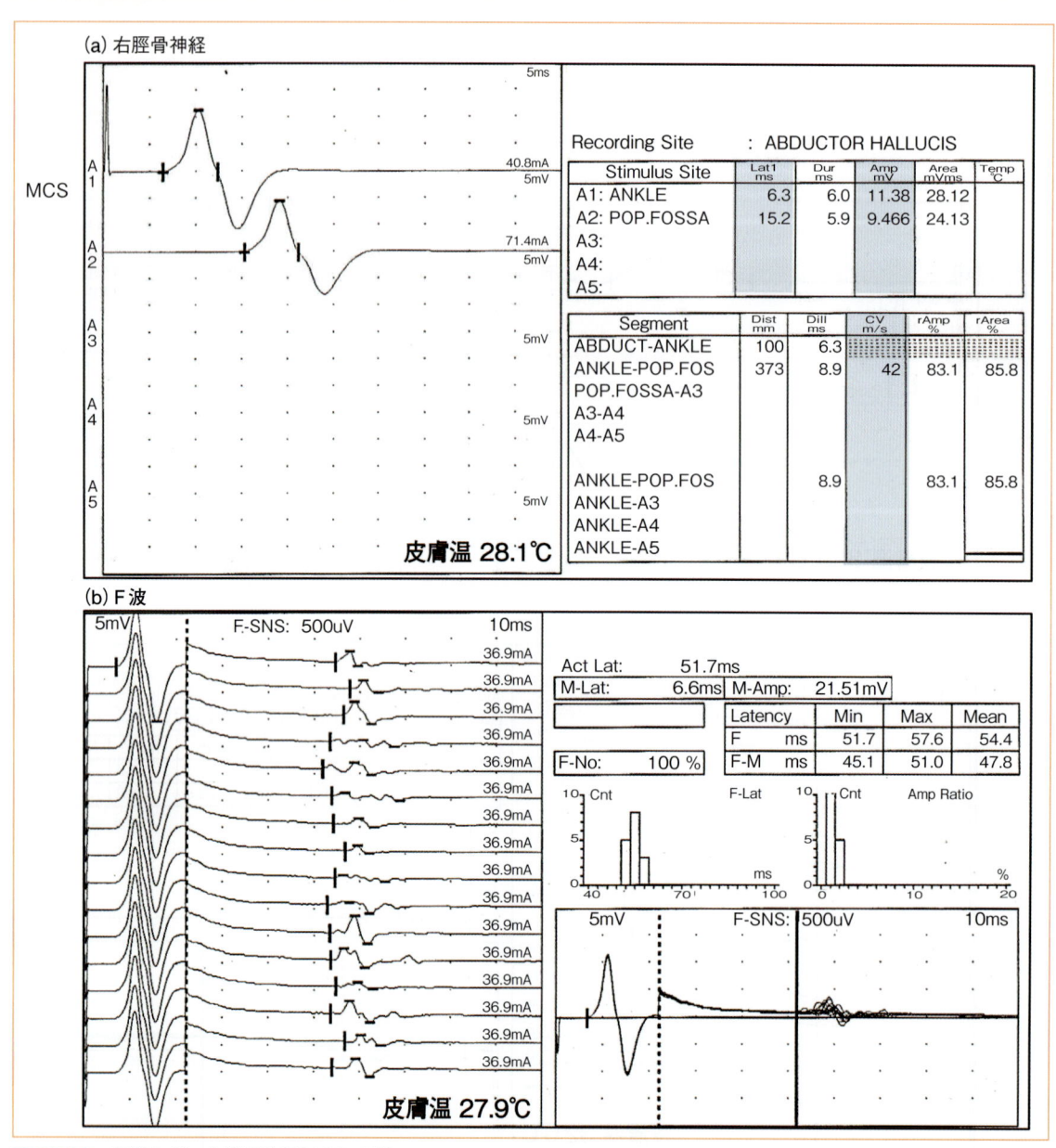

図2.2.10 症例2-11：右脛骨神経MCS, F波
MCSでは終末潜時の軽度延長とMCVの軽度遅延を認める。
F波に明らかな異常所見は認めない（呼吸苦を訴え始めたため，皮膚温が低下していたが主治医に確認し，加温せず測定した）。

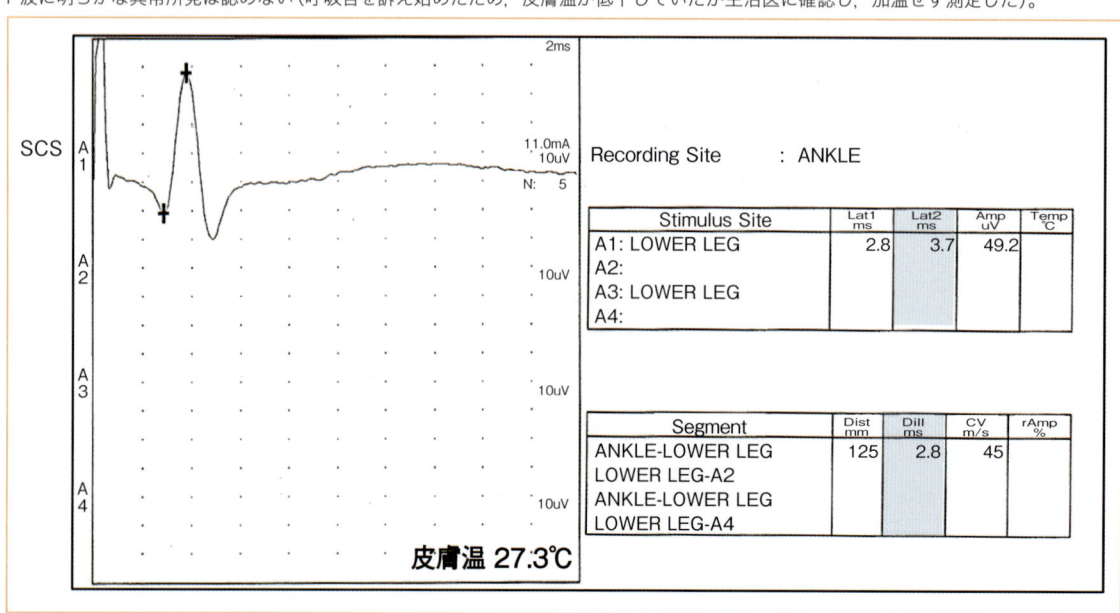

図2.2.11 症例2-11：右腓腹神経SCS
明らかな異常所見は認めない（呼吸苦を訴え始めたため，皮膚温が低下していたが主治医に確認し，加温せず測定した）。

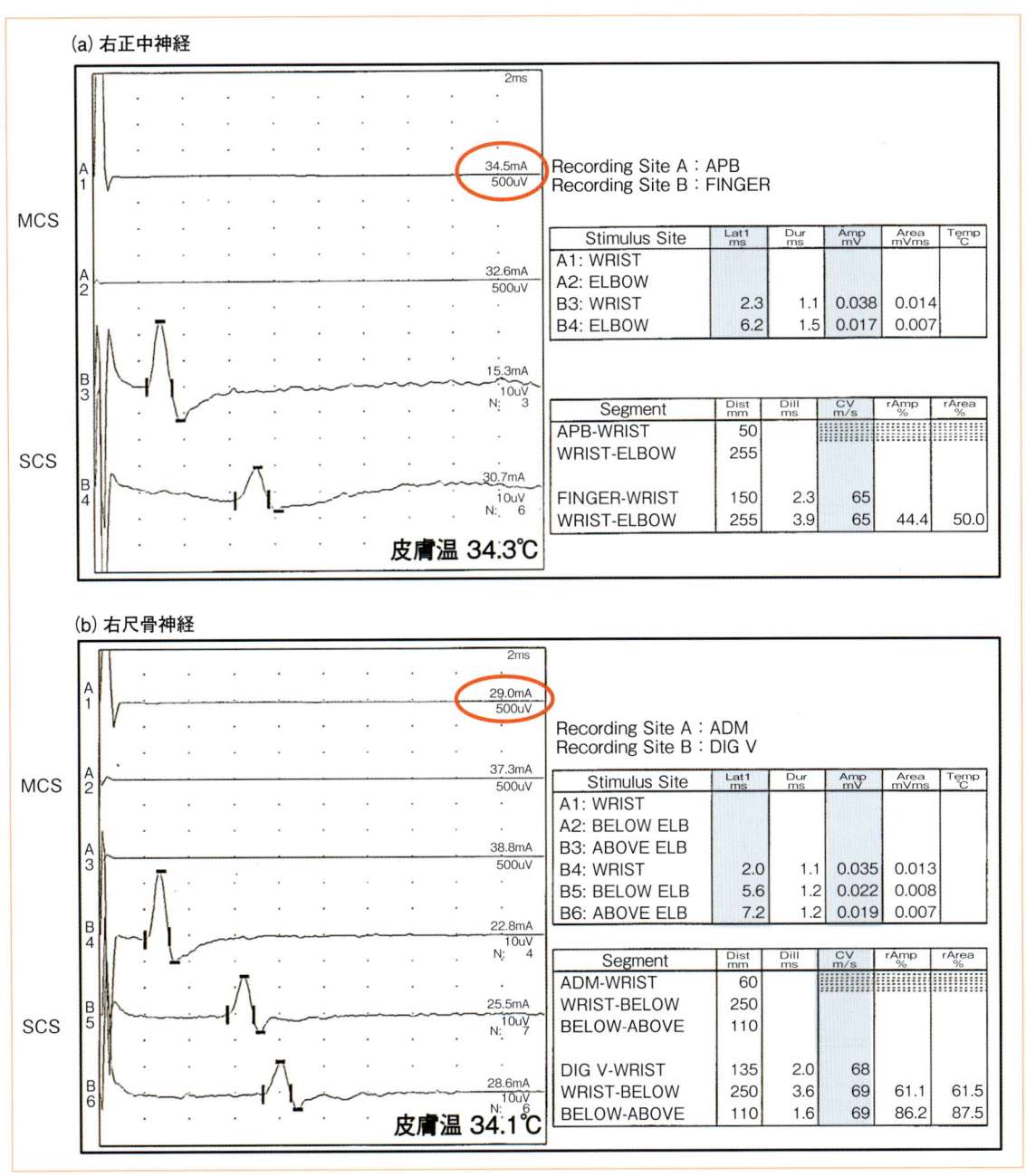

図2.2.12 症例2-11：1週間後
正中神経，尺骨神経ともにMCSでは誘発波形の識別不能である．SCSでは明らかな異常所見は認めない．

2章 末梢神経系疾患

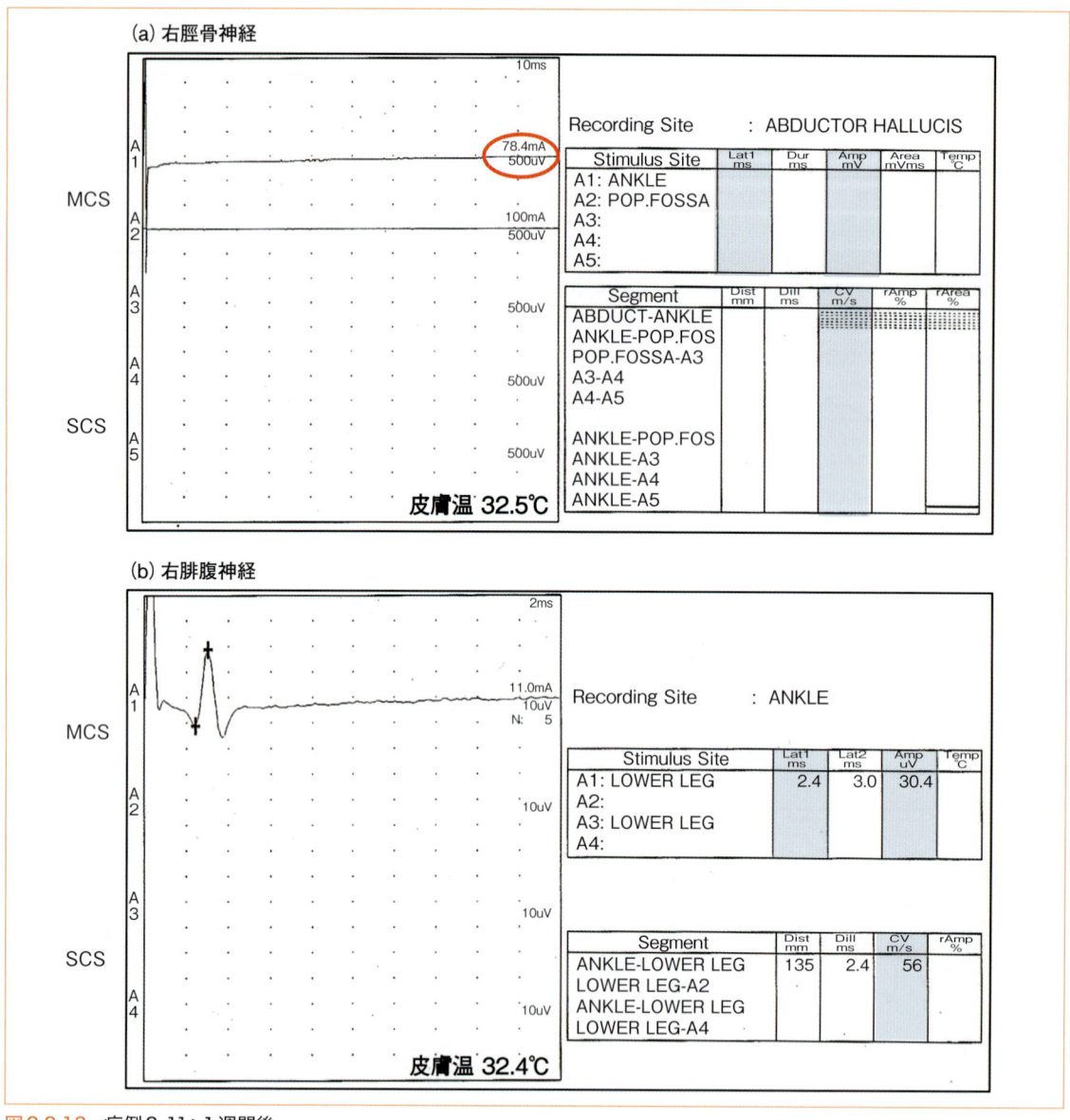

図2.2.13 症例2-11：1週間後
脛骨神経MCSでは誘発波形の識別不能である．腓腹神経SCSでは明らかな異常所見は認めない．

[坂下文康]

参考文献

1) 佐藤 譲，他：糖尿病性神経障害の発生頻度と臨床診断におけるアキレス腱反射の意義．糖尿病，2007；50：799-806.
2) Andersen H, stalberg E, Falck B：F-wave latency, the most sensitive nerve conduction parameter in patients with diabetes mellitus. Muscle Nerve 20：1296-1302, 1997.
3) Rees JH, Thompson RD, Smeeton NC：Epidemiological study of Guillain-Barré syndrome in south east England. J Neurol Neurosurg Psychiatry 64：74-77, 1998.
4) Griffin JW, Li CY, Ho TW, et al：Pathology of the motor-sensory axonal Guillain-Barré syndrome. Ann Neurol 39：17-28, 1996.
5) Ho TW, Mishu B, Li CY, et al：Guillain-Barré syndrome in northern China：Relationship to Campylobacter jejuni infection and anti-glycolipid antibodies. Brain 118：597-605, 1995.
6) Hiraga A, Mori M, Ogawara K, Hattori T, Kuwabara S：Differences in patterns of progression in demyelinating and axonal Guillain-Barré syndromes.Neurology 61：471-474, 2003.
7) Ogawara K, Kuwabara S, Mori M, et al：Axonal Guillain-Barré syndrome：relation to anti-ganglioside antibodies and Campylobacter jejuni infection in Japan. Ann Neurol, 48：624-631, 2000.
8) Brown WF, Snow R：Patterns and severity of conduction abnormalities in Guillain-Barré syndrome. J Neurol Neurosurg Psychiatry 54：768-774, 1991.
9) 桑原 聡，三澤園子：ギラン・バレー症候群の電気診断．臨床神経生理学．2005；33(1)：35-44.
10) Bromberg MB, Albers JW：Patterns of sensory nerve conduction abnormalities in demyelinating and axonal peripheral nerve disorders. Muscle Nerve 16；262-266, 1993.

2.3 神経筋接合部障害

2.3.1 重症筋無力症

● 1. 重症筋無力症（myasthenia gravis：MG）の特徴

好発年齢・性別：20～40歳代の女性，50～60歳代の男性
初期症状：眼瞼下垂・複視
日内変動：午後（とくに夕方）に症状が強くなる
生化学検査：抗アセチルコリン受容体抗体（抗AChR抗体）陽性
合　　併：胸腺腫・胸腺過形成（約80％に胸腺の異常が認められる）
　　　　　テンシロンテスト（超短時間作用型抗ChE薬）にて症状が改善する。反復刺激試験にて漸減現象（waning）陽性。

● 2. 神経筋伝達

アセチルコリンレセプターに対する抗体が存在するために，接合部間隙に放出されるアセチルコリンの量は正常でも，レセプターの機能異常で，結合するレセプターの数が減少し終板電位が小さくなる。動員できるシナプス小胞も次第に減少し，筋線維では活動電位を発生する閾値に到達せず神経筋伝達が徐々に行われなくなるため，刺激ごとにCMAP振幅が減衰する。

● 3. 臨床症状

運動の反復により筋力低下がみられる易疲労感を来し，初期は眼瞼下垂や複視を訴えて来院する患者が多い。眼症状のほかに全身症状として，四肢の筋力低下，嚥下障害，顔面筋力低下などの症状がある。

● 4. 反復刺激検査

四肢の遠位筋で漸減現象（waning）が認められなくても，筋力低下の強い筋や顔面筋で陽性反応がみられることもあるので，脱力症状のある筋を含む複数の筋で検査を施行しなければならない。三角筋（腋窩神経）での感度が最も高く，その他は僧帽筋（副神経）・顔面筋（顔面神経）で感度が高い。

3Hzの低頻度連続刺激では，1回目のCMAP振幅が2回目には減衰し，その後4回目・5回目まで低下し漸減現象（waning）が見られる。4回目または5回目のCMAP振幅を1回目と比較し，10％以上の振幅低下が見られれば漸減現象（waning）陽性とする。随意収縮負荷直後は，減衰率が一時回復するが，2分後にはまた漸減現象を認めるようになる。高頻度刺激ではアセチルコリン放出量が促進され，漸減現象は生じない。

症例2-12：重症筋無力症（MG）

- 78歳，女性
- 主訴：嚥下困難・眼瞼下垂・頸部前屈

半年前頃より眼瞼下垂を認めるようになり，3カ月前から話しにくさを感じる。1カ月前に喉が詰まる感覚があり受診。MGの疑いで精査を開始し，反復刺激を施行したところwaningを認め，抗アセチルコリン受容体抗体（抗ACR抗体）が陽性であったことと，臨床症状からMGと診断された。

Labo data：Hb 12.2g/dL，Ht 35%，RBC 3.78×10^6/μL，PLT 160×10^3/μL，WBC 5.4×10^3/μL，Na 147mmol/L，K 3.2mEq/L，CL 107mEq/L，BUN 19.9mg/dL，CRE 0.64mg/dL，TP 6.9g/dL，ALB 4.2g/dL，T-Bil 1.0mg/dL，ALP 164U/L，AST 15U/L，ALT 11U/L，LD 211U/dL，GLU 93mg/dL

自己抗体：抗AChR受容体抗体 19.8

波 形：図2.3.1，2.3.2
いずれも第4，5回目で10%以上の漸減現象を認める。第1回目から第4，5回目まで滑らかにCMAP振幅が減少し，それ以降は振幅がほぼ一定になるJ-shapeという波形の推移を示している。

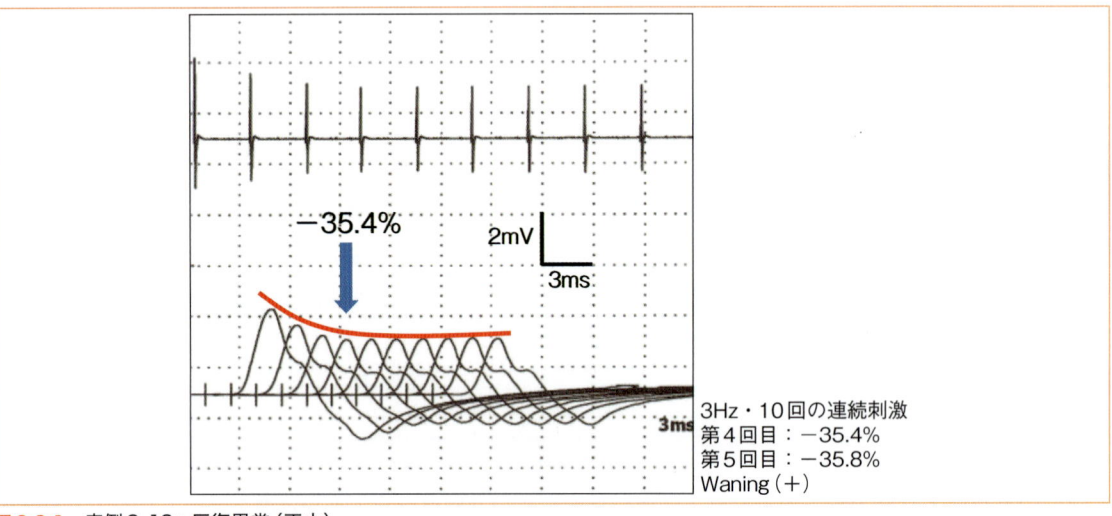

図2.3.1 症例2-12：反復異常（正中）
正中神経刺激（APB記録）：刺激強度20mA
第4反応−35.4%
刺激20mA
2mV，3ms

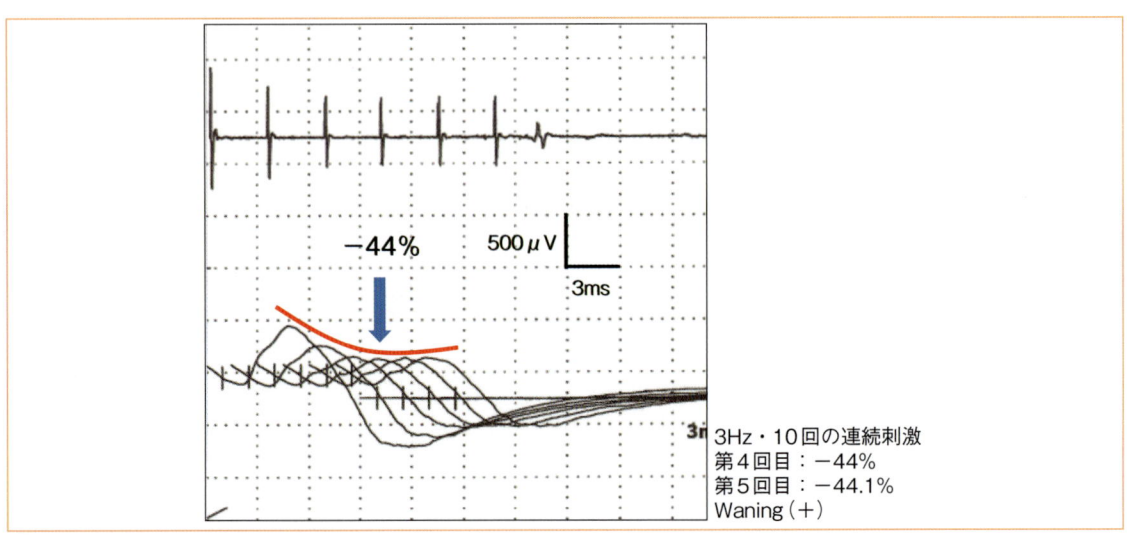

図2.3.2 症例2-12：反復異常（顔面）
第4反応−44%
顔面神経刺激（鼻筋記録）：刺激強度50mA
500μV，3ms

2.3.2 筋無力症候群

● 1. 筋無力症候群（Lambert-Eaton syndrome；LEMS）の特徴

好発年齢・性別：40歳以上の中高年男性。
症　　状：四肢筋力低下（とくに下肢近位筋）・腱反射低下・易疲労感。反復運動で一時的に筋力が回復するが，その後再び低下。
合　　併：基礎疾患として肺小細胞癌がある（患者の約70％）
抗　　体：神経終末の電位依存性カルシウムチャネル（voltage-gated calcium channel；VGCC）に対する自己抗体が存在。
誘発筋電図：単発刺激時にCMAPの異常な低振幅（図2.3.3）
　　　　　反復刺激試験の高頻度刺激にて漸増現象（waxing）がみられる（図2.3.4）。また随意収縮後CMAP振幅が著明に増大する。

● 2. 神経筋伝達

　カルシウムイオンチャネルの障害のために前シナプス部でのカルシウムイオンの数が減少することで，アセチルコリン放出量自体も少なくなり単発刺激の段階でCMAPの振幅が極めて小さい。

● 3. 反復刺激検査

　20Hz以上の高頻度刺激または運動負荷後促通の2つがあるが，高頻度刺激の電極固定の難しさや，痛みが強いということから運動負荷後促通が推奨されている。
　四肢の遠位筋で安静時CMAPの記録を施行したときに，筋力低下が認められないにもかかわらず，誘発されたCMAP振幅が極めて小さい場合にLEMSを疑う。この所見が得られた場合，随意収縮または高頻度反復刺激を行うと，カルシウムイオン蓄積によりアセチルコリン放出量が増加するため，CMAP振幅が著明に増大する。

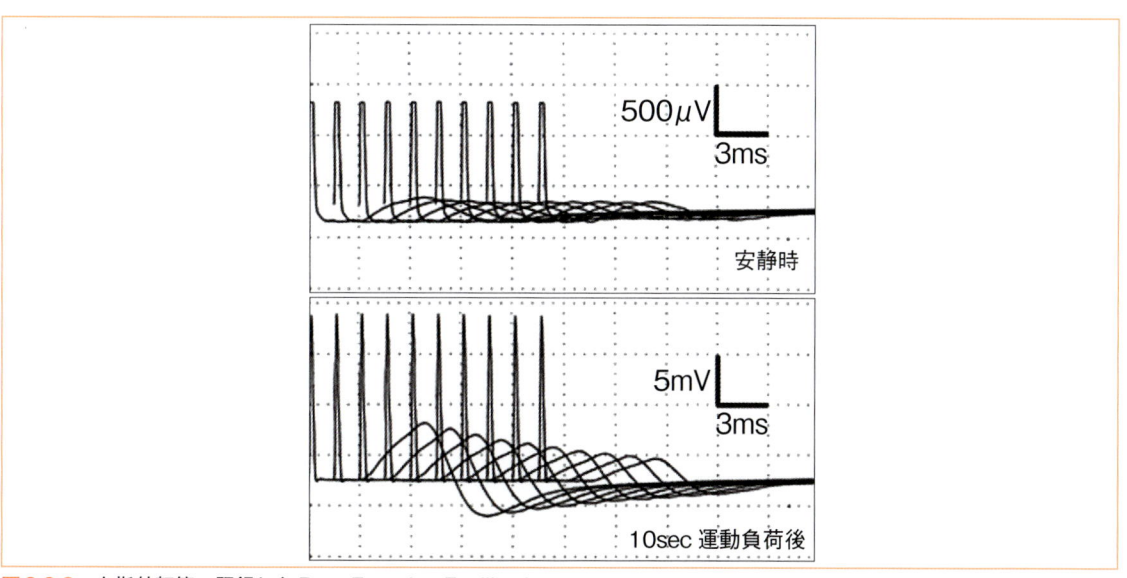

図2.3.3　小指外転筋で記録したPost Exercise Facilitation
安静時CMAP振幅は230μVと低下し漸減現象もみられる。
しかし，10秒間の運動負荷を施行後はCMAP振幅が9.2mVまで著明に上昇している。
LEMSは運動負荷を行うと，負荷後のCMAPに100％以上の振幅増加を認める。

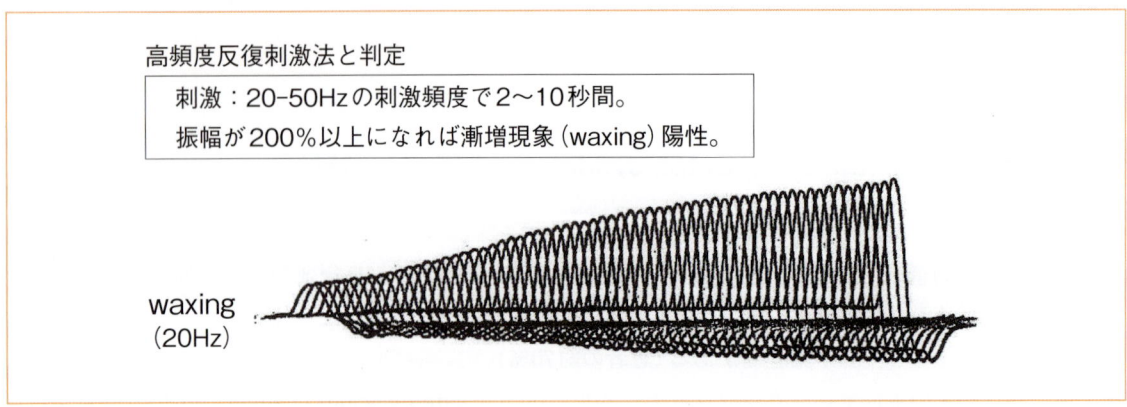

図2.3.4 小指外転筋より記録した高頻度反復刺激

高頻度反復刺激法と判定
刺激：20-50Hzの刺激頻度で2〜10秒間。
振幅が200％以上になれば漸増現象（waxing）陽性。

waxing（20Hz）

LEMS症例において小指外転筋に認められた漸増現象（waxing）。254％のwaxingを認めた。

（園生雅弘：国試対策神経内科学，中外医学社，東京，74，2004より引用）

［木崎直人］

参考文献

1) 木村 淳，幸原伸夫：神経伝導検査と筋電図を学ぶ人のために，28-29，135-144，医学書院，東京，2010．
2) 岡庭 豊，医療情報科学研究所：病気がみえる vol.7 脳・神経，318-323，メディックメディア，東京，2011．
3) 有村公良，清水俊夫：筋電図セミナーテキスト2006，2007．
4) 正門由久，髙橋 修：神経伝導検査ポケットマニュアル，91-97，医歯薬出版，東京，2013．

3章 睡眠障害

章目次

3.1：閉塞性睡眠時無呼吸症候群……… 64

3.2：周期性四肢運動障害………………… 69

3.3：ナルコレプシー……………………… 74

3.4：無呼吸発作…………………………… 78
 3.4.1　新生児無呼吸発作
 3.4.2　てんかん性無呼吸発作

SUMMARY

　睡眠障害には，「睡眠時無呼吸症候群」や「不眠症」などが代表的な疾患としてあげられるが，ほかにも「新生児無呼吸発作」や「周期性四肢運動障害」，「概日リズム睡眠障害」など，障害の原因が異なる多くの疾患が含まれる．これらの疾患の診断には，症状や家族歴・既往歴などを知ることが大切であるが，終夜睡眠ポリグラフ検査（polysomnography；PSG）や血液検査などはとくに重要な位置付けにある．また類似症状を呈する場合は，治療後の経過観察から得られる症状の変化が疾患の鑑別に役立つ場合がある．

　本章では，多くの睡眠障害の中から，とくにPSGのデータ解析の結果が確定診断に有効であった症例を提示する．

3.1 閉塞性睡眠時無呼吸症候群

● 1. 閉塞性睡眠時無呼吸症候群の特徴

閉塞性睡眠時無呼吸症候群（obstructive sleep apnea syndrome；OSAS）は，睡眠中に上気道の狭窄あるいは閉塞を来すことにより，閉塞性低呼吸や無呼吸をくりかえす疾患である．一般的には，睡眠障害国際分類第2版（the international classification of sleep disorders, second edition；ICSD-2）[1,2] に則り診断されるが，診断名としては，「OSAS」の用語が主に使用されている．

OSASの病態は，くりかえされる閉塞性低呼吸や無呼吸などにより，低酸素血症，高二酸化炭素血症，胸腔内圧の低下，さらに睡眠中の覚醒反応を引き起こすことから，睡眠の質低下など，睡眠障害を招くようになる．その結果，日中過眠（excessive daytime sleepiness；EDS）や抑うつ状態などをもたらし，また，交感神経活動の亢進などから高血圧，虚血性心疾患や脳血管障害などの合併症のリスクが高くなる．

ICSD-2のOSAS診断基準では，EDSなどの症状や終夜睡眠ポリグラフ検査（polysomnography；PSG）から求める睡眠1時間あたりの無呼吸，低呼吸，呼吸努力関連覚醒反応（respiratory effort-related arousal；RERA）の呼吸イベント総数や，各イベントのすべて，または一部において呼吸努力を確認することにより判定される．PSGにて，呼吸イベントが睡眠1時間あたり15回以上であれば症状の有無に関係なくOSASと診断できる（表3.1.1）[1,2]．しかし，OSAS治療の第一選択である持続陽圧呼吸（continuous positive airway pressure；CPAP）療法の保険診療の適用基準は，現在，ICSD-2とは異なりわが国独自の基準となっている．具体的には，EDSなどの自覚症状を認め，かつ，PSGから求めた無呼吸低呼吸指数（apnea hypopnea index；AHI）では20以上，携帯型装置から求めたAHIでは40以上が保険適用の基準として解釈されている（表3.1.2）[3]．

OSASの治療については，種々の方法があるが，CPAPのほかに手術的治療法や口腔内装置（oral appliance；OA）や減量，生活習慣の改善，薬物療法などがあり，重症度や年齢，性別，自覚症状など，さまざまな観点から選択が行われる[4]．

本節では，OSAS患者にCPAP治療を用いた症例を提示する．

表3.1.1 成人の閉塞性睡眠時無呼吸の診断基準

<u>AとBとD，またはCとDで基準を満たす．</u>
A. 以下のうち少なくとも1つ以上が該当する．
　　ⅰ）患者が，覚醒中の非意図的睡眠エピソード，日中の眠気，爽快感のない睡眠，疲労感，または不眠を訴える．
　　ⅱ）患者が，呼吸停止，喘ぎ，または窒息感で覚醒する．
　　ⅲ）ベッドパートナーが，患者の睡眠中の大きないびき，呼吸中断，またはその両方を報告する．
B. 睡眠ポリグラフ検査記録で以下のものが認められる．
　　ⅰ）睡眠1時間当たり5回以上の呼吸事象（イベント）（無呼吸，低呼吸，またはRERA）
　　ⅱ）各呼吸事象（イベント）のすべて，または一部における呼吸努力のエビデンス（RERAは，食道内圧測定で確認するのが最も好ましい）
または
C. 睡眠ポリグラフ検査記録で以下のものが認められる．
　　ⅰ）睡眠1時間当たり15回以上の呼吸事象（イベント）（無呼吸，低呼吸，またはRERA）
　　ⅱ）各呼吸事象（イベント）のすべて，または一部における呼吸努力のエビデンス（RERAは，食道内圧測定で確認するのが最も好ましい）
D. この睡眠障害は，現在知られている他の睡眠障害，身体疾患や神経疾患，薬物使用，または物質使用障害で説明できない．

（米国睡眠医学会（著）／日本睡眠学会 診断分類委員会（訳）：睡眠障害国際分類第2版，55-56，日本睡眠学会，2010より引用）

表3.1.2 在宅持続陽圧呼吸療法指導管理料について

注　在宅持続陽圧呼吸療法を行っている入院中の患者以外の患者に対して，在宅持続陽圧呼吸療法に関する指導管理を行った場合に算定する。

(1) 在宅持続陽圧呼吸療法とは，睡眠時無呼吸症候群である患者について，在宅において実施する呼吸療法をいう。

(2) 対象となる患者は，以下の全ての基準に該当する患者とする。ただし，無呼吸低呼吸指数が40以上である患者については，イの要件を満たせば対象患者となる。
　　ア　無呼吸低呼吸指数(1時間当たりの無呼吸数及び低呼吸数をいう)が20以上
　　イ　日中の傾眠，起床時の頭痛などの自覚症状が強く，日常生活に支障を来している症例
　　ウ　睡眠ポリグラフィー上，頻回の睡眠時無呼吸が原因で，睡眠の分断化，深睡眠が著しく減少又は欠如し，持続陽圧呼吸療法により睡眠ポリグラフィー上，睡眠の分断が消失，深睡眠が出現し，睡眠段階が正常化する症例

(3) 在宅持続陽圧呼吸療法指導管理料については，当該治療の開始後1，2か月間の治療状況を評価し，当該療法の継続が可能であると認められる症例についてのみ，引き続き算定の対象とする。

(4) 保険医療機関が在宅持続陽圧呼吸療法指導管理料を算定する場合には，持続陽圧呼吸療法装置は当該保険医療機関が患者に貸与する。なお，当該装置に係る費用(装置に必要な回路部品その他の附属品等に係る費用を含む。)については所定点数に含まれ，別に算定できない。

(医科点数表の解釈　平成26年4月版，372，社会保険研究所，2014より引用)

症例3-1：閉塞性睡眠時無呼吸症候群（OSAS）

- 50歳，男性。身長：173cm，体重：85kg，Body Mass Index 28.4kg/m²

主　訴：日中の眠気。いびき，睡眠時の呼吸停止を家族より指摘されている。

既往歴：高血圧症，脂質異常症にて治療中である。

現病歴：終夜SpO₂を施行し，睡眠時無呼吸症候群が疑われ，PSG施行となる。血圧140/84mmHg，眠気度評価（epworth sleepiness scale；ESS）10/24点。

神経学的所見・精神医学的所見：なし。

診断目的PSG所見
※米国睡眠医学会（american academy of sleep medicine；AASM）による睡眠および随伴イベントの判定マニュアル VERSION2.1[5]にもとづき解析を行った。
- 診断目的PSGの解析結果を表3.1.3，図3.1.1.aに示す。
- AHIは60.6/hr，覚醒反応指数（arousal index；ArI）は61.4/hrである。また，ArIのほとんどは呼吸イベントに伴うものである（図3.1.2，図3.1.3）。
- 覚醒反応により，浅睡眠の割合が高く，stage Rの割合は減少，深睡眠を認めない。
- 心電図は異常所見なし。
- 下肢筋電図では周期性四肢運動なし。

診　断
成人の閉塞性睡眠時無呼吸症候群と診断された。
※ICSD-2により診断

治療目的PSG所見
- 治療目的PSGの解析結果を表3.1.3，図3.1.1.bに示す。
- CPAP適正圧調整（CPAPタイトレーション）は，固定モードにて，マニュアルタイトレーションを実施した。CPAP 4.0cmH₂Oから開始したが，その直後より閉塞性無呼吸や閉塞性低呼吸を連続して認めたため，その度に昇圧した。
- PSG後半では，呼吸イベントは中枢性無呼吸や中枢性低呼吸が多かったが，閉塞性ではないため昇圧はしていない。CPAP 13.5cmH₂Oにて，いびき・閉塞性低呼吸・無呼吸は消失し，呼吸が安定したため，適正圧とした。起床時の患者自覚としては，熟眠感もあり，CPAPに対する違和感はなかった。
- AHI，ArIはともに診断目的PSGと比べ大幅に減少した。また，深睡眠とstage Rの割合が増加し，浅睡眠の割合は低下した。
- 心電図は異常所見なし。
- 下肢筋電図では周期性四肢運動なし。

治療経過
現在，CPAP固定モード13.5cmH₂Oにて治療を継続している。ESSはCPAP使用1カ月の時点で初診時の10点から1点と減少し，日中の眠気度の改善は顕著であった。また，CPAPの機器データから，CPAPの平均使用率は毎月85%以上，1日の平均使用時間は6.5時間と良好な使用状況であることが確認された。

3.1 | 閉塞性睡眠時無呼吸症候群

表3.1.3 症例3-1：診断目的PSGと治療目的PSGの睡眠変数・AHIなどの比較

	単位	診断目的PSG	治療目的PSG（CPAPタイトレーション）
総記録時間（total recording time；TRT）（消灯から点灯まで）	分	492.0	480.0
総睡眠時間（total sleep time；TST）	分	389.0	410.0
入眠潜時（sleep latency；SL）	分	1.5	4.0
stage R潜時	分	189.0	27.0
入眠後覚醒時間（wake after sleep onset；WASO）	分	101.5	66.0
睡眠効率（sleep efficiency；SE）（TST/TRT×100）	%	79.1	85.4
stageN1（TST中%）	分（%）	166.5（42.8）	26.0（6.3）
stageN2（TST中%）	分（%）	190.5（49.0）	144.5（35.2）
stageN3（TST中%）	分（%）	0	107.5（26.2）
stage R（TST中%）	分（%）	32.0（8.2）	132.0（32.2）
覚醒反応指数（ArI）	／hr	61.4	7.8
無呼吸指数（AI）	／hr	54.0	3.5
低呼吸指数（HI）	／hr	6.6	2.0
無呼吸低呼吸指数（AHI）	／hr	60.6	5.5
動脈血酸素飽和度（SpO$_2$）の最低値	%	77	90

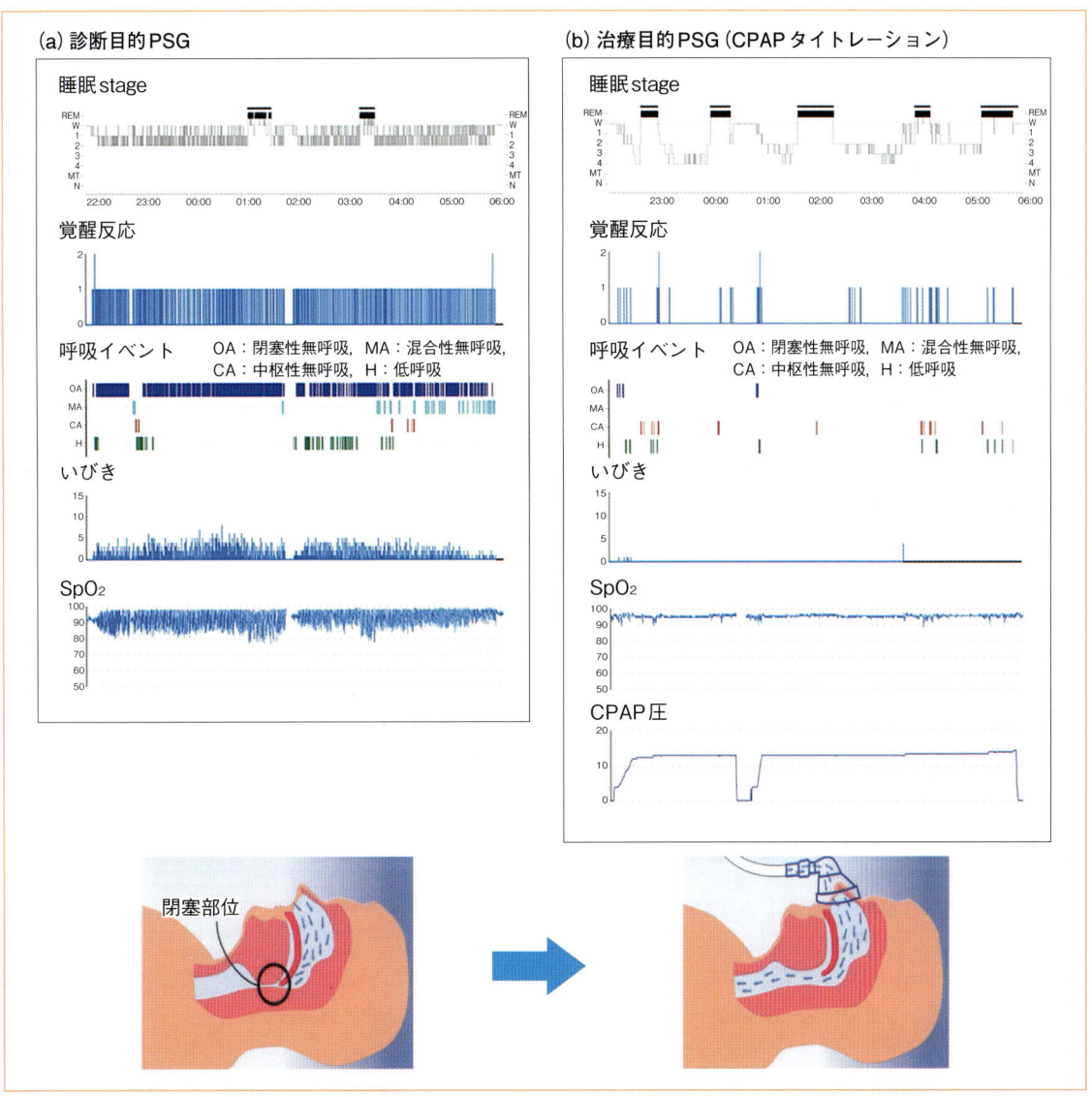

図3.1.1 症例3-1：診断目的PSGと治療目的PSGの比較

睡眠stage：診断目的PSGでは，浅睡眠の割合が高く，stage Rの割合は減少，深睡眠を認めない．治療目的PSGでは，深睡眠とstage Rの割合が増加し，浅睡眠の割合は低下した．
覚醒反応：診断目的PSGではArIは61.4と高値だが，治療目的PSGでは7.8と大幅に減少した．
呼吸イベント・いびき：診断目的PSGではAHIは60.6と高値だが，治療目的PSGでは5.5と大幅に減少した．また，いびきの出現も治療目的PSGではほとんど認められない．
SpO$_2$：診断目的PSGでは頻回なSpO$_2$の低下が認められるが，治療目的PSGではSpO$_2$の低下が減少した．
CPAP圧：CPAP 4.0cmH$_2$Oから開始したが，その直後より閉塞性無呼吸や閉塞性低呼吸を連続して認めたため，その度に昇圧した．CPAP 13.5cmH$_2$Oにて，呼吸が安定し閉塞性の呼吸イベントは認められない．

3章 睡眠障害

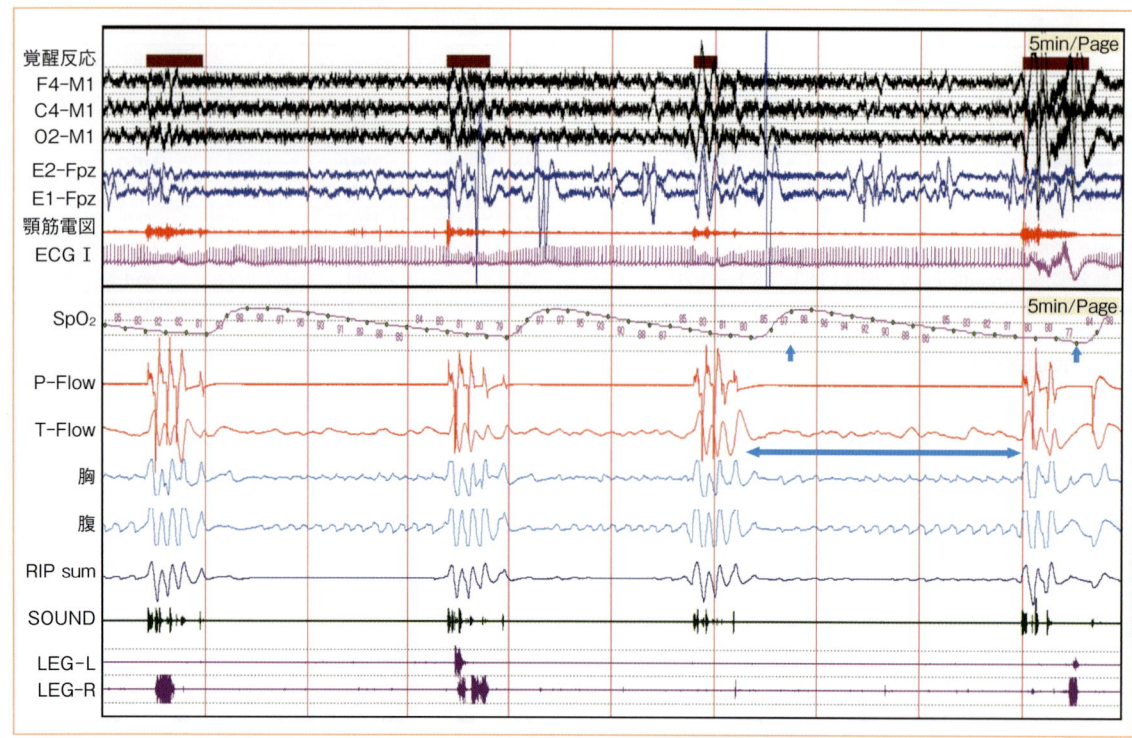

図3.1.2 症例3-1：呼吸イベントと呼吸イベントに伴う覚醒反応がくりかえし認められる
T-Flow上の矢印で示した部分は，閉塞性無呼吸イベントの持続時間を示す。呼吸イベントに伴う覚醒反応を認め，またSpO₂の低下も認められる。SpO₂の低下は，98から77と11％の低下が認められる。
P-Flow：エアープレッシャー法　　T-Flow：サーミスタ法

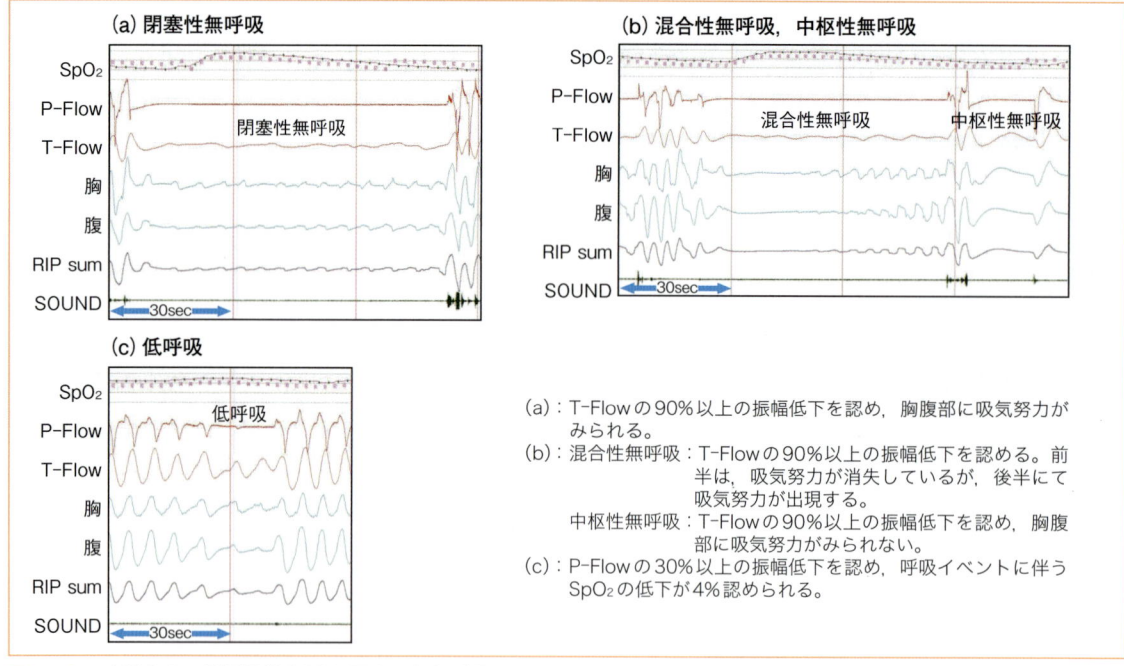

(a) 閉塞性無呼吸
(b) 混合性無呼吸，中枢性無呼吸
(c) 低呼吸

(a)：T-Flowの90％以上の振幅低下を認め，胸腹部に吸気努力がみられる。
(b)：混合性無呼吸：T-Flowの90％以上の振幅低下を認める。前半は，吸気努力が消失しているが，後半にて吸気努力が出現する。
　　中枢性無呼吸：T-Flowの90％以上の振幅低下を認め，胸腹部に吸気努力がみられない。
(c)：P-Flowの30％以上の振幅低下を認め，呼吸イベントに伴うSpO₂の低下が4％認められる。

図3.1.3 症例3-1：診断目的PSGに認められた呼吸イベント

参考文献

1) American Academy of Sleep Medicine. In：The International classification of sleep disorders, 2nd ed.：Diagnostic and coding manual. American Academy of Sleep Medicine. Westchester, IL 2005.
2) 米国睡眠医学会（著）／日本睡眠学会 診断分類委員会（訳）：睡眠障害国際分類第2版　診断とコードの手引，日本睡眠学会，東京，2010
3) 医科点数表の解釈　平成26年4月版，社会保険研究所，東京，2014
4) 睡眠呼吸障害研究会（編）：成人の睡眠時無呼吸症候群診断と治療のためのガイドライン，メディカルレビュー社，東京，2005
5) 米国睡眠医学会（著）／日本睡眠学会（監訳）：AASMによる睡眠および随伴イベントの判定マニュアル VERSION 2.1，ライフ・サイエンス，東京，2014.

3.2　周期性四肢運動障害

● 1. 周期性四肢運動障害の特徴

　周期性四肢運動障害（periodic limb movement disorder；PLMD）とは，睡眠中に手や脚に周期的に反復する不随意運動を認め，この不随意運動が睡眠中の覚醒反応を引き起こすことから，睡眠の質が低下し，EDSや身体活動量の低下などの症状をもたらす疾患である。

　ICSD-2のPLMD診断基準では，EDSなどの症状とPSGから求める睡眠時周期性四肢運動指数（periodic limb movements of sleep index；PLMSI）によって判定され，小児ではPLMSIが5以上，成人では15以上を指標としている (表3.2.1)[1, 2]。ただし，睡眠時周期性四肢運動（periodic limb movements of sleep；PLMS）は日によるバラツキが多く，また他の睡眠障害に関連した覚醒反応や体動の影響により，PLMSIが低くなる場合もあるため，自覚症状や家族からの情報なども加味して診断する必要がある。PLMSの出現は，一般的に終夜の前半に多く，睡眠stageとの関係では，浅睡眠中に多く認められ，睡眠が深くなるにつれ減少し，REM期には消失する。

　PLMDの治療については，薬物療法が主体となり，むずむず脚症候群の治療と共通している。一般的にはパーキンソン病の治療薬としても用いられているドパミンアゴニストや，抗てんかん薬としても用いられているクロナゼパムなどがある。

　本節では，EDS症状を伴うPLMD症例を提示する。

表3.2.1　周期性四肢運動障害の診断基準

A. 睡眠ポリグラフ検査で，反復性のかなり常同的な四肢運動が認められ，それは：
　ⅰ）0.5～5秒持続する
　ⅱ）測定中の振幅はつま先背屈の基準値の25％以上である
　ⅲ）4回以上連続する動きである
　ⅳ）（四肢運動の開始から開始までが）5秒以上90秒未満の間隔（典型的には20～40秒の間隔）で分断されている。
B. PLMS指数は，小児の場合は1時間当たり5以上で，多くの成人の場合は15以上である。
　注：睡眠に関連した患者の訴えを考慮に入れてPLMS指数を解釈するべきである。成人の場合，（高感度呼吸モニタリングで）呼吸障害事象に関連した覚醒やPLMSの他の原因を除外していない研究によれば，基準値は従来の1時間当たり5回より高い。新しいデータから，症状の認められる患者と認められない患者のPLMS指数が部分的に重複することが考えられ，絶対的なカットオフ値よりも臨床的状況が重要となる。
C. 臨床的な睡眠障害や日中疲労の訴えがある。
　注：臨床的な睡眠障害を伴わずにPLMSが発現する場合，睡眠ポリグラフ所見としてPLMSが認められることはあってもPLMDの診断基準には適合しない。
D. 周期的四肢運動（PLM）が，現在知られている他の睡眠障害，身体疾患や神経疾患，精神疾患，薬物使用，または物質使用障害で説明できない（例えば，周期的に認められる無呼吸の終結時に生じるPLMは，本当のPLMSやPLMDとは算定しない）。

（米国睡眠医学会（著）／日本睡眠学会 診断分類委員会（訳）：睡眠障害国際分類第2版, 194-195, 日本睡眠学会, 2010より引用）

症例3-2：周期性四肢運動障害（PLMD）・閉塞性睡眠時無呼吸症候群（OSAS）の合併

- 63歳，男性。身長：171cm，体重：75kg

主　訴：日中の眠気。睡眠中のいびきと下肢の動きを家族より指摘されている。

既往歴：腎不全にて5年前より血液透析療法を開始している。

現病歴：終夜SpO₂と気流信号，いびきを記録した簡易検査の結果から，OSASを疑い，さらに主訴よりPLMSの可能性も考えられたため，精査目的にてPSG施行となる。ESS 10/24点。

診断目的PSG所見

- ※AASMによる睡眠および随伴イベントの判定マニュアル VERSION2.1[3]にもとづき解析した。なお，PLMの解析についてもICSD-2診断基準（表3.2.1.A）ではなく，VERSION2.1を使用した。
- 診断目的PSGの解析結果を表3.2.2に示す。
- AHIは29.7/hr，ArIは45.5/hr，PLMSIは56.4/hrである。
- ArIは呼吸イベントに伴うもの以外に，PLMSに関連した覚醒反応（PLMS arousal index；PLMSArI）を認める。PLMSArIは16.9/hrである。
- 心電図は異常所見なし。

診　断

成人の閉塞性睡眠時無呼吸症候群と診断された。
※ICSD-2により診断
PLMSの所見については，OSAS治療のためのCPAPを導入した後に検討することとした。

CPAP治療目的PSG所見

- CPAP治療目的PSGの解析結果を表3.2.2，図3.2.1に示す。
- CPAP適正圧調整（CPAPタイトレーション）は，固定モードにて，マニュアルタイトレーションを実施した。CPAP 4.0cmH₂Oから開始し，閉塞性低呼吸やいびきを認めた際に昇圧した。CPAP 6.5cmH₂Oにて，呼吸イベントが消失したため，適正圧とした。
- AHIは5.7/hrと診断目的PSGと比べ減少した。
- PLMSIは77.7/hrである。典型的な波形を図3.2.2に示す。
- ArIは29.6/hrである。ArIの多くはPLMSに関連したものであり，PLMSArIは21.9/hrである。覚醒反応により，浅睡眠の割合は高く，stage N1 + N2は67.6%である。

CPAP治療経過とPLMSに関する診断

CPAP固定モード6.5cmH₂Oにて治療を開始した。CPAPの機器データ1カ月分から，CPAPの平均使用率は90%であり，1日の平均使用時間も6.0時間と良好に使用されていることが確認された。しかし，CPAP導入後もEDSの改善が認められないことと，CPAPタイトレーション時にPLMSIが77.7/hr，PLMSArIが21.9/hrと高値であったことなどからPLMDと診断された（ICSD-2診断基準）。

PLMDの治療薬については，腎不全にて血液透析療法中であることを考慮し，ドパミンアゴニスト（ロピニロール）を使用予定であるが，投与量や他の薬剤も検討しながら慎重に経過を観察することとした。

表3.2.2 症例3-2：診断目的PSGとCPAP治療目的PSGの睡眠変数・AHI・PLMSなどの比較

	単位	診断目的PSG	治療目的PSG（CPAPタイトレーション）
総記録時間（total recording time；TRT）（消灯から点灯まで）	分	487.0	478.5
総睡眠時間（total sleep time；TST）	分	401.0	367.5
入眠潜時（sleep latency；SL）	分	5.0	40.0
stage R潜時	分	108.5	92.0
入眠後覚醒時間（wake after sleep onset；WASO）	分	81.0	71.0
睡眠効率（sleep efficiency；SE）（TST/TRT×100）	%	82.3	76.8
stageN1（TST中%）	分（%）	167.5（41.8）	116.5（31.7）
stageN2（TST中%）	分（%）	138.0（34.4）	132.0（35.9）
stageN3（TST中%）	分（%）	0	4.0（1.1）
stageR（TST中%）	分（%）	95.5（23.8）	115.0（31.3）
覚醒反応指数（ArI）	/hr	45.5	29.6
無呼吸指数（AI）	/hr	6.1	1.3
低呼吸指数（HI）	/hr	23.6	4.4
無呼吸低呼吸指数（AHI）	/hr	29.7	5.7
無呼吸低呼吸に伴う覚醒反応指数	/hr	25.6	4.4
動脈血酸素飽和度（SpO$_2$）の最低値	%	84	92
睡眠中の周期性四肢運動指数（PLMSI）	/hr	56.4	77.7
周期性四肢運動に伴う覚醒反応指数（PLMS arousal index；PLMSArI）	/hr	16.9	21.9

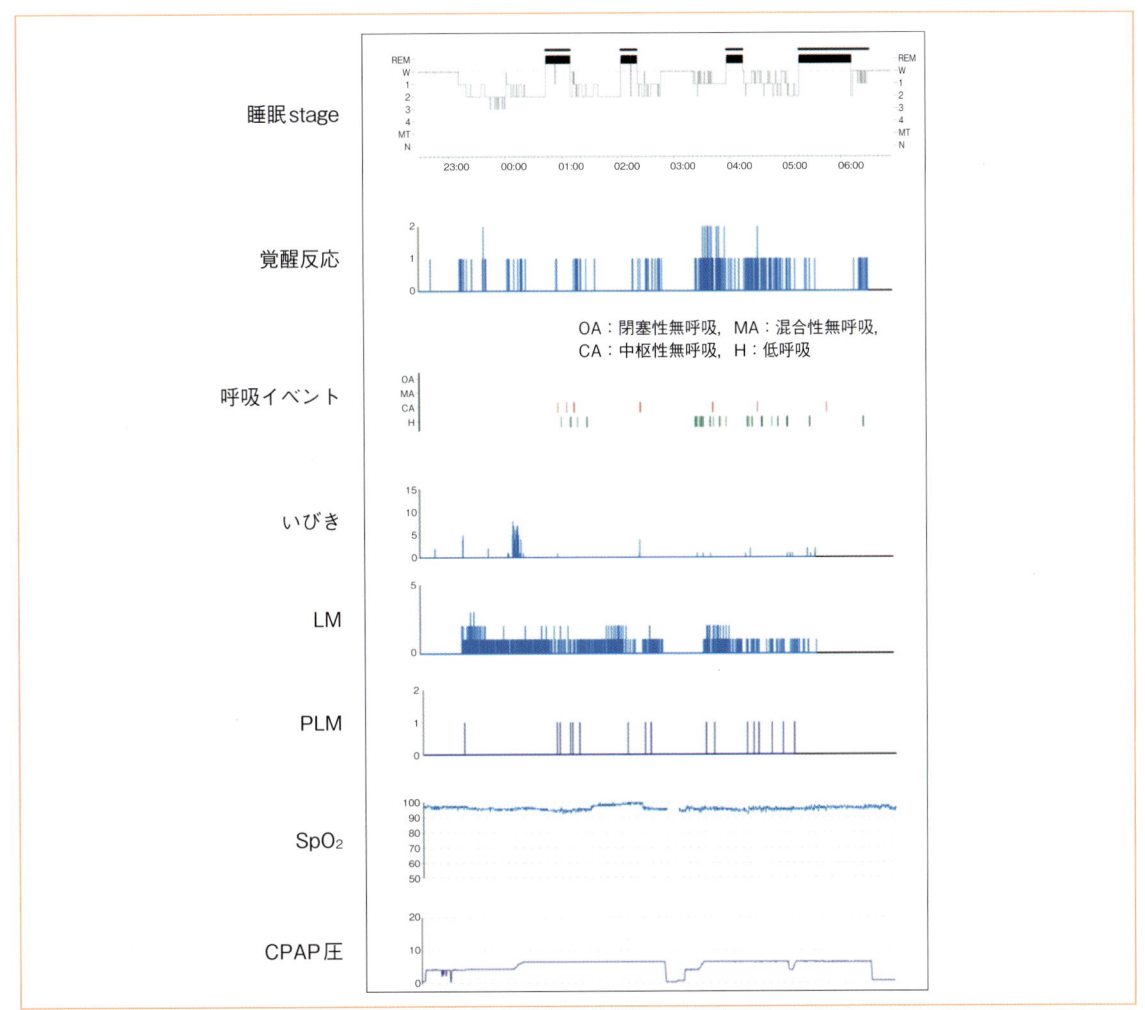

図3.2.1 症例3-2：治療目的PSG（CPAPタイトレーション）に認める周期性四肢運動
睡眠stage：浅睡眠の割合は高く，深睡眠はほとんど認められていない。
覚醒反応：ArIは29.6と診断目的PSGよりも減少している。ArIの多くはPLMSに伴うものであった。
呼吸イベント・いびき：AHIは5.7と診断目的PSGよりも大幅に減少した。また，いびきの出現の割合も減少した。
LM：PLMSIは77.7と診断目的PSGの56.4よりも増加した。
PLM：PLMは，17シーケンスであった。
　　LMの開始点から，次のLMの開始点までが5〜90秒以内である周期的な四肢運動が，4回以上くりかえされるパターンをPLMのシリーズ，またはシーケンスという。
SpO$_2$：著明なSpO$_2$の低下はほとんど認められない。
CPAP圧：CPAP 4.0cmH$_2$Oから開始し，閉塞性低呼吸やいびきを認めた際に昇圧した。CPAP 6.5cmH$_2$Oにて，呼吸が安定し閉塞性の呼吸イベントは認められない。

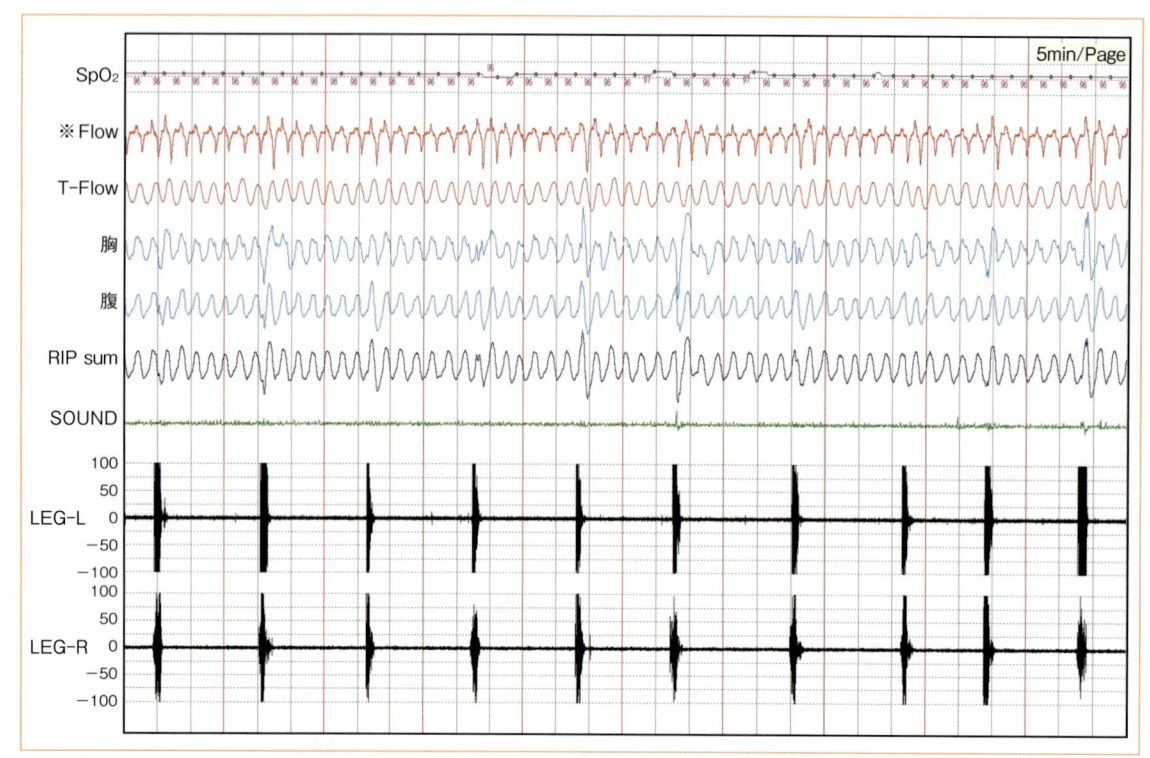

図3.2.2　症例3-2：周期性四肢運動
この症例では，左右同時にLMが認められている。
LMの開始点から次のLMの開始点までが5〜90秒以内であり，また4回以上くりかえされていることから，周期的四肢運動としてイベントする。
※Flow：CPAP装置の気流信号

> **MEMO**
>
> **PSG記録中に認められる覚醒中の周期的な leg movements (LM)**
>
> 　覚醒中に認める周期的な四肢の運動 (periodic limb movements during wakefulness) を，「PLMW」という。PLMWを認める疾患としては，むずむず脚症候群がよく知られている。
>
> 　むずむず脚症候群とは，レストレスレッグス症候群 (restless legs syndrome；RLS) や，下肢静止不能症候群ともよばれており，ICSD-2診断基準では，以下の特有な4症状を確認する必要があるとされている。①下肢の不快な感覚により下肢を動かそうとする衝動にかられる。また，②その症状は安静時に始まるか，悪化する。③下肢を動かすことにより楽になる。④夕方や夜に強くなるか，その時間帯にのみ生じるなど，これらの症状がほかの疾患では説明できない場合にのみ，むずむず脚症候群として確定される。また，小児に関しては，症状の確認ができない場合は，家族歴やPSG所見なども考慮した基準が適用される (表3.2.3)[1,2]。
>
> 　PSG所見については，むずむず脚症候群患者の80〜90％において，PLMSがみられる[1,2]ことから，PLMSIを求めることは診断の一助となる。また，補助的検査として，PSG前にPLMWを測定する下肢不動化 (示唆) 検査 (suggested immobilization test；SIT) などがある。本検査は，就寝90分前の1時間において，45度に傾けたベッドに座った体勢にて検査を行うものである (図3.2.3)。具体的には下肢を伸ばした状態で動かないように指示し，前脛骨筋に装着した筋電図記録から持続時間0.5〜10秒のLMをカウントする。1時間あたりのPLMWが40以上認められれば，陽性と判定する。また，開始から5分ごとに下肢の不快度を10cmのVASスケールに印を付けさせ，不快感とLMの関連性なども評価する。

表3.2.3 むずむず脚症候群の診断基準

成人患者の診断（12歳よりも年長）
A. 下肢を動かそうとする強い衝動を訴える。通常，下肢に不快で嫌な感覚をおぼえる，あるいは，この感覚のために衝動が生じる。
B. 動かそうとする衝動や不快感は休息中，また寝転んだり座ったりして静かにしているときに始まる，または悪化する。
C. 動かそうとする衝動や不快感は，歩いたり身体を伸ばしたりすれば，少なくともそういった運動をしている間は，部分的または全体的に楽になる。
D. 動かそうとする衝動や不快感は夕方や夜に強くなる，または夕方や夜にしか生じない。
E. この病態は，他の現行の睡眠障害，身体疾患や神経疾患，精神疾患，薬物使用，または物質使用障害では説明できない。

小児患者の診断（2〜12歳まで）
AのみまたはBとCで基準が満たされる。
A. 子どもに，上述の4つの基本的な成人のRLS基準すべてが適合し，自分の言葉で下肢の不快感と関連する表現をする。
または，
B. 子どもに，上述の4つの基本的な成人のRLS基準すべてが適合するが，自分の言葉で下肢の不快感と関連する表現をしない。
かつ，
C. 子どもに，以下の3つの所見のうち少なくとも2つが認められる。
　ⅰ．年齢にふさわしくない睡眠障害。
　ⅱ．血のつながった親や兄弟姉妹にはっきりRLSが認められる。
　ⅲ．睡眠ポリグラフ上，周期性四肢運動指数が睡眠1時間当たり5回以上認められる。
注：小児RLSの推定基準は研究目的のため開発されたもので，文献にあげた米国国立衛生研究所診断部会報告書にある。

（米国睡眠医学会（著）／日本睡眠学会 診断分類委員会（訳）：睡眠障害国際分類第2版，190，日本睡眠学会，2010より引用）

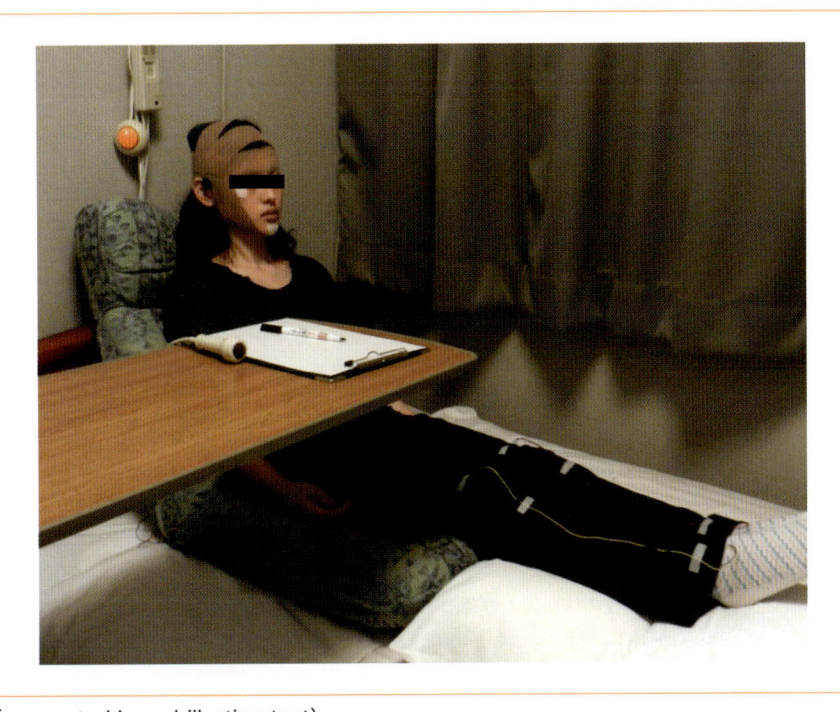

図3.2.3　SIT（suggested immobilization test）
45度に傾けたベッドに座った体勢にて，下肢を伸ばし動かないように指示する。

参考文献

1) American Academy of Sleep Medicine. In : The International classification of sleep disorders, 2nd ed. : Diagnostic and coding manual. American Academy of Sleep Medicine. Westchester, IL, 2005.
2) 米国睡眠医学会（著）／日本睡眠学会 診断分類委員会（訳）：睡眠障害国際分類第2版　診断とコードの手引，日本睡眠学会，東京，2010
3) 米国睡眠医学会（著）／日本睡眠学会（監訳）：AASMによる睡眠および随伴イベントの判定マニュアル VERSION 2.1，ライフ・サイエンス，東京，2014.

3.3 ナルコレプシー

● 1. ナルコレプシーの特徴

ナルコレプシー(narcolepsy)は「居眠り病」ともよばれ，4主徴として，①日中耐え難い眠気のため，時と場所に関係なく，居眠りをしてしまうなどの睡眠発作，②喜怒哀楽をきっかけに筋緊張が突然消失する情動脱力発作(カタプレキシー)，③寝入りばなの悪夢体験(入眠時幻覚)，④金縛り体験(睡眠麻痺)がある。ICSD-2[1, 2]では，「中枢性過眠症」に分類され，カタプレキシーを認める場合には，臨床症状のみでナルコレプシーと診断可能であるが，認めない場合には，反復睡眠潜時検査(multiple sleep latency test；MSLT)を実施しなければならない。

MSLTでは，入眠潜時(sleep latency；SL)と入眠時レム睡眠期(sleep-onset rapid eye movement period；SOREMP)の判定が重要であり，診断基準には，平均入眠潜時が8分以内，かつ2回以上のSOREMPを認めるとされている(表3.3.1, 3.3.2)[1, 2]。

これら睡眠評価以外のナルコレプシー診断のための指標としては，血液中のヒト白血球抗原(human leukocyte antigen；HLA)と髄液中のオレキシン濃度の測定がある。日本人のナルコレプシー患者の90%以上において，HLA-DQB1*0602のハプロタイプを示すといわれ[3]，また髄液中オレキシン濃度は110pg/mL以下と明らかに低値を示す。

治療としては，夜間の睡眠確保などの生活指導と薬剤による対症療法が主となる。一般的には過眠に対しては，中枢神経刺激薬として，モダフィニル(モディオダール)やメチルフェニデート(リタリン)など，情動脱力発作や入眠時幻覚，睡眠麻痺などのREM睡眠関連症状に対しては，三環系抗うつ薬のクロミプラミン(アナフラニール)，イミプラミン(トフラニール)などが用いられる。

本節では，情動脱力発作を伴わないナルコレプシーを疑う患者に対し，MSLTを実施した症例を提示する。

表3.3.1 情動脱力発作を伴うナルコレプシーの診断基準

A. 患者が，最低でも3カ月の間，ほとんど毎日，過度の日中の眠気が生じると訴える。
B. 感情によって引き起こされる，急激で一過性の筋緊張喪失エピソードで定義される，情動脱力発作の明確な既往歴がある。
    注：情動脱力発作と名づけるためには，これらのエピソードが，強い感情(最も信頼できるのは大笑いや冗談)によって引き起こされて，一般に両側性で短く(2分未満)なければならない。少なくともエピソードの始めには，意識は清明である。一過性で可逆的な深部腱反射の消失を伴う情動脱力発作を観察できれば，稀ではあるが大変有力な診断的所見である。
C. 情動脱力発作を伴うナルコレプシーの診断は，可能な場合はいつでも，夜間睡眠ポリグラフ後にMSLTを実施して確認するべきである。検査前の晩に十分な夜間睡眠(最低6時間)をとった後には，MSLT上の平均睡眠潜時は8分以下で，複数回のSOREMPが観察される。あるいは，髄液中のオレキシン値が110pg/mL以下，つまり正常コントロール群平均値の1/3である。
    注：MSLT中の複数回のSOREMPはきわめて特有の所見であるが，正常人口の30%で，8分未満の平均睡眠潜時が認められる。情動脱力発作を伴うナルコレプシー患者の90%以上で髄液中のオレキシン値が低く(110pg/mL以下，つまり正常コントロール群平均の1/3)，これは正常群や他の病変が認められる患者ではあり得ない。
D. この過眠症は，他の睡眠障害，身体疾患や神経疾患，精神疾患，薬物使用，または物質使用障害で説明できない。

(米国睡眠学会(著)／日本睡眠学会 診断分類委員会(訳)：睡眠障害国際分類第2版, 85, 日本睡眠学会, 2010より引用)

表3.3.2 情動脱力発作を伴わないナルコレプシーの診断基準

A. 患者が，最低でも3カ月の間，ほとんど毎日，昼間の強い眠気が生じると訴える。
B. 典型的な情動脱力発作は認められない。ただし，不確かな，または非定型性の情動脱力発作様のエピソードが報告されることがある。
C. 情動脱力発作を伴わないナルコレプシーの診断は，夜間睡眠ポリグラフ検査後にMSLTを実施して確認しなければならない。情動脱力発作を伴わないナルコレプシーでは，検査の前の晩に十分な夜間睡眠（最低6時間）をとった後には，MSLT上平均睡眠潜時が8分以下で，複数回のSOREMPが認められる。
　注：MSLT中に複数回のSOREMPが認められることは特有の所見だが，8分未満の平均睡眠潜時は正常人口の30%で認められることがある。
D. この過眠症は，他の睡眠障害，身体疾患や神経疾患，精神疾患，薬物使用，または物質使用障害で説明できない。

（米国睡眠学会（著）／日本睡眠学会 診断分類委員会（訳）：睡眠障害国際分類第2版，91，日本睡眠学会，2010より引用）

症例3-3：情動脱力発作を伴わないナルコレプシー

- 17歳，女性。

主　訴：日中の眠気，入眠時幻覚，睡眠麻痺。

既往歴：とくになし。

現病歴：小学校高学年頃より日中の強い眠気を認め，授業中に居眠りをくりかえしていた。高校進学後も同症状が続いていたが，入眠時幻覚，睡眠麻痺の自覚を認めたため，当院睡眠センターを受診となる。ESSは13/24点と強い眠気があり，主症状からナルコレプシーが疑われたためMSLT施行となる。

血液検査：HLAはDQB1*0602（+）。ほかに特記すべき異常所見なし。

画像診断：頭部MRI検査 異常所見なし。

診断目的PSG所見

※AASMによる睡眠および随伴イベントの判定マニュアル VERSION2.1[4]にもとづき解析を行った。
- 診断目的・MSLT前夜PSGの解析結果を表3.3.3，図3.3.1に示す。
- 入眠潜時は，1.0分と短縮しており，またstage R潜時も2.5分とSOREMPを認めた。他PSG結果はとくに異常所見なし。
- 総睡眠時間（total sleep time；TST）は436.5分であり，十分な睡眠が得られていた。

MSLT所見
- MSLTの結果および睡眠段階図を図3.3.2に示す。
- Nap施行回数は4回で平均入眠潜時は0.5分，1～4NapのすべてにおいてSOREMPがみられ，平均stage R潜時は2.1分であった。

診　断

情動脱力発作を伴わないナルコレプシーと診断された。
※ICSD-2により診断

治療経過

モディオダール200mg/日と，アナフラニール20mg/日を服用したところ，眠気と居眠りは改善し，入眠時幻覚，睡眠麻痺の症状もほとんど認められていない。ESSは8/24点と改善した。

3章 睡眠障害

表3.3.3 症例3-3：MSLT前夜PSGの睡眠変数・AHIなど

	単位	診断目的PSG
総記録時間（total recording time；TRT）（消灯から点灯まで）	分	480.0
総睡眠時間（total sleep time；TST）	分	436.5
入眠潜時（sleep latency；SL）	分	1.0
stage R潜時	分	2.5
入眠後覚醒時間（wake after sleep onset；WASO）	分	42.5
睡眠効率（sleep efficiency；SE）（TST/TRT × 100）	％	90.9
stage N1（TST中％）	分（％）	98.5（22.6）
stage N2（TST中％）	分（％）	156.0（35.7）
stage N3（TST中％）	分（％）	108.0（24.7）
stage R（TST中％）	分（％）	74.0（17.0）
覚醒反応指数（ArI）	／hr	12.8
無呼吸指数（AI）	／hr	1.4
低呼吸指数（HI）	／hr	1.4
無呼吸低呼吸指数（AHI）	／hr	2.8
動脈血酸素飽和度（SpO_2）の最低値	％	91

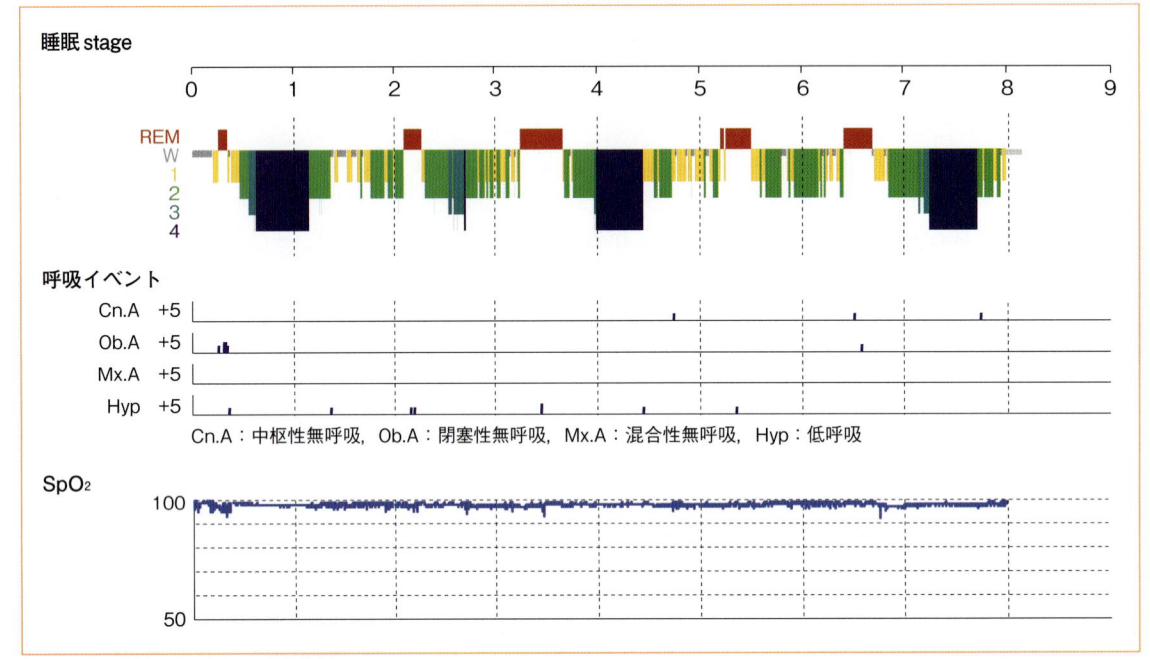

図3.3.1 症例3-3：MSLT前夜PSG
MSLTの前夜に施行したPSGの睡眠stage，呼吸イベント，終夜SpO_2の結果である。
入眠潜時は1.0分と短縮しており，またstage R潜時も2.5分とSOREMPを認めた。呼吸イベントは，AHI 2.8と正常範囲内であった。

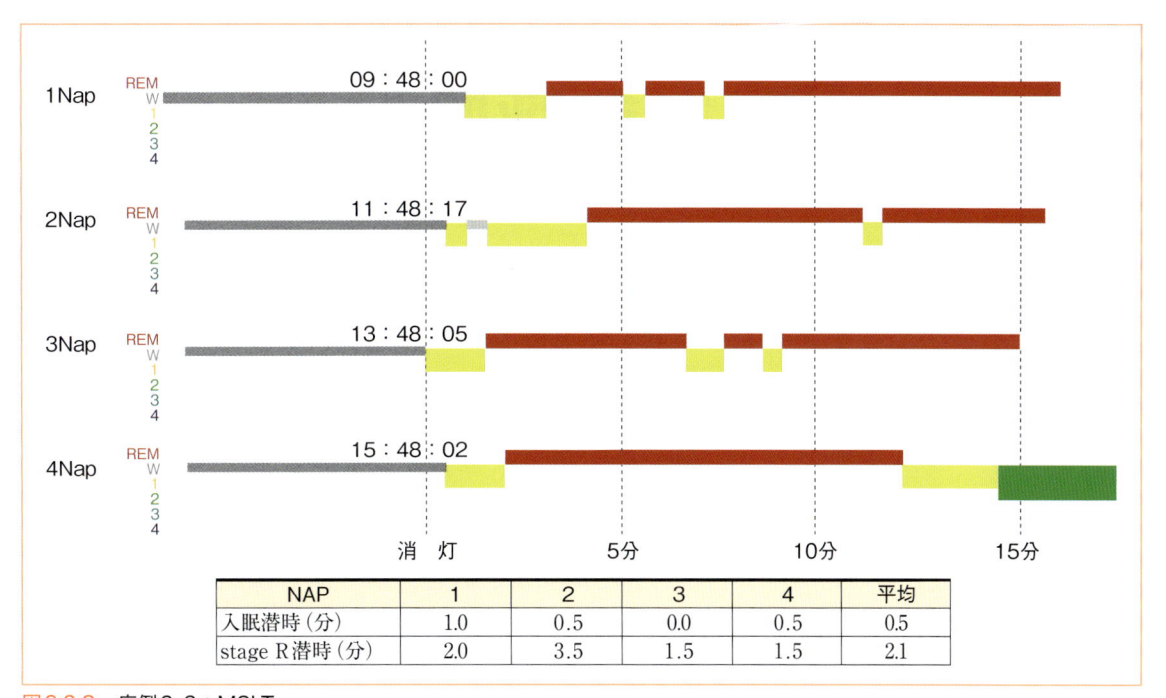

NAP	1	2	3	4	平均
入眠潜時（分）	1.0	0.5	0.0	0.5	0.5
stage R潜時（分）	2.0	3.5	1.5	1.5	2.1

図3.3.2　症例3-3：MSLT
Nap施行回数は4回で平均入眠潜時は0.5分，1～4NapのすべてにおいてSOREMPがみられ，平均stage R潜時は2.1分であった。

[黒﨑幸子]

参考文献

1) American Academy of Sleep Medicine. In : The International classification of sleep disorders, 2nd ed. : Diagnostic and coding manual. American Academy of Sleep Medicine. Westchester, IL 2005.
2) 米国睡眠医学会（著）／日本睡眠学会 診断分類委員会（訳）：睡眠障害国際分類第2版　診断とコードの手引，日本睡眠学会，東京，2010.
3) 日本睡眠学会「ナルコレプシーの診断・治療ガイドライン」http：//www.jssr.jp/data/pdf/narcolepsy.pdf
4) 米国睡眠医学会（著）／日本睡眠学会（監訳）：AASMによる睡眠および随伴イベントの判定マニュアル VERSION 2.1，ライフ・サイエンス，東京，2014.

3.4 無呼吸発作

3.4.1 新生児無呼吸発作

　新生児は呼吸中枢が未熟なため，安静時，啼泣時，哺乳時，体動時に呼吸が不規則になることがある。
　周期性呼吸とは規則的な呼吸のように思われがちだが，3〜10秒ほど呼吸停止し，10〜15秒の呼吸期を交互に周期的にくりかえす。低出生体重児によくみられるが，成熟児にみられる場合は感染症，代謝異常，呼吸循環系疾患，胃食道逆流などの基礎疾患を考えて検索しなければならない。
　原発性無呼吸とは20秒以上の呼吸停止，または20秒未満でも徐脈（新生児の場合は100回/min以下）やチアノーゼを伴うものと定義されている。在胎週数と児の状態にもよるが，全身状態が良好で，とくに無呼吸以外の症状がないのが特徴である。出生2〜3日後に出現することが多く，在胎期間が短いほど発症率は高くなる。無呼吸になる原因疾患はないか，たとえば低血糖，低カルシウム血症，敗血症，頭蓋内出血，胃十二指腸逆流などを検索する。

症例3-4：新生児無呼吸発作

- 在胎36週，2098g，早期産，低体重で出生。

患者情報：日齢2日目より無呼吸発作出現。

PSG実施
- 1回目は生後1カ月（在胎40週），AHI 16.9回/hr。
- 中枢性無呼吸と低呼吸が主流であった。
- 図3.4.1は中枢性無呼吸（Flow，chest，abdomともに平坦で，desaturationがある）。
- 図3.4.2は低呼吸（Flow，chest，abdomともに振幅が低下し，desaturationがある）。
- 2回目は生後3カ月，AHI 3.9回/hr。
- 中枢性無呼吸のみ，前回より無呼吸減少している。

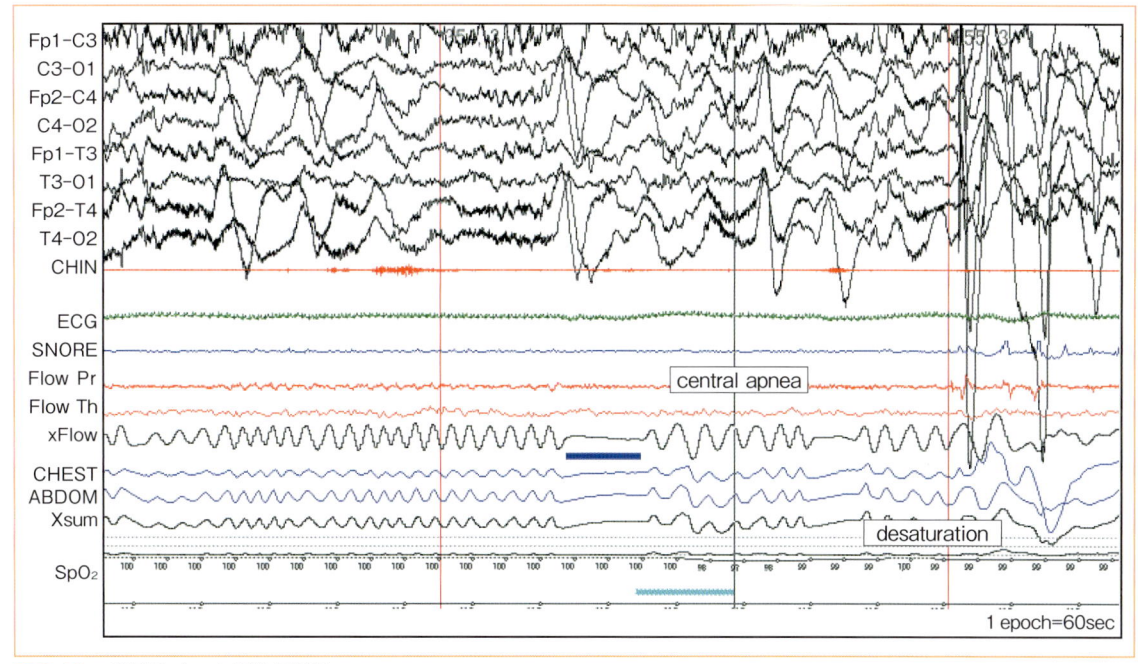

図3.4.1　症例3-4：中枢性無呼吸

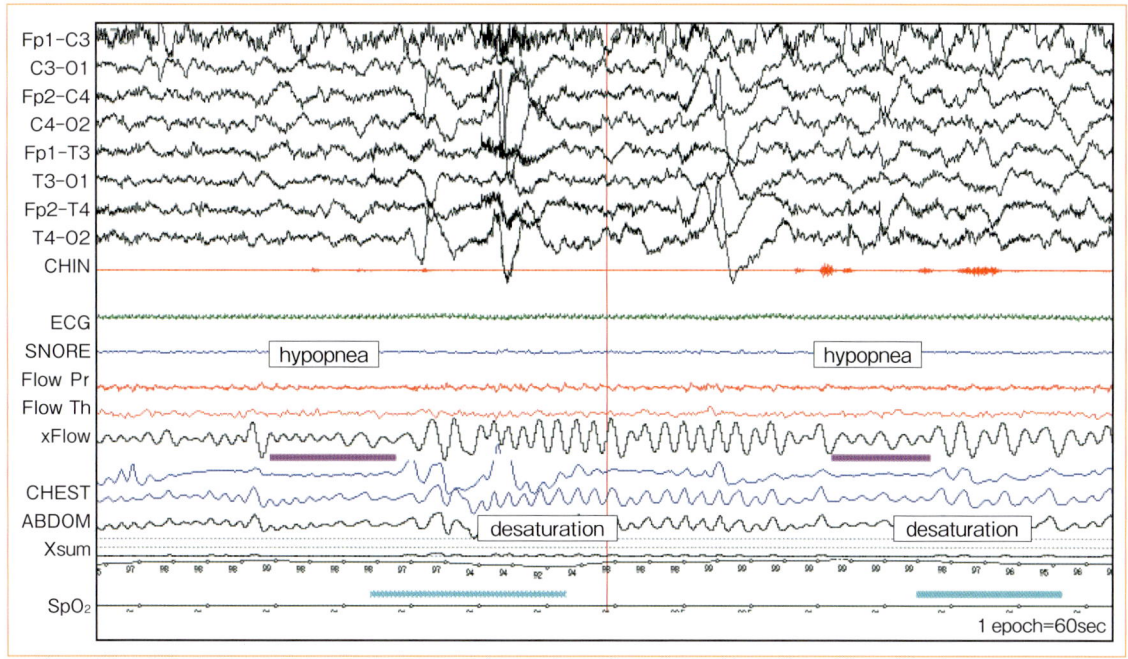

図3.4.2　症例3-4：低呼吸

3.4.2　てんかん性無呼吸発作

　無呼吸と無呼吸てんかんの違いは，脳波の異常波を伴うか，伴わないかである．無呼吸の場合は脳波変化としてはarousal（微小覚醒）を伴う場合が多く，無呼吸てんかん発作の場合は，無呼吸やdesaturationの前後にθ波やδ波が広汎性に出現する．発作の終了は，発作時の脳波より周波数の小さな徐波の出現によりおわる．

症例3-5：てんかん性無呼吸発作

- 在胎38週，3010gで出生．

患者情報
　生後より哺乳不良．4カ月時，突然無呼吸，チアノーゼを呈し入院．その後も同様の発作をくりかえす．発作は脳波の徐波からはじまり，無呼吸（または低呼吸），酸素飽和度の低下の順に出現する．

PSG実施
　PSG実施中発作は22回起こり，そのうち酸素飽和度の低下を伴うものは中枢性無呼吸で7回，低呼吸で12回あった（図3.4.3〜3.4.7）．

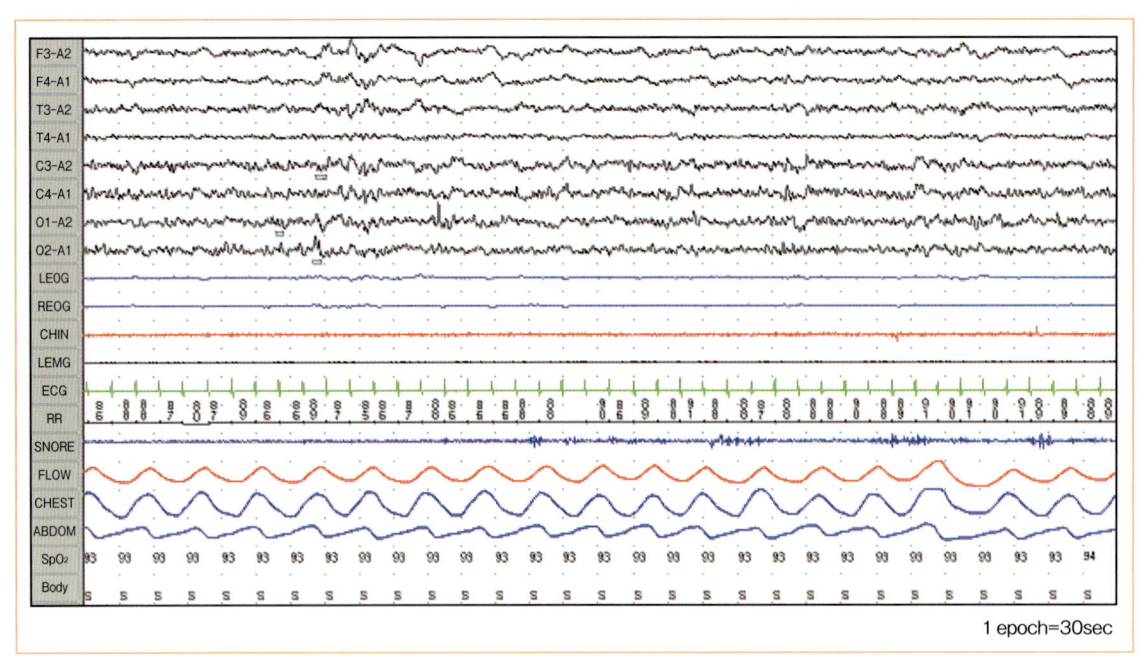

図3.4.3　症例3-5：発作間欠期

3.4 | 無呼吸発作

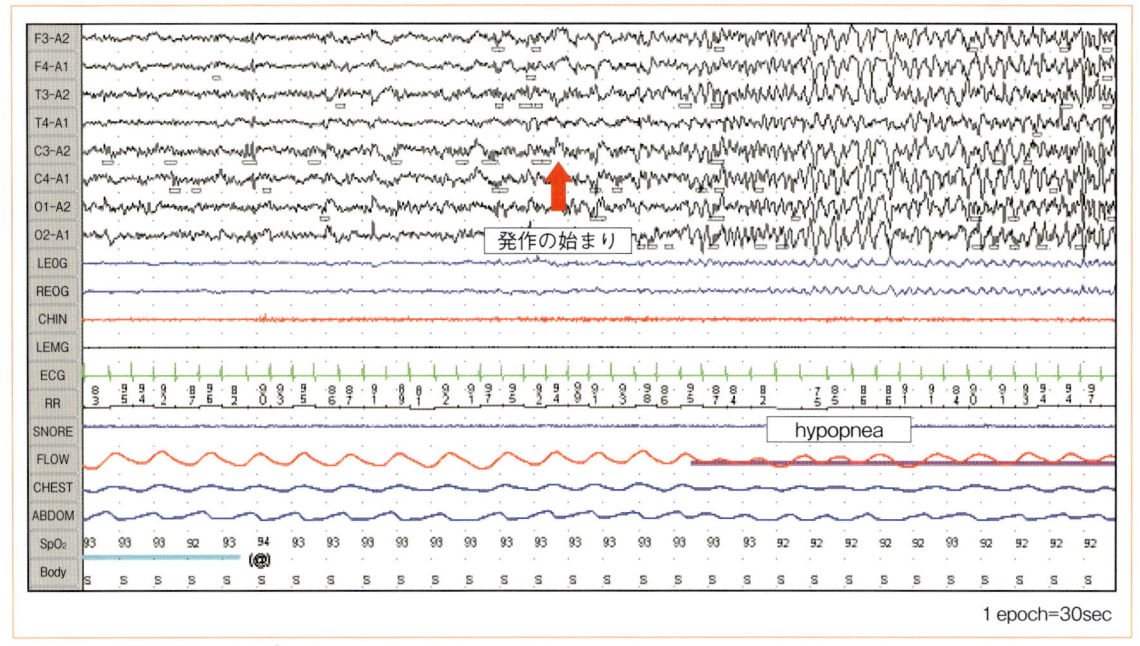

図3.4.4 症例3-5：発作時①

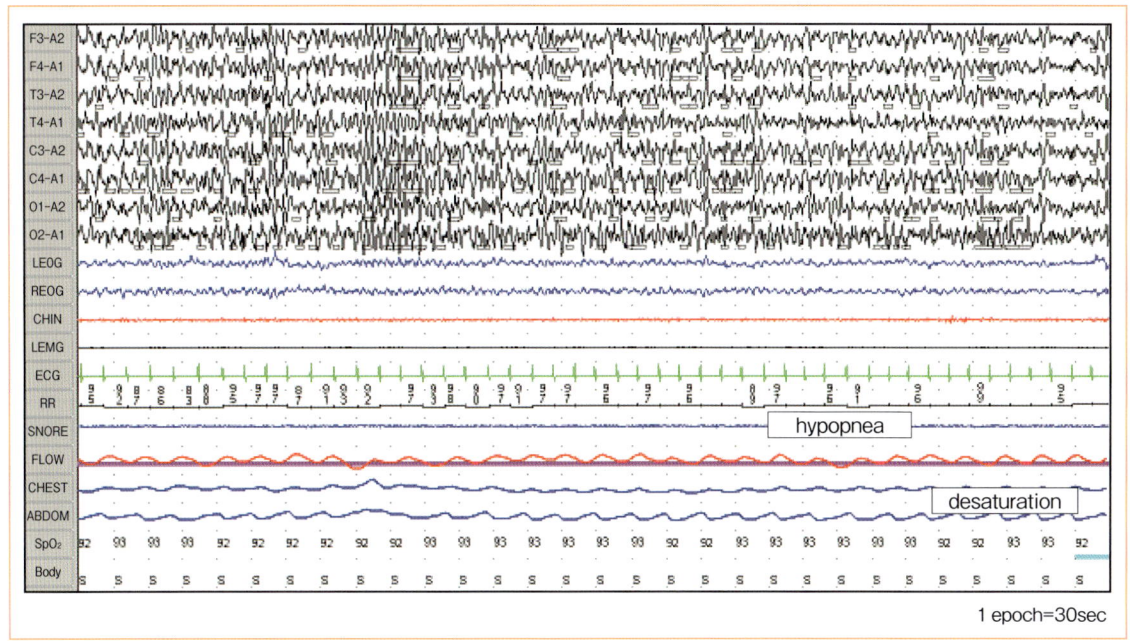

図3.4.5 症例3-5：発作時②

81

■ 3章 睡眠障害

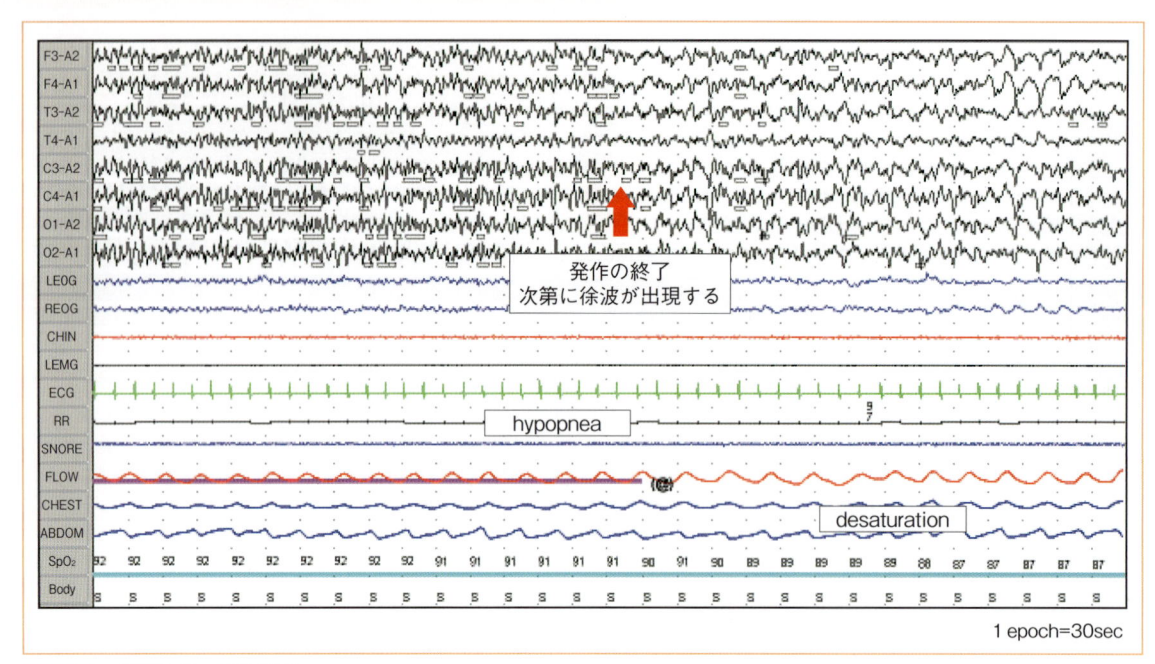

図3.4.6 症例3-5：発作時③

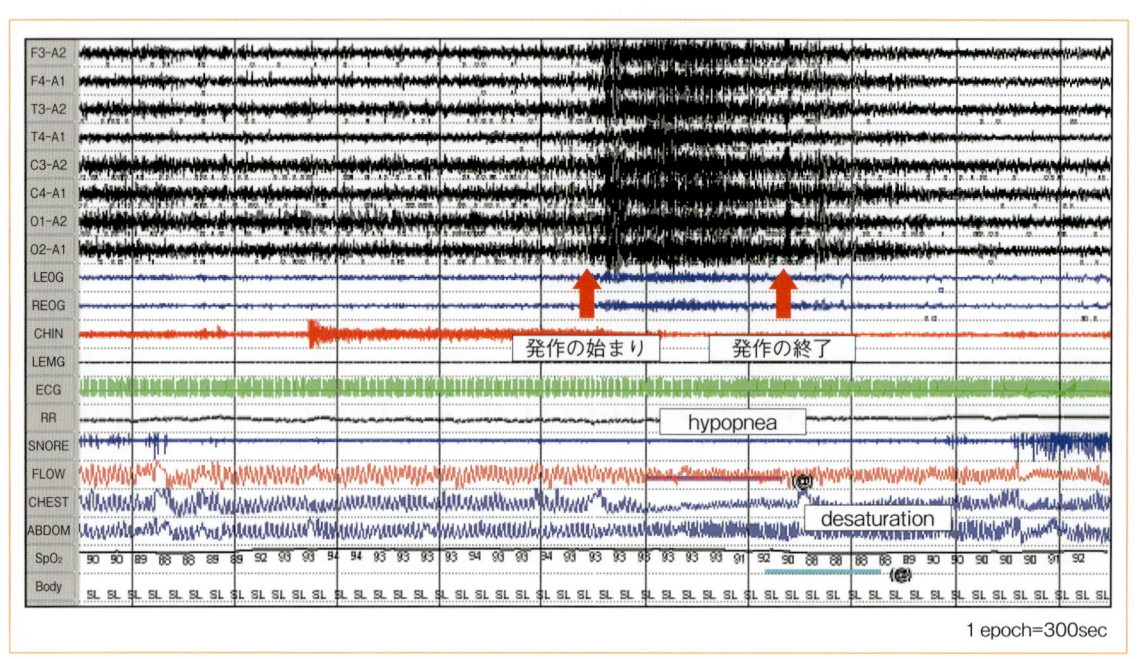

図3.4.7 症例3-5：Hypopnea with epileptic seizure

[石郷景子]

📖 参考文献

1) 狭間秀文, 佐々木秀夫 (編)：睡眠時無呼吸症候群の臨床, 星和書店, 東京, 1990.

4章 てんかん

章目次

4.1：中心・側頭部に棘波を伴う
　　　良性小児てんかん……………………84

4.2：側頭葉てんかん…………………86

4.3：小児欠神てんかん………………88

4.4：若年ミオクロニーてんかん………90

4.5：ウエスト症候群（点頭てんかん）……91

SUMMARY

　てんかんは大脳の神経細胞の過剰興奮によって起こるが，脳波検査はこの過剰な電気的興奮を記録できるため，てんかんの診断に最も有用な検査である．てんかんは発作型（部分発作あるいは全般発作）と病因（特発性あるいは症候性）との組み合わせで4種類に分類される（てんかん症候群）．通常脳波検査は発作間欠時に行われるが，一般的に覚醒時の異常波の検出率は低く，軽睡眠時に最も異常波の出現頻度が多くなる．このため覚醒時から記録し開閉眼，過呼吸，光刺激などの賦活を行い，睡眠時（stage1, 2）記録を行うのが理想的である．また，検査中に発作を記録することがあるため，その対応を各検査室で取り決めておくとよい．

　本章では，代表的なてんかん症候群である中心・側頭部に棘波をもつ良性小児てんかん，側頭葉てんかん，小児欠神てんかん，若年ミオクロニーてんかん，ウエスト症候群（点頭てんかん）を提示し，発作の特徴，典型的な脳波像，検査時の注意点について解説する．

4.1 中心・側頭部に棘波を伴う良性小児てんかん

● 1. 中心・側頭部に棘波を伴う良性小児てんかんの特徴

中心・側頭部に棘波を伴う良性小児てんかん（benign childhood epilepsy with centro-temporal spikes；BECTS）は，小児てんかんの中で最も頻度が高く，予後良好なてんかんである。年齢依存性で男児に多く，発症年齢は2～12歳でピークは4～9歳である。発症以前の知的発達は正常で，神経学的異常を認めない。発作は入眠時と覚醒前が多く，典型的な発作は口の周囲，咽頭，喉頭と顔面に限局したけいれん発作である。同側の顔面や口，舌の異常感覚が先行する場合がある。流涎が多くしゃべれない場合が多い。同側上肢や全身けいれんに発展することもある。中心溝はローランド溝ともよばれるためローランドてんかんともよばれる[1]。

● 2. 脳波の特徴

典型的な脳波異常はローランド発射（rolandic discharge）とよばれ，中心・側頭部あるいは頭頂部にピークをもつ中～高振幅の二相性，あるいは三相性の鋭波・鋭徐波でありローランド発射の後に小さな陰性徐波を伴い三相性を呈することが多い。

また，ローランド発射の前に非常に鋭く低振幅の陽性成分を伴うことも多い。覚醒時はローランド発射の出現頻度は少ないが，入眠すると著しく増加し高振幅となる。背景脳波活動は正常に保たれ，睡眠構築も正常である。

症例4-1：中心・側頭部に棘波を示す良性小児てんかん（BECTS）

● 11歳，男児。

患者情報

11歳時に初発。寝入りばなに眼球を上転して強直発作を起こした。持続は2～3分で意識はなかった。2か月後，口がクチュクチュ動いている持続20秒程度の顔面のみのけいれんがみられた。

脳波所見

図4.1.1は睡眠中の脳波で，左中側頭部に鋭徐波が頻回に出現している。前頭部はそれに一致して陽性に振れることが多い（単極導出であるが位相が逆転する）。これはローランド発射の向きが脳表に対して接線方向であるためとされる（dipole field）。この特徴的な分布はBECTSの診断価値が高い。ローランド発射の焦点は双極導出法で位相の逆転（phase reversal）を認めた左の中側頭部（T3）であることがわかる。

検査の注意点

睡眠にてローランド発射が増加するため，入眠期から睡眠stage2を十分記録する。側頭部付近の棘波は耳朶電極にも電位が波及することがあり，ローランド発射の焦点は双極導出法，あるいは平均基準電極法（AV法）にて確認する。

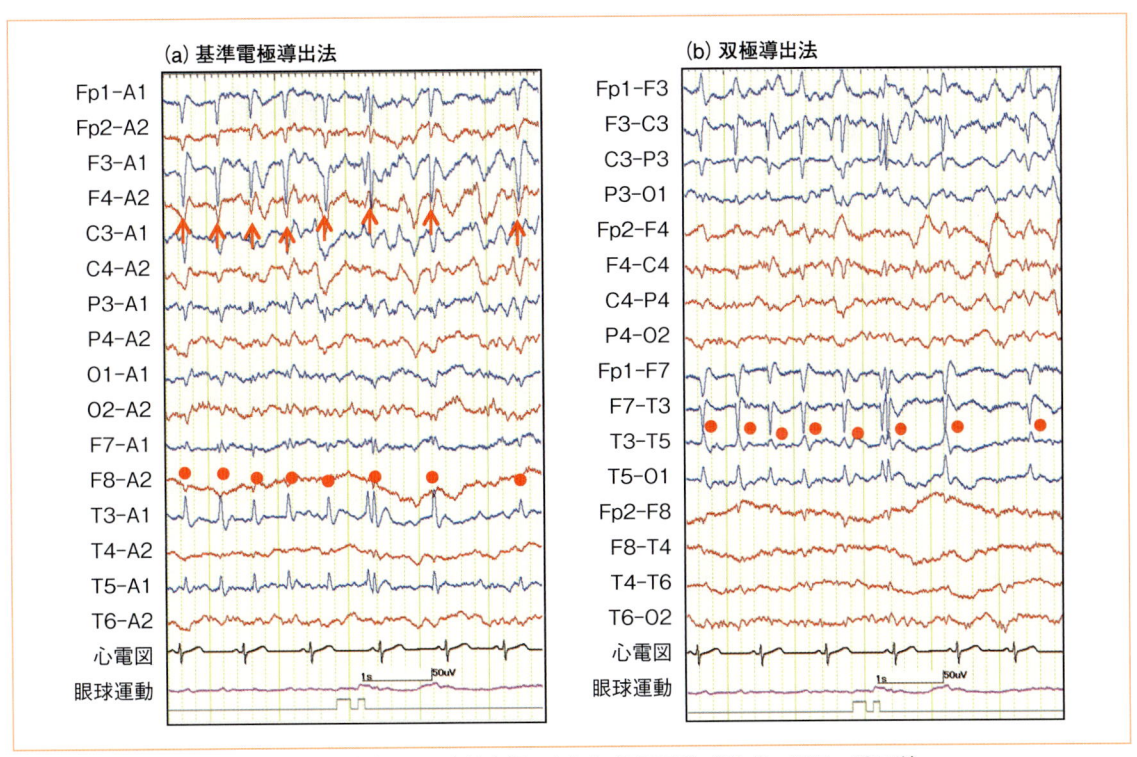

図4.1.1 症例4-1：中心・側頭部に棘波を示す良性小児てんかん（BECTS）（11歳，男児，睡眠時）

参考文献

1) 日本てんかん学会編：てんかん専門医ガイドブック 226-227，診断と治療社，東京，2014．
2) 前垣義弘：中心側頭部に棘波を示す良性小児てんかん，実践小児脳波入門，63-77，永井書店，大阪，2007．

4.2 側頭葉てんかん

● 1. 側頭葉てんかんの特徴

　側頭葉てんかん（temporal lobe epilepsy；TLE）は，半数以上に熱性けいれんの既往がある。発作の症状は，「胃からこみあげてくるような」不快感などの前兆から始まり，意識が混濁する。この際，動作を停止し，虚空を凝視することが多い。さらに口をモグモグさせる，手に持っているものをいじる，部屋の中を歩き回るといったいろいろなタイプの自動症がみられる。発作の持続時間は通常1～3分である。発作後ももうろう状態が数分間続く。患者は，前兆ともうろう状態のことは覚えているが，発作中の内容をまったく記憶していない。難治性の場合には手術の適応になる。

● 2. 脳波の特徴

　側頭前部に発作間欠時に棘波がみられる。入眠すると検出頻度が増加する。発作時では律動性のθ波が出現する。

症例4-2：側頭葉てんかん（TLE）

● 18歳，男性。

患者情報
　4歳時に熱性けいれん重積があり，その後に無熱性けいれんをくりかえした。
　6歳時に脳波に発作波がみられ，画像に異常を認め（図4.2.1），側頭葉てんかんと診断された。ゾニサミド（ZNS）使用で発作は消失した。その後，脳波異常が続きZNS使用を継続したが，16歳時に10年ぶりに複雑部分発作（無表情となり，意味不明なことを話し始め，意識レベルが低下する）があった。薬剤変更で発作は減少したが，精神面の悪影響も出始めたため外科手術適応と判断し，17歳時，右側頭葉部分切除，海馬切除を行った。
　翌日より発作は消失し，その後は発作なく経過しており，抗てんかん薬を減量中である。病理診断は皮質形成異常であった。

脳波所見
　睡眠中の脳波で前側頭部（F8）に鋭徐波が頻回に出現している（図4.2.2）。

検査の注意点
　睡眠にて発作波が増加するため，入眠期から睡眠stage 2を十分に記録する。側頭部付近の棘波は耳朶電極にも電位が波及することがあり，発作波の焦点は双極導出にて確認する。

4.2 | 側頭葉てんかん

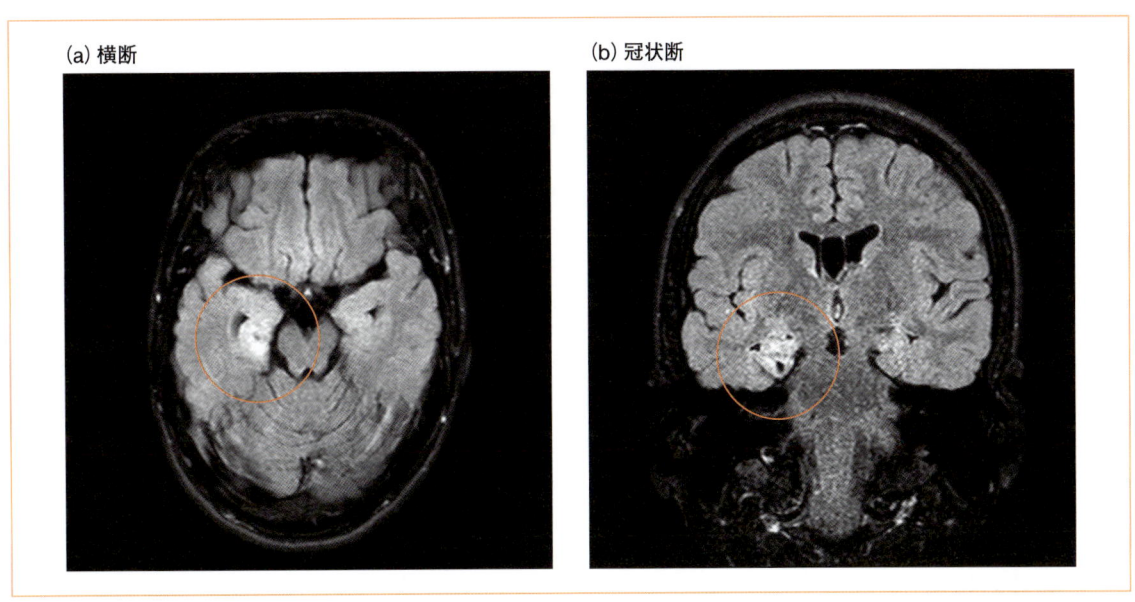

図4.2.1　症例4-2：頭部MRI（FLAIR）（16歳時）

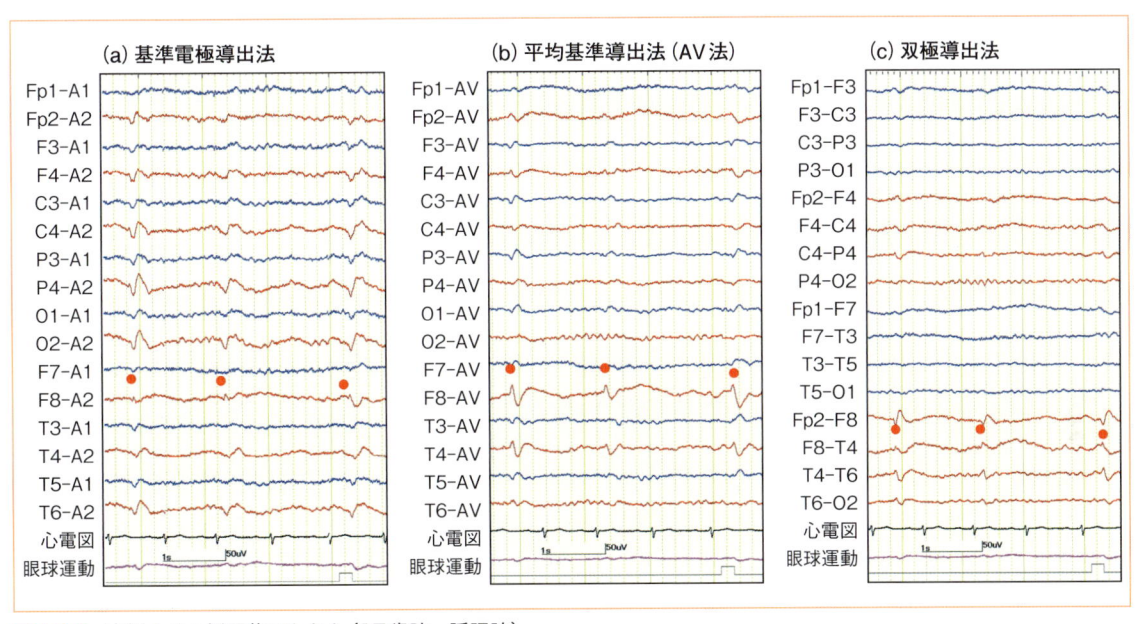

図4.2.2　症例4-2：側頭葉てんかん（17歳時，睡眠時）

📖 参考文献

1) 日本てんかん学会編：てんかん専門医ガイドブック　250-252，診断と治療社，東京，2014．

4.3 小児欠神てんかん

1. 小児欠神てんかんの特徴

　小児欠神てんかん (childhood absence epilepsy；CAE) は，5～7歳をピークに学童期に発症し，女児に多い。欠神発作は前触れもなく突然意識消失し，動作が停止する。持続時間は5～20秒前後で突然おわり，発作直前にやっていたことを発作終了と同時に再開する。転倒はしない。軽微な自動症やミオクロニーを伴うことがある。発作は過呼吸で誘発される。欠神発作はバルプロ酸で抑制されやすく予後良好である。

2. 脳波の特徴

　脳波は両側同期性の3～4Hz全般性棘徐波複合で波形は規則的であり，後半は周波数がゆっくりとなる。前頭部優位である。棘徐波の起始部に軽微な左右差を認めることがある。発作間欠時と発作時に出現する全般性棘徐波は同じであるが，3～4秒以上持続する場合は臨床的に発作であることが多い。全般性棘徐波の頻度と発作頻度は相関するので，治療の効果判定に利用できる。

症例4-3：小児欠神てんかん (CAE)

- 10歳，女児。

患者情報
　小学校1年生の頃から覚醒時に突然ボーッとすることが目立つようになり来院した。発作は毎日起こり，多いと日に10回以上のこともあり，持続は数秒～15秒ほどである。

脳波所見
　過呼吸中に突然動作が止まり，両側前頭部優位の3Hz全般性棘徐波複合が連続して出現している。このとき，足首を回転させるような動きを伴っていた (自動症)。棘徐波は非常に規則的で後半になるにつれて周波数がゆっくりとなっている。脳波異常の消失とともに意識も改善した。脳波は全体像をわかりやすくするため振幅と時間を1/3にして表示している (図4.3.1)。

検査の注意点
　過呼吸賦活にて発作が誘発されることがあるので，風車などを用いてしっかり行う。臥位ではわかりづらいので座位で記録するとよい。また，自動症を伴うことがあるので観察を怠らない。

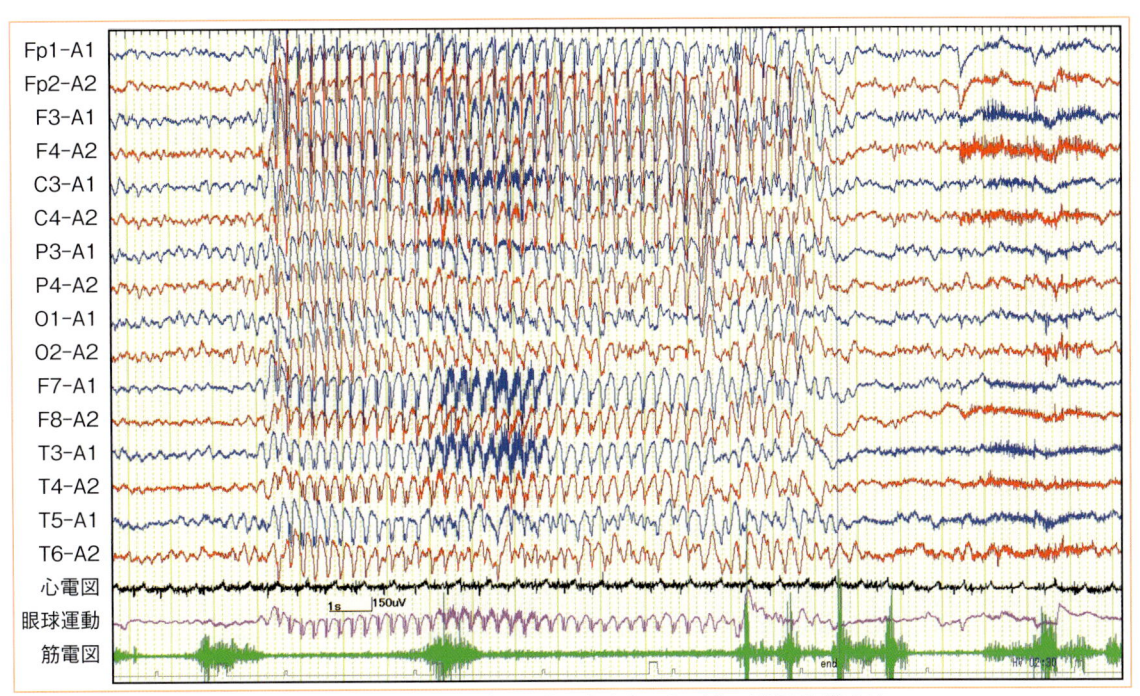

図4.3.1 症例4-3：小児欠神てんかん（10歳，女児），欠神発作時（過呼吸中），基準電極導出法
過呼吸中にボーッとして動作を停止した。

参考文献

1) 日本てんかん学会編：てんかん専門医ガイドブック　237-239, 診断と治療社, 東京, 2014.
2) 前垣義弘：欠神てんかん, 実践小児脳波入門　94-106, 永井書店, 大阪, 2007.

4.4 若年ミオクロニーてんかん

● 1. 若年ミオクロニーてんかんの特徴

　若年ミオクロニーてんかん（juvenile myoclonic epilepsy；JME）は，12〜18歳頃発症し，両側性に不規則なミオクロニー発作が，朝方眠いときに多い。ときに引き続いて強直間代発作が起こることもある。寝不足などで誘発され，光過敏性を伴うこともある。発作以外の症状はない。薬剤により発作は抑制されるが，薬剤を中止すると再発することも多い。

　脳波の特徴として，全般性棘徐波，多棘徐波複合を認める。高率に全般性の光突発反応を認める。

症例4-4：若年ミオクロニーてんかん（JME）

● 12歳，女児。

患者情報
　11歳時，朝方にブラシを落としたり，食事中に箸を落としたり，手がピクンとなりコップを飛ばしてしまうことがあった。毎日2〜4回発作があるが，学校では1回のみである。

脳波所見
　全般性多棘徐波複合が出現した（図4.4.1）。

検査の注意点
　光刺激で突発反応がみられやすいので参考になる。5〜20Hzの高頻度刺激に多い。光突発反応がみられた場合，くりかえし光刺激を行うとけいれん発作を誘発する場合があるので注意を要する。

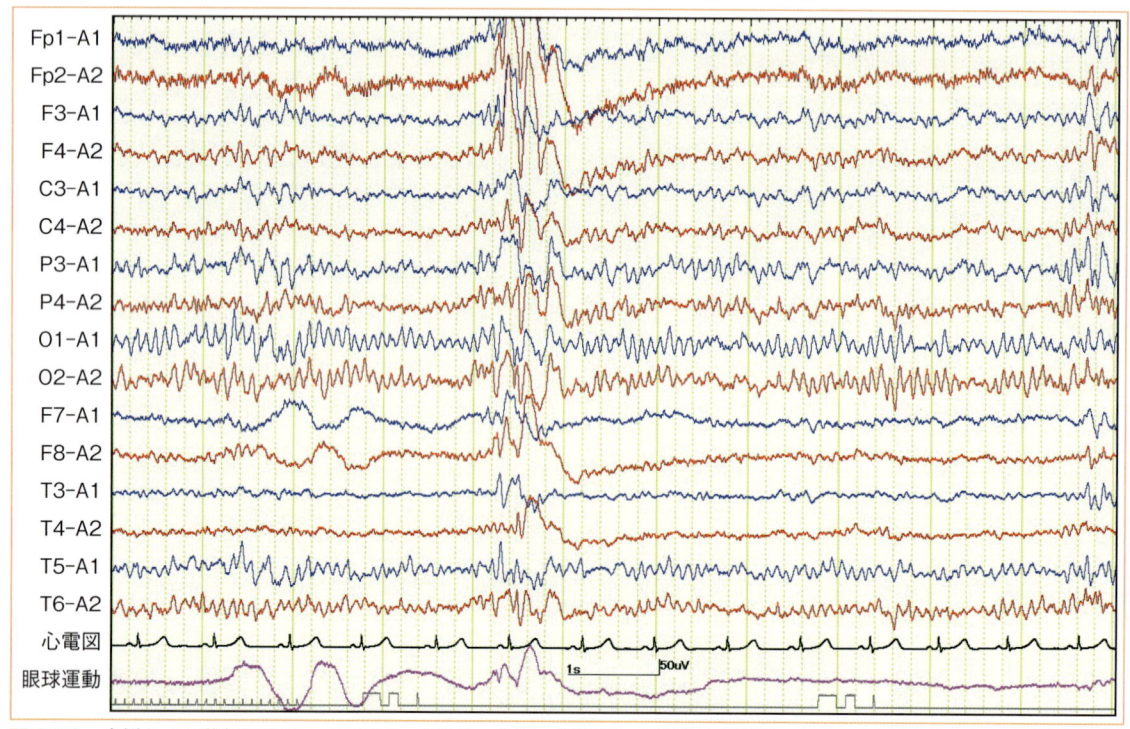

図4.4.1　症例4-4：若年ミオクロニーてんかん，（12歳，女児，覚醒時），基準電極導出法

📖 参考文献

1) 日本てんかん学会編：てんかん専門医ガイドブック　242-243，診断と治療社，東京，2014．

4.5 ウエスト症候群（点頭てんかん）

● 1. ウエスト症候群（点頭てんかん）とは

　ウエスト症候群（点頭てんかん）（West syndrome）は大部分が1歳未満に発症し，上肢屈曲，下肢伸展，頭部前屈，眼球上転する1〜2秒のスパスムス（点頭発作）が，5〜30秒間隔でくりかえして（シリーズ形成）出現する．精神運動発達遅滞を認め，脳波はヒプスアリスミア（hypsarrhythmia）を呈する．原因は多岐にわたる．ACTH療法が発作軽減に有効であるが，精神発達の予後は不良なことが多い．しかし潜因性のものの中には治療への反応もよく，その後の発達遅滞・退行が軽度な予後良好例もある．

● 2. 脳波の特徴

　ヒプスアリスミア（高振幅徐波と高振幅棘波・鋭波が非同期性に無秩序に持続する）を呈する．睡眠時では棘波が増加し，睡眠が深くなると周期性の傾向を示す．REM睡眠では著明に抑制され，ヒプスアリスミアの頻度・程度と発作頻度とは相関するので治療に効果判定に利用できる．発症初期はヒプスアリスミアがみられないこともあるので，1〜2週間後の再検査が必要である．

症例4-5：ウエスト症候群

● 6カ月，男児．

患者情報
　在胎38週帝王切開で出生した．日齢2日，低体温，無呼吸発作，低血糖を認めた．生後5カ月より上肢，あるいは下肢を屈曲させ，眼球上転し啼泣する発作がくりかえし起こるようになった．

脳波所見
　ヒプスアリスミアが連続して出現している．睡眠が深くなるとヒプスアリスミアは周期的になり，棘波は覚醒時より増加している（図4.5.1，4.5.2）．

検査の注意点
　睡眠時に棘波が増加するため，薬剤の効果判定時には徐波睡眠〜深睡眠時をしっかり記録するとよい．

■4章 てんかん

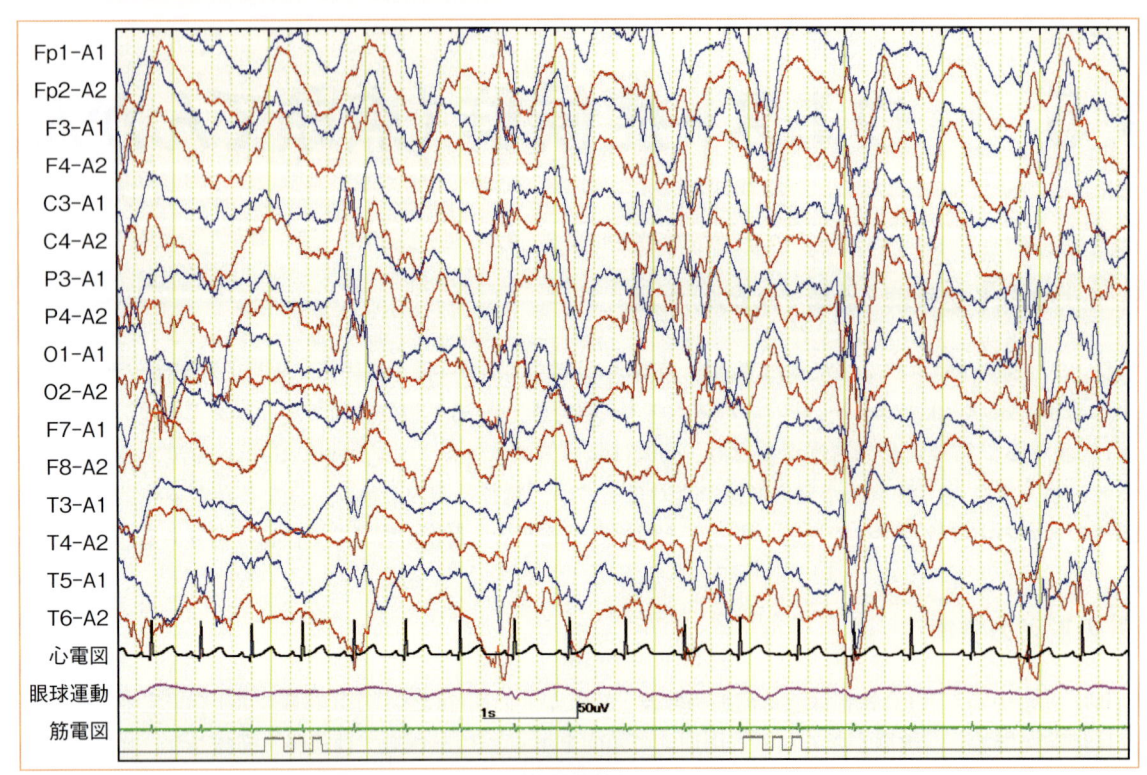

図4.5.1 症例4-5：ウエスト症候群（6カ月，男児），基準電極導出法
ヒプスアリスミア，徐波睡眠（高振幅徐波と高振幅棘徐波・鋭波が非同期性に無秩序に持続して出現）

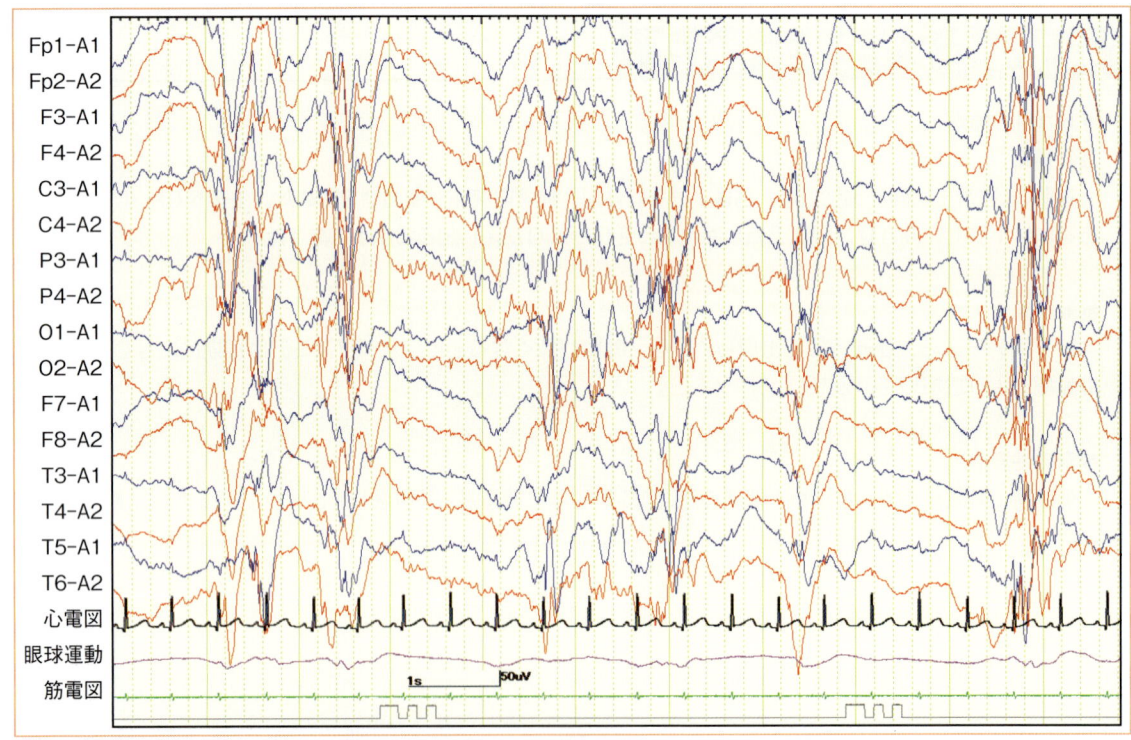

図4.5.2 症例4-5：ウエスト症候群（6カ月，男児），基準電極導出法
ヒプスアリスミア，深睡眠（周期性群化の傾向を示す）

［水野久美子］

参考文献

1) 日本てんかん学会編：てんかん専門医ガイドブック　208-210，診断と治療社，東京，2014．
2) 前垣義弘：欠神てんかん，実践小児脳波入門　107-120，永井書店，大阪，2007．

5章 てんかん以外の脳波症例

章目次

5.1：肝性脳症 …………………………… 94

5.2：薬剤の影響による脳波変化 ………… 98

5.3：脳循環障害時の意識障害 ………… 101

SUMMARY

　脳波はリアルタイムに大脳機能を評価できるため，てんかん医療以外においても，中枢神経系の障害を評価するのに欠かせない検査法である。てんかん性の脳波異常は棘波などの突発性異常波が多く比較的特徴的である。てんかん以外の異常波においても，肝性脳症における三相波などはある程度特徴的であるが，逆に意識障害や多くの器質性脳疾患などにみられる脳波異常は，非特異的なものが多く脳波判読には臨床情報を読み解く力が必要となる。また，生理的変化や薬剤などで大脳における神経細胞の電気的活動に影響するものは，脳波に影響を及ぼす要因となることも知っておく必要がある。

5.1 肝性脳症

● 1. 肝性脳症の特徴

重症肝疾患例でみられる精神神経症状。黄疸，腹水，消化管出血や腎不全などと組み合わさって生じる肝不全の最も特徴的な徴候。

● 2. 肝性脳症における脳波異常

肝性脳症は代謝性障害であるため，中枢神経系の器質性病変は乏しい。精神神経症状やはばたき振戦といった臨床症状と，大脳の機能検査である脳波検査の所見が重要となり，肝性脳症のグレード分類が可能となる(表5.1.1)[1]。グレード0では脳波は正常であることが多い。普段よりなんとなくボーっとしているなどの臨床症状がみられ始めるグレードⅠでは，基礎律動の徐波化やθ波の混在を認めるようになる。さらに臨床症状が進みグレードⅡになると，基礎律動のさらなる徐波化やθ波の混在が目立ち，δ波の出現も認めるようになる。グレードⅢ～Ⅳでは基礎波は徐波主体となりδ波の混在が目立つようになり，三相波が記録されるタイミングも肝性脳症の比較的重症なこの時期であるが，必ずしも出現するわけではない。グレードⅤになると徐波化がさらに進み逆に三相波は出現しなくなる。

肝性脳症において徐波が出る機序は，脳内のアンモニア処理に伴って，①脳神経細胞エネルギー産生の低下（ATPの生成減少），②神経伝達物質の減少（グルタミン酸の減少），③脳浮腫（グリア細胞内の水分量増加），そのほかにも偽性神経伝達物質の産生などが関連しているといわれている。肝性脳症を疑う症例の脳波検査を行うときは，臨床症状を観察しながら徐波化の程度をしっかり記録することが重要である。

表5.1.1 肝性脳症のグレード分類

			精神神経症状	はばたき振戦	脳波所見
	0		異常なし	なし	正常
潜在(不顕)性			精神神経症状に異常はみられないが，定量的神経機能試験で異常を検出できる	なし	正常
臨床性	Ⅰ*	顕性	多幸的，抑うつ的，精神活動の鈍化，ぼんやりしている，いらいらして怒りっぽい，落ち着かない	通常なし時に軽度	徐波傾向
	Ⅱ		錯乱状態，傾眠，見当識低下，異常行動，せん妄状態	みられる	常に異常
	Ⅲ		ほとんど眠っている，時に目覚める，錯乱状態著しい，反抗的，興奮状態	みられる	常に異常
	Ⅳ		昏睡，強い刺激に反応	不能	常に異常
	Ⅴ		深昏睡，痛み刺激にも無反応	不能	常に異常

＊：初診の患者では異常と判別できないことがあり，レトロスペクティブに診断されることが多い。劇症肝炎ではグレードⅡ以上の脳症（顕性脳症）がみられる

（渡邊明治：肝性脳症．日本医師会雑誌，122：S115-S120，1999より引用）

症例5-1：肝不全による肝性脳症

- 65歳，男性。

患者情報

3週間ほど前から傾眠強く，異常行動を認める。脳血管障害または代謝性障害の疑いのため精査入院。上行結腸がん，多発性肝転移，肝不全による肝性脳症。

検体検査所見：WBC 9200/μL，Hb 9.0g/dL，AST 154U/L，ALT 60U/L，LD 4580U/L，ALP 760U/L，CRP 9.4mg/dL，HBs抗原（＋），HCV抗体（−）
頭部CT検査：正常。
腹部CT検査：肝臓に腫瘍病変多発。
脳波検査時の様子：脳波検査室へは車椅子で来室。傾眠状態，意思の疎通困難。
脳波波形：図5.1.1

脳波所見

基礎律動はα波に変わりθ〜δ波が主体となり，前頭部優位に高振幅なδ波が有意な左右差なく間欠的に出現し，鋭波と徐波の複合した陰性-陽性-陰性（または陽性-陰性-陽性）といった三相波の特徴であるパターンを認める（図5.1.2）。

解　説

特徴的な三相波は肝性脳症の際によく認められる波形ではあるが，決して肝性脳症に特異的なものではない。類似したパターンを示す波形はエーテル麻酔時，けいれん発作時，尿毒症，甲状腺中毒症，うっ血性心不全などの際にも認めることがあるため，三相波が出現しただけでは肝性脳症を強く疑っても断定することはできない。

肝性脳症における三相波は特徴的ではあるが特異的ではないので，臨床像をしっかり把握しながら判読する必要がある。

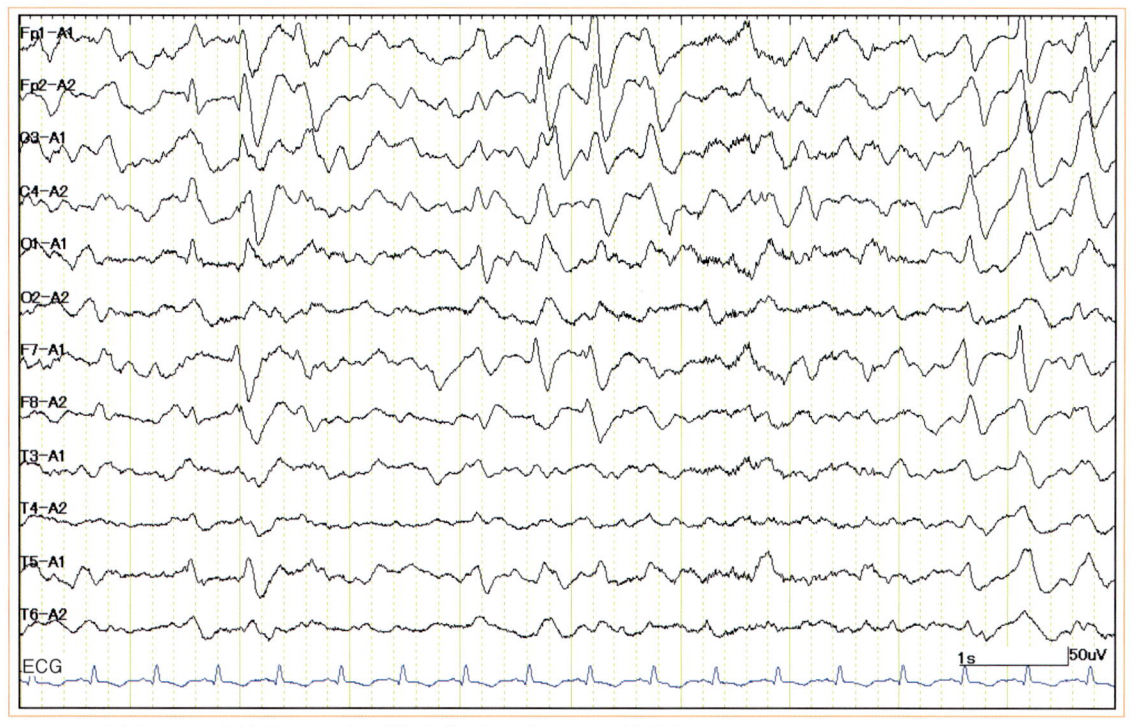

図5.1.1　症例5-1：上行結腸がん，多発性肝転移，肝不全による肝性脳症

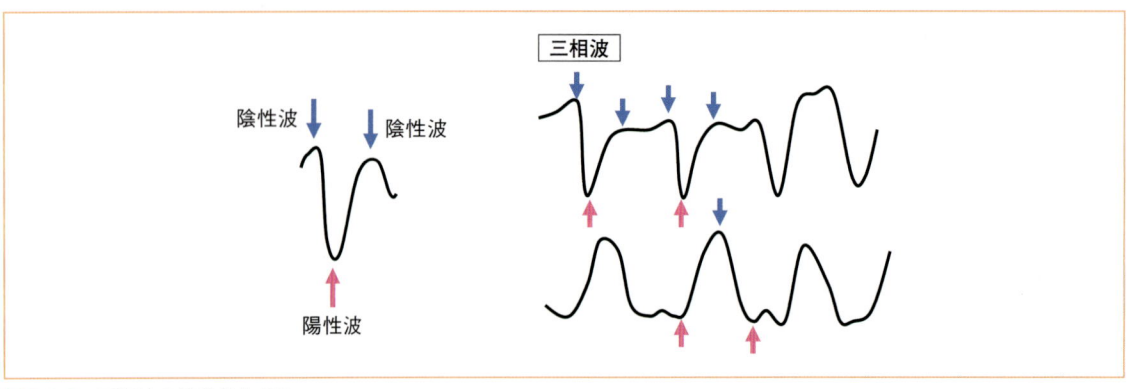

図5.1.2　三相波の特徴的なパターン
①約2Hz
②前頭部に優位で高振幅
③鋭波と徐波の複合波で三相性

症例5-2：肝硬変，肝性脳症

● 62歳，女性。慢性C型肝炎加療中，肝硬変へ移行。

患者情報
　年に数回，肝性脳症で入院。今回，徐々に食欲不振となり傾眠傾向出現のため肝性脳症Ⅰ度の診断で入院となる。

脳波検査時の様子：脳波検査室へは車椅子で来室，傾眠状態ではあるが意思の疎通は可能。

脳波波形：図5.1.3，5.1.4

脳波所見
　基礎律動はα波に変わりθ波が主体となり，前頭部優位に高振幅なδ波をはじめとする全般性の徐波が有意な左右差なく間歇的に出現している。しかし，三相波の特徴である鋭波と徐波の複合した陰性-陽性-陰性（または陽性-陰性-陽性）といったパターン（図5.1.2）は認められないため，三相波を認めるとはいえない。

解　説
　既往歴に肝硬変（C型肝炎）と肝性脳症があり，今回も肝性脳症の診断で入院となっているという臨床情報から，どうしても三相波の出現を期待してしまう症例である。意識障害の程度や進行状況も症例ごとに異なるため脳波像も多様であり，必ず三相波が出現するわけではない。肝硬変の患者が意識障害を認め，徐々に徐波化が進み左右差のない高振幅なδ波を認めたら，肝性脳症の脳波像としても矛盾はしない。

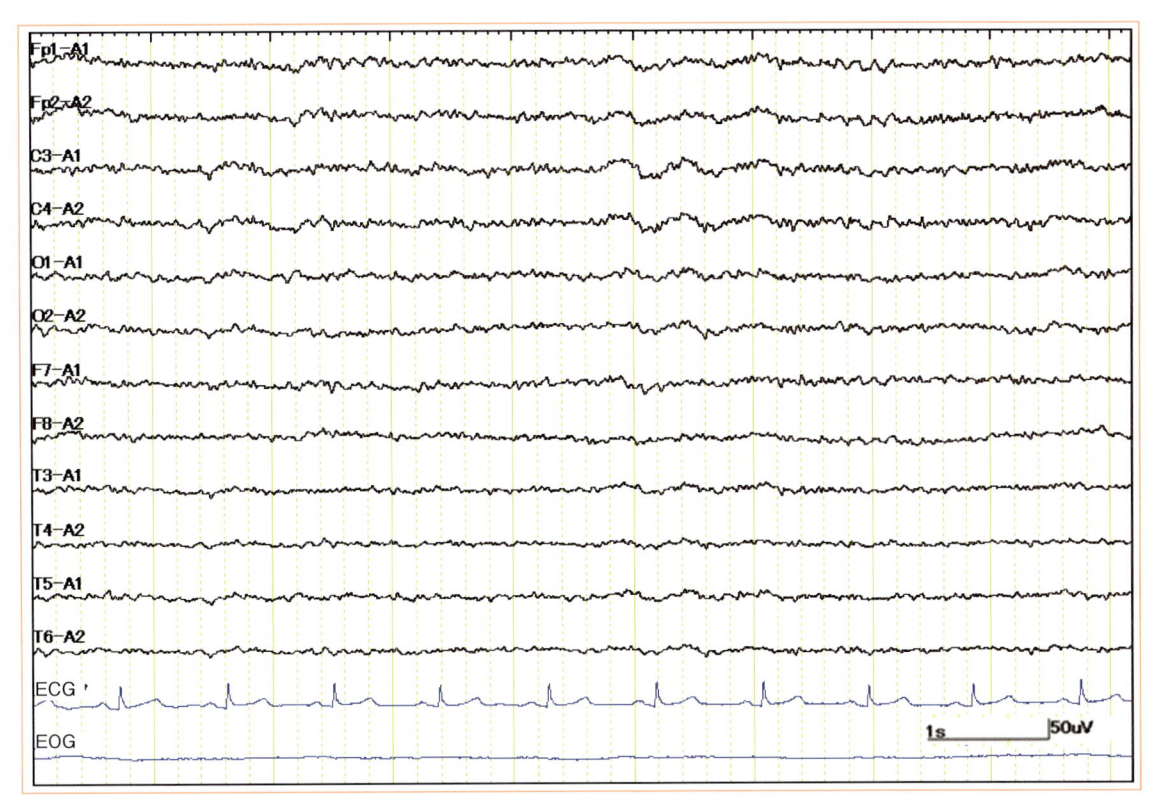

図5.1.3 症例5-2：肝硬変（C型肝炎），肝性脳症①

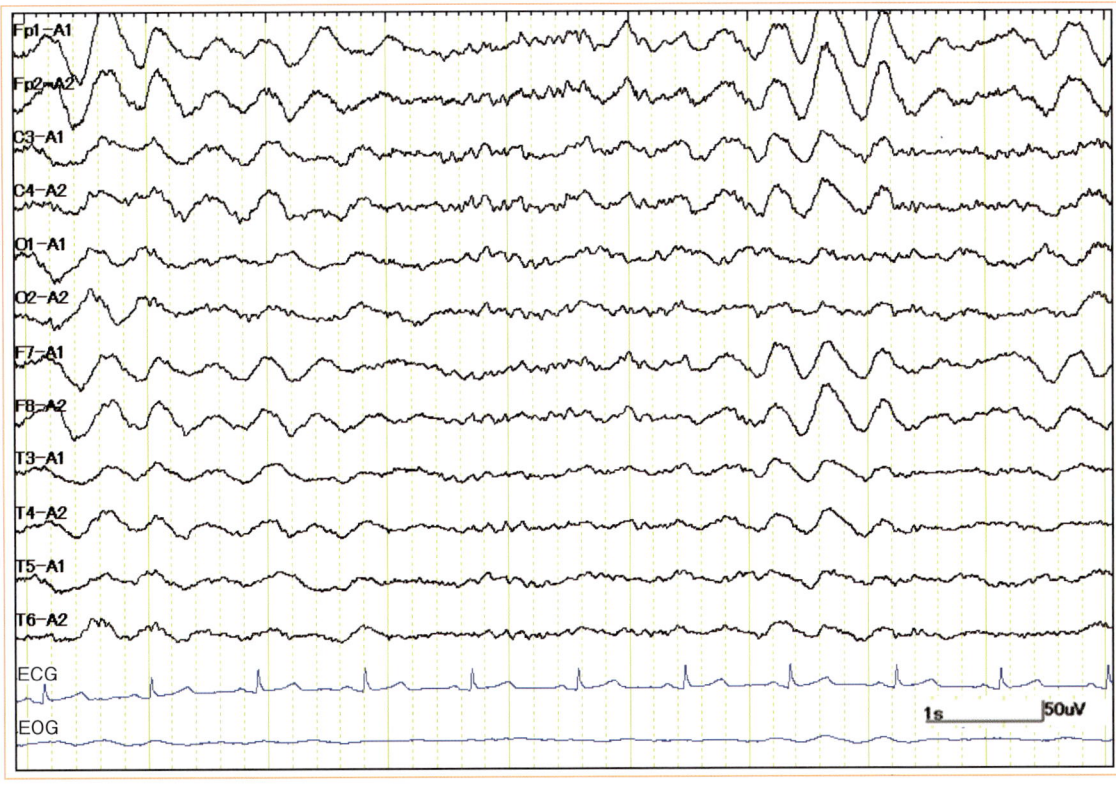

図5.1.4 症例5-2：肝硬変（C型肝炎），肝性脳症②

参考文献

1) 渡邊明治：肝性脳症, 日本医師会雑誌, 1999；122(8)：S115-S120.

5.2 薬剤の影響による脳波変化

● 1. 薬剤の影響による脳波変化の特徴

　麻酔薬，バルビツール酸系薬物，向精神薬，自律神経親和性薬，インターフェロン，モルヒネ，アルコール，薬物中毒など，脳波に影響を与える薬剤は非常に多く，その変化も多種多様である．薬物の使用量や投与方法（経口，筋注，静注など），また単回投与か反復投与かなどによってかなり異なってくる．さらに，脳に及ぼす変化は各電極単位（厳密には脳の各部位）で考える必要があり，単に頭皮上脳波で振幅や周波数がどうなるといったことを述べるべきではないかもしれないが，現実には頭皮上脳波でその影響をある程度考慮しながら判読しなければならない．

　脳波検査時に比較的よく遭遇する薬剤とその影響を表5.2.1に示す．

　けいれん発作後や，自殺企図（図5.2.1）などによる緊急脳波検査時に著明な高振幅速波を全般性に認めたときは，薬剤の影響を念頭におく必要があり，本来の基礎波や突発性異常波の評価は難しく，後日再度検査をすることが望ましい．

表5.2.1　主な抗てんかん薬における脳波変化

一般名	商品名	主な適応	副作用	脳波変化
カルバマゼピン (CBZ)	テグレトール テレスミン レキシン	局在関連てんかん	小脳症状，知能・記銘力障害，皮疹，急性薬剤性肝炎，低ナトリウム血症，水中毒，不整脈など	α波徐波化，θ波・δ波の増加（PHTより著明）
フェニトイン (PHT)	アレビアチン ヒダントール	局在関連てんかん 大発作重積状態など	小脳症状，知能・記銘力障害，多動・攻撃性増大，末梢神経障害など	β波・θ波・δ波出現，α波徐波化
フェノバルビタール (PB)	フェノバール リナーセン	強直間代発作など 乳幼児・妊婦	眠気，不眠，不穏，多動・攻撃性増大，性欲障害・勃起不全，関節痛など	副作用症状に伴った二次的な脳波変化
エトサクシミド (ESM)	エピレオプチマル ザロンチン エメサイド	欠神発作	眠気，吐き気・頭痛，幻覚妄想状態，大発作の誘発，SLE様症状，不随運動など	
アセタゾラミド (AZA)	アセタモックス ダイアモックス	他の抗てんかん薬で不十分な場合に付加	精神錯乱，肝機能障害など	
バルプロ酸ナトリウム (VPA)	エピレナート デパケン バレリン セレニカ	特発性全般てんかん	吐き気・嘔吐，体重増加，毛髪の変化，夜尿，覚醒度の低下，痴呆症状，高アンモニア血症，血小板減少症，肝機能障害（ライ症候群様）など	
プリミドン (PRM)	プリムロン マイソリン	局在関連てんかん	小脳症状，妄想，勃起不全	
ゾニサミド (ZSM)	エクセグラン	局在関連てんかん	食欲不振，体重減少，腎結石，幻覚妄想状態	
クロナゼパム (CZP)	ランドセン リボトリール	ミオクローヌス発作	呼吸抑制，肝機能障害，精神障害合併にて刺激興奮，錯乱など	β波の増加 α波の出現低下
ニトラゼパム (NZP)	カルスミン ネルボン ベンザリン	West症候群		
ジアゼパム (DZP)	セルシン ホリゾン セレナミン セレンジン	発作重積状態		

98

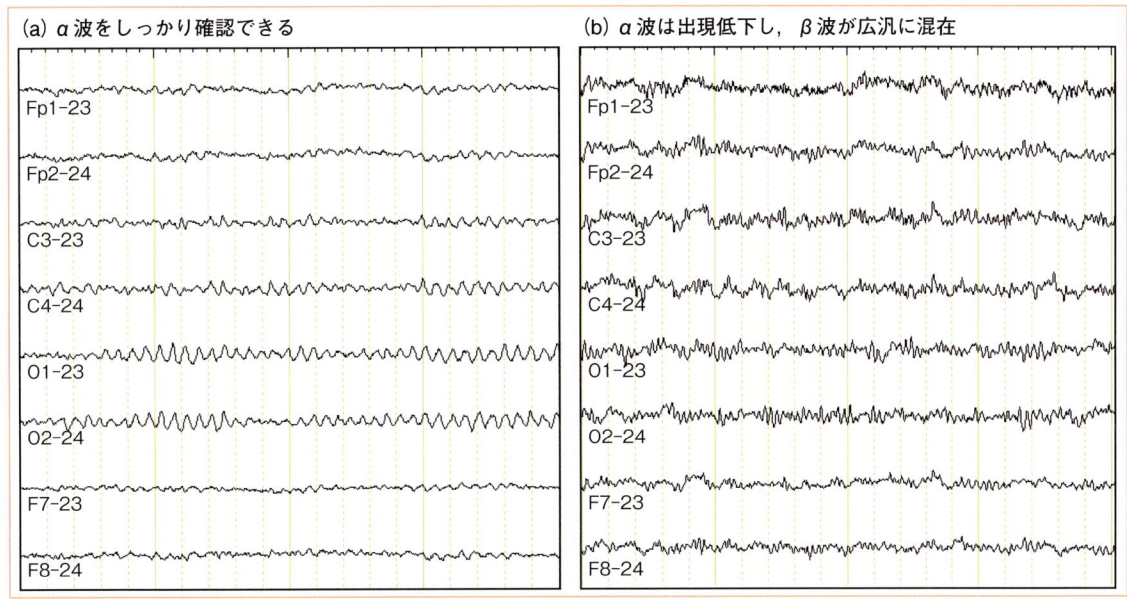

(a) α波をしっかり確認できる　　　　　　　(b) α波は出現低下し，β波が広汎に混在

図5.2.1　(a)：正常脳波
　　　　(b)：自殺企図にてベンゾジアゼピン系薬剤を大量服薬した20歳代女性の脳波

症例5-3：抗てんかん薬内服中

● 21歳，女性。

患者情報
　特発性全般てんかんで抗てんかん薬（VPA，PB）内服中。発作はここ最近抑えられているが日中でも強い眠気あり。半年に一回の経過観察目的で，脳波検査を施行。

脳波検査時の様子：脳波検査室へ独歩で来室。意識清明であるがやや眠気あり。
脳波波形：図5.2.2（覚醒時），図5.2.3（入眠期）

脳波所見
　覚醒時，入眠期ともに20Hz前後のβ波が広汎性（やや前頭部優位）に混在しており，薬剤の影響による速波の混入を認める。

解　説
　薬剤が脳波に与える影響で最も多く，わかりやすいのが速波が混入する場合である。フェノバルビタール系薬剤やベンゾジアゼピン系薬剤が代表的なもので，一般的には覚醒時および睡眠時において大脳前半部優位に速波が混入しやすい。また，睡眠紡錘波にも影響し，出現頻度の増加や持続時間の延長を認める。

5章 てんかん以外の脳波症例

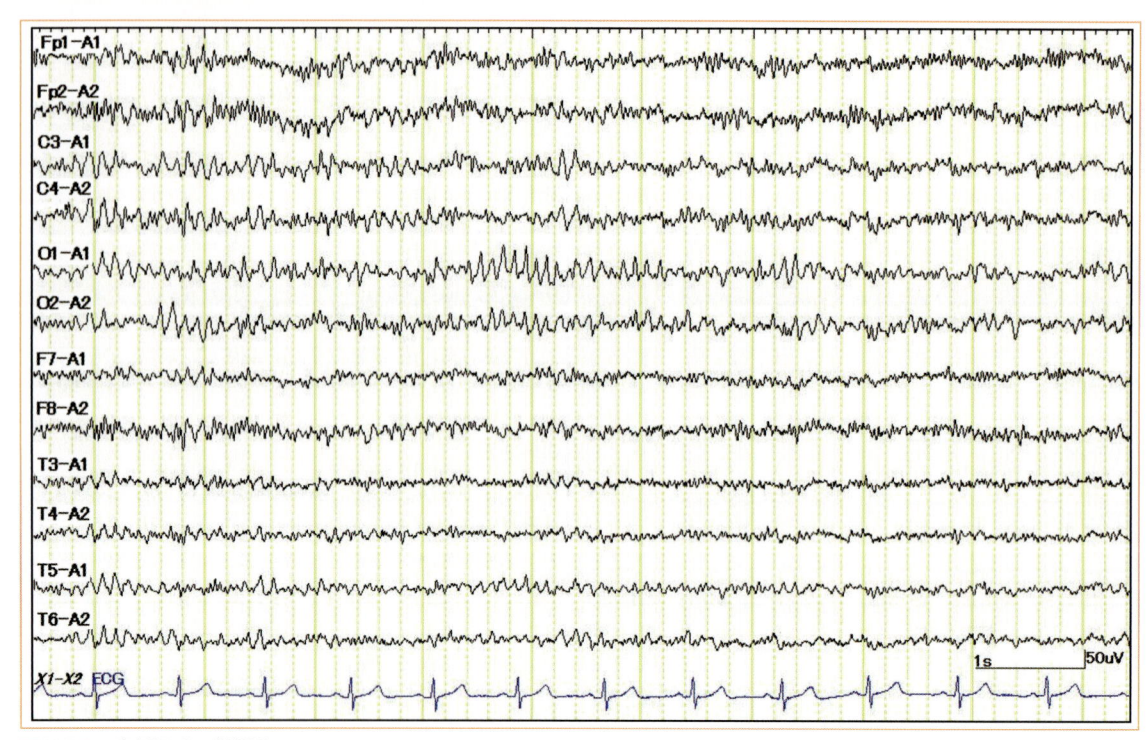

図 5.2.2　症例 5-3：覚醒時
薬物の影響による速波が混入している。

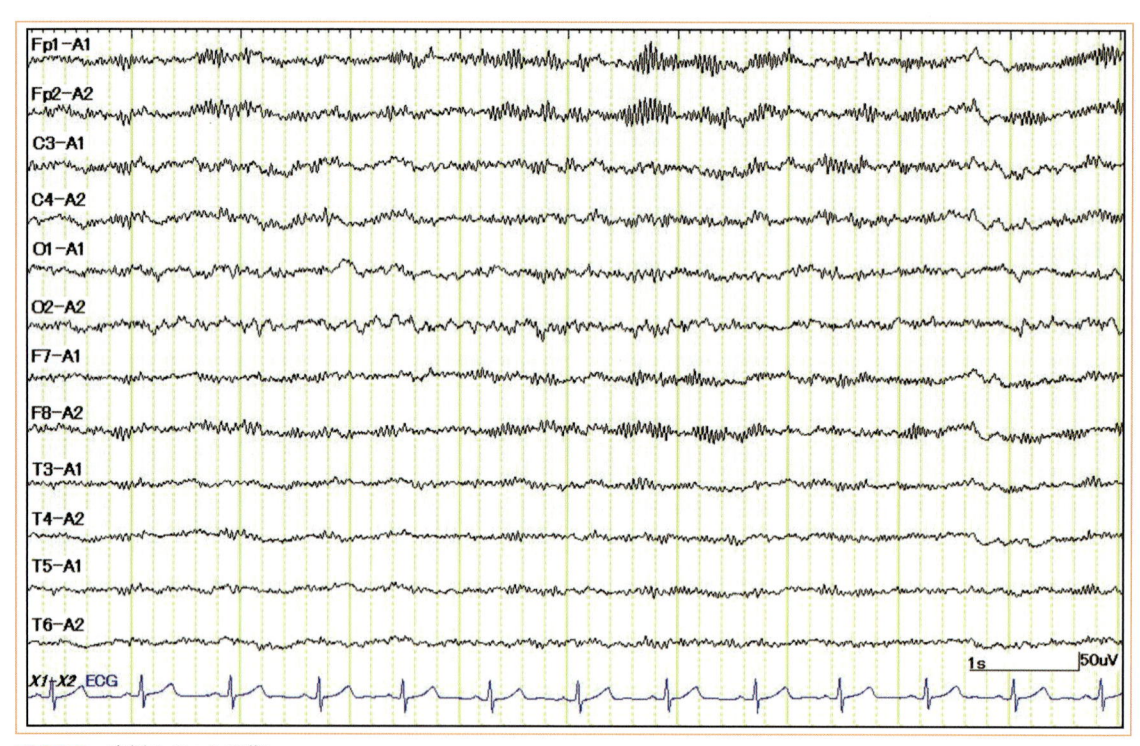

図 5.2.3　症例 5-3：入眠期
薬物の影響による速波が明瞭化。前頭部に多く混入。

5.3 脳循環障害時の意識障害

● 1. 脳循環障害時の意識障害の特徴

心肺停止にて心臓からの拍出が止まり，続発して脳が無酸素状態になると無酸素脳症を来す。心肺蘇生法などを施し心肺の機能が戻ったとしても，無酸素脳症により大きな障害が後遺症として出現することになる。無酸素脳症の予後は完全回復から死亡までとその程度の差は大きく，その予後，脳血流停止時間，血流再開後（24時間以上経過）の脳波所見とはある程度相関する（図5.3.1）[1]。無酸素脳症の予後予測に脳波検査の所見は有効である。

脳への血流停止が5分以上になるとGrade3以上の脳波異常が出現しやすくなる。Grade3以上の症例では死亡例や重篤な後遺症を来す事例が急激に多くなる。

Grade	説 明
1	50〜100μV，広く分布するα活動が優勢。θ活動も出現。これらの活動は外的刺激（呼名，四肢への痛覚）に反応する。
2	reactive type： 50〜100μV，広く分布するθ活動が優勢。α・β活動も出現。これらの活動は外的刺激に反応する。 non-reactive type： 振幅が不規則に変動するθ活動と，間欠的に現れる不規則なδ波。α・β活動も出現。外的刺激に反応しないのが典型。
3	広汎なδ活動が優勢で，規則的／不規則的のいずれの出現様式もある。反応性は様々である。次の様に下位分類する。 (a) 前頭優位の高振幅律動性δ活動。刺激に反応する場合がある。 (b) 'spindle comaパターン' (c) 低振幅（50μV以下）広汎性不規則δ活動。刺激に反応しない。著しく低振幅を呈するエピソードもあるが通常1秒以下である。 (d) てんかん性発射。Grade3相当の異常な基礎波に，棘波・鋭波を伴うもの。基礎波は刺激により減衰する事がある。
4	1秒以上続く平坦脳波と，種々の周波数帯の放電が代替する'burst-suppressionパターン'。外来刺激に反応しない。次の様に下位分類する。 (a) てんかん性発射（多棘波，鋭波）を伴う型。 (b) 低電位脳波（20μV以下のδ活動）。 (c) α昏睡。刺激に反応しないのが典型だが，例外有り。 (d) θ昏睡。間欠的律動的θ活動が前頭優位に出没。1Hzの低振幅δ活動に重畳する事がある。数秒間にわたり平坦脳波を示す部分も繰り返す。
5	持続的平坦脳波（'isoelectric EEG'）。脳波計の増幅度を最大にし，電極間距離を長くしても脳の電気的活動が記録されない。低体温と薬物の影響が除外されなければならない。脳死と判定されるためには，当該国の基準が適用されなければならない。持続的生命維持を要する形で生存する例が非常に稀にある。

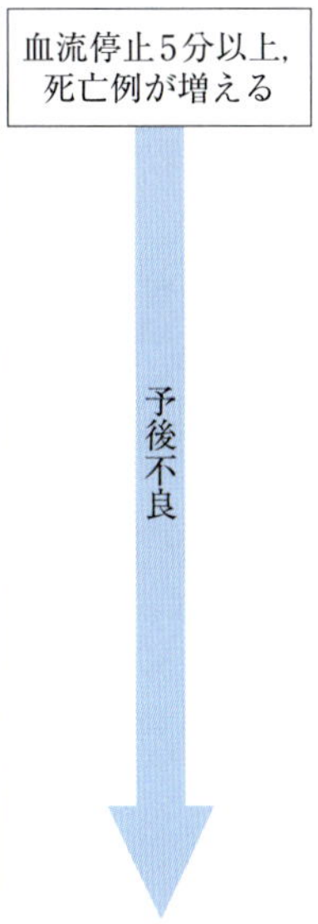

※反応とは，振幅の減弱，もしくは徐波の増加（逆説的反応）を指す。
Synekによると，生存割合はgrade2(reactive)で10/11，grade2(non-reactive)で2/2，grade3(d)で2/6，3(c)で0/3，grade4で0/28，grade5で0/4であった。

（血流停止5分以上，死亡例が増える／予後不良）

図5.3.1　無酸素脳症の脳波の異常度分類

（斎藤正範：脳波レポートの読み方，101，星和書店，2001より一部改変）

症例5-4：低酸素脳症（脳波異常度分類Grade4）

- 65歳，女性。

患者情報
となりで寝ていたご主人が心肺停止状態であることに気づく。救急隊が心肺蘇生を行い搬送された。

脳波検査時の様子：搬送された翌日と1週間後に集中治療室にてポータブル検査。高度意識障害の状態。
脳波波形：図5.3.2〜5.3.4

脳波所見
　搬送された翌日に施行した脳波検査では，1秒以上の平坦な波形と異常放電が交互に出現するバーストサプレッション（burst suppression）パターンを認め，無酸素脳症の脳波異常度分類ではGrade4に分類される。1週間後に経過観察目的であらためて施行すると，通常感度では平坦な波形のみで大脳の電気的な活動を捉えることはできない。脳波異常度はGrade5に分類される。

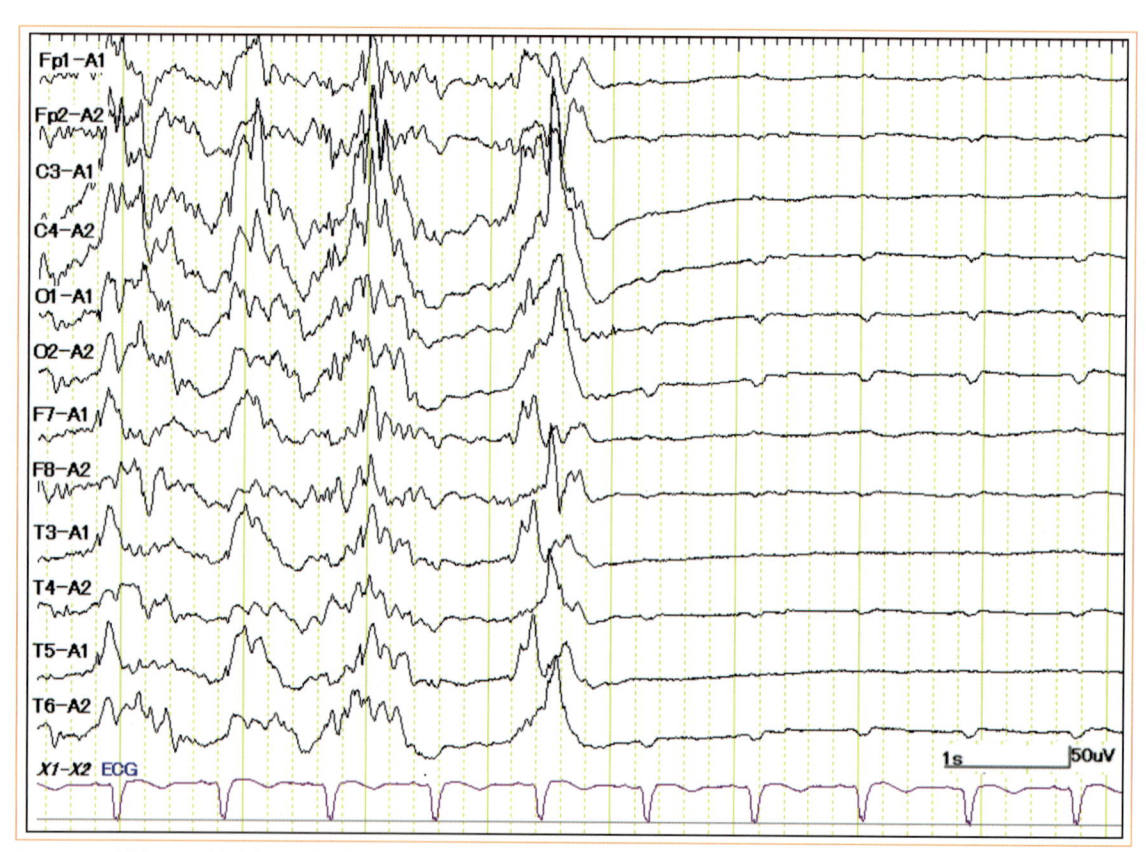

図5.3.2　症例5-4：低酸素脳症（救急搬送された翌日，Grade4）

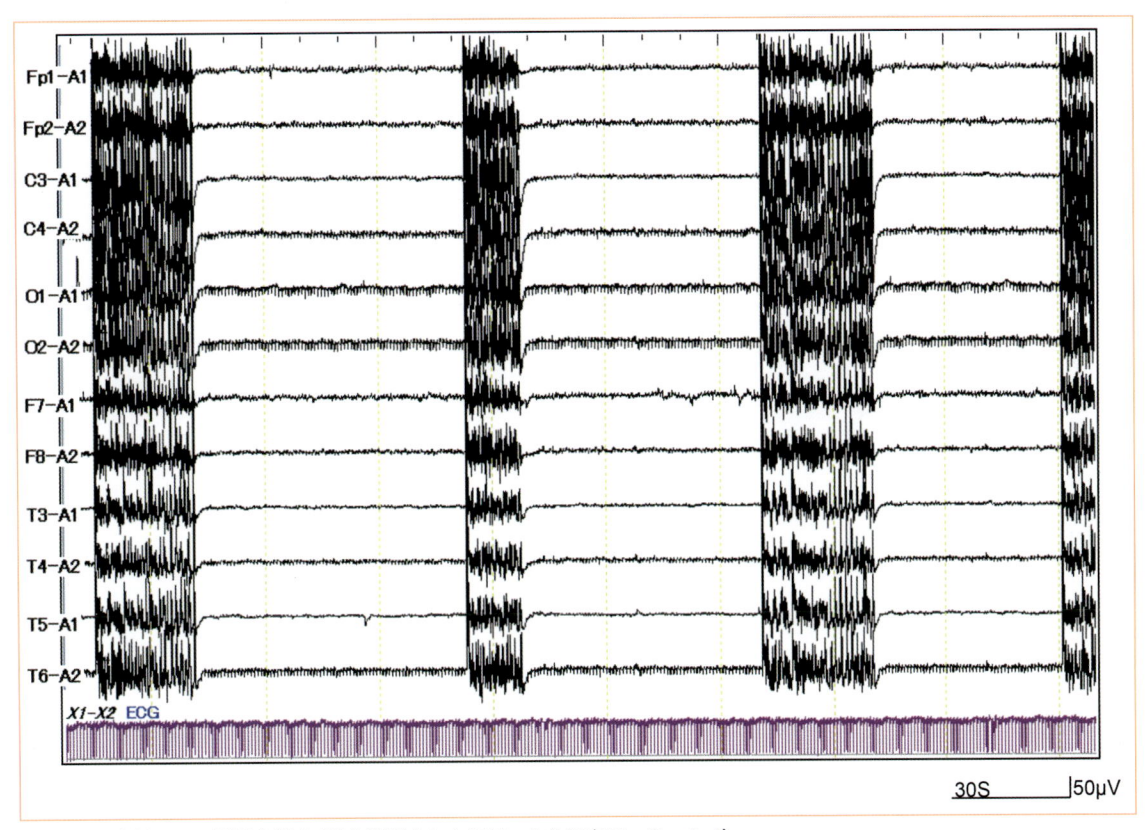

図5.3.3 症例5-4：低酸素脳症（救急搬送された翌日，5分間表示，Grade4）。

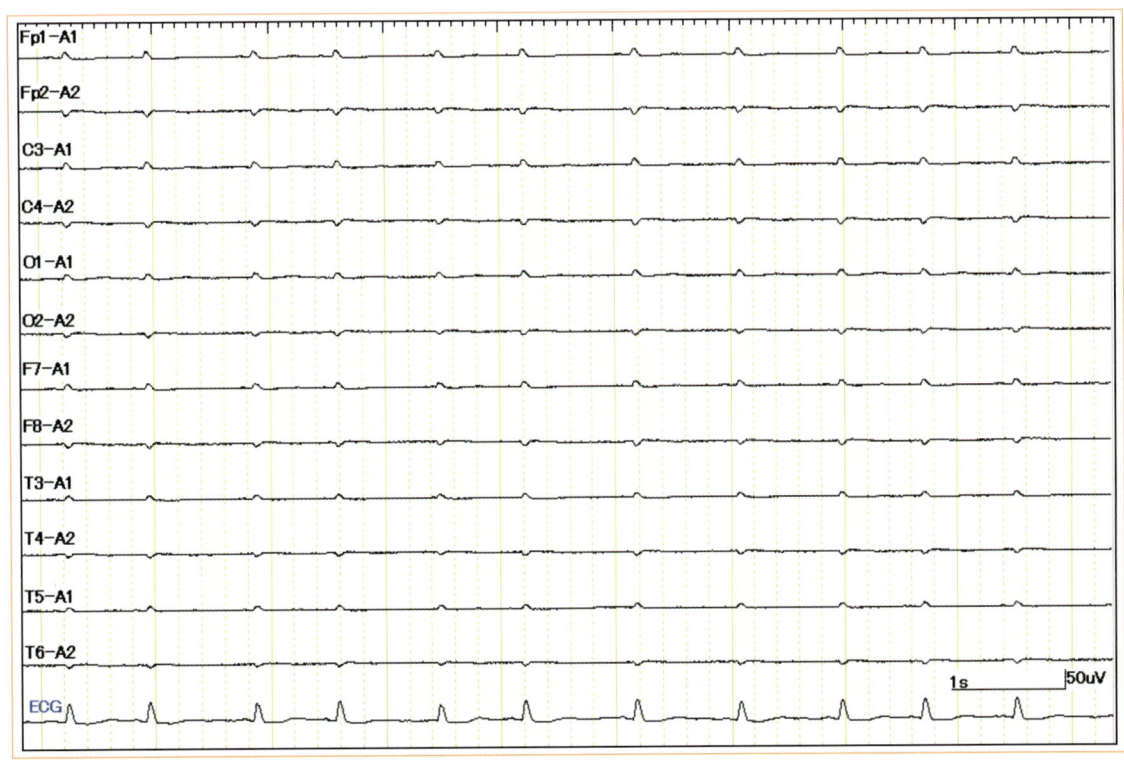

図5.3.4 症例5-4：低酸素脳症（救急搬送された1週間後，Grade5）

症例5-5：無酸素脳症（脳波異常度分類Grade1）

- 45歳，男性。

脳波所見

無酸素脳症，蘇生までの時間は約5分。脳波異常度はGrade1に分類される（図5.3.5）。

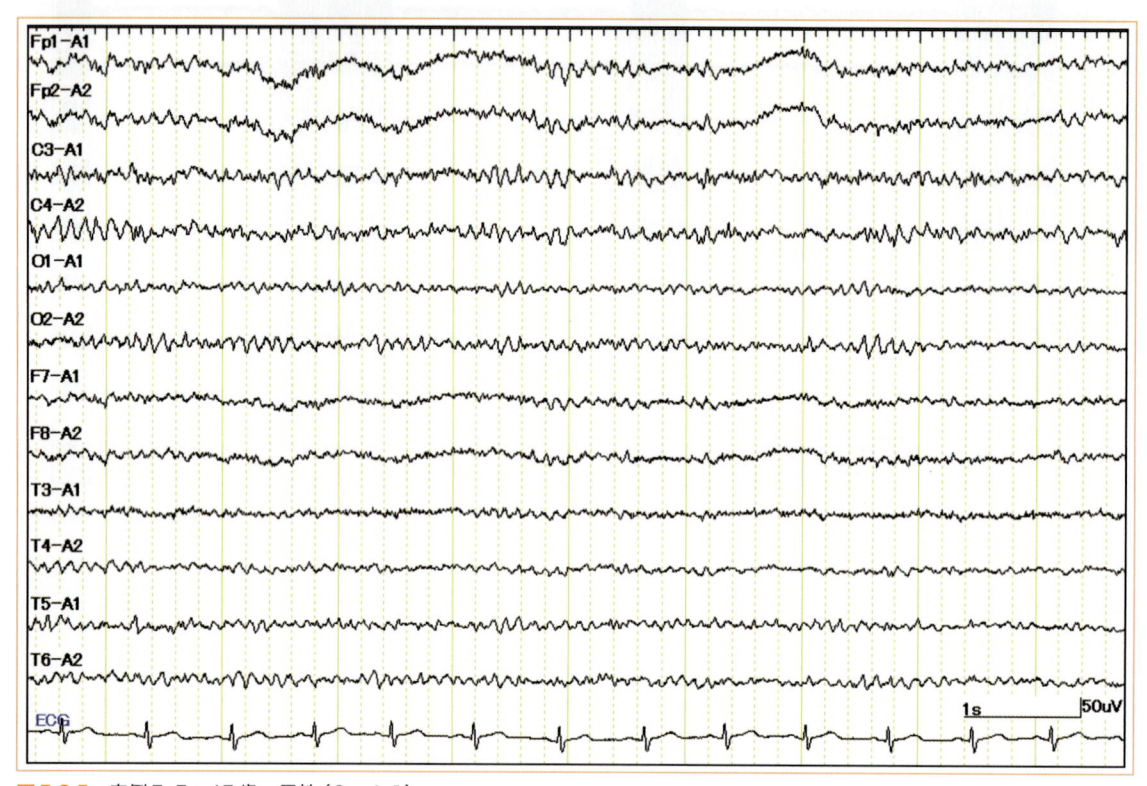

図5.3.5 症例5-5：45歳，男性（Grade1）
無酸素脳症，蘇生までの時間は約5分。

5.3 | 脳循環障害時の意識障害

症例5-6：無酸素脳症（脳波異常度分類Grade2）

- 67歳，女性。

脳波所見
　無酸素脳症，蘇生までの時間10分以内。脳波異常度はGrade2に分類される（図5.3.6）。

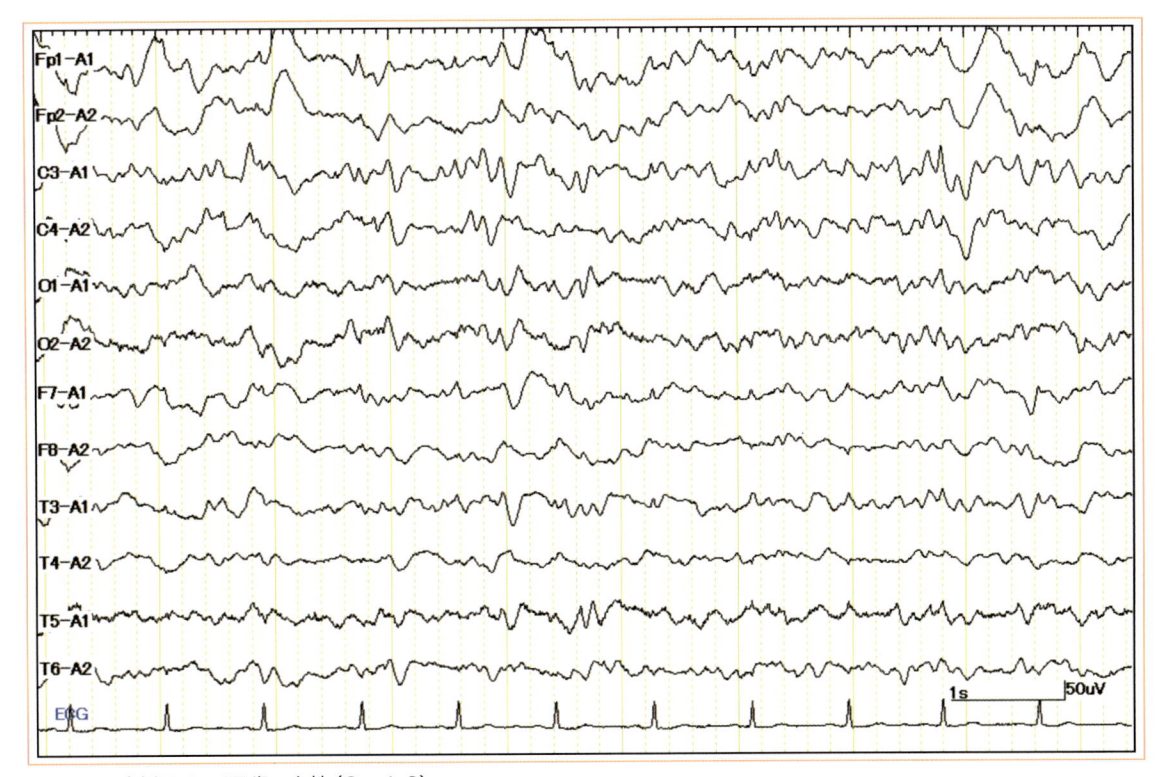

図5.3.6　症例5-6：67歳，女性（Grade2）
無酸素脳症，蘇生までの時間10分以内。

症例 5-7：低酸素脳症（脳波異常度分類 Grade3）

- 53歳，男性。

脳波所見

低酸素脳症，蘇生までの時間約20分。脳波異常度はGrade3に分類される (図5.3.7)。

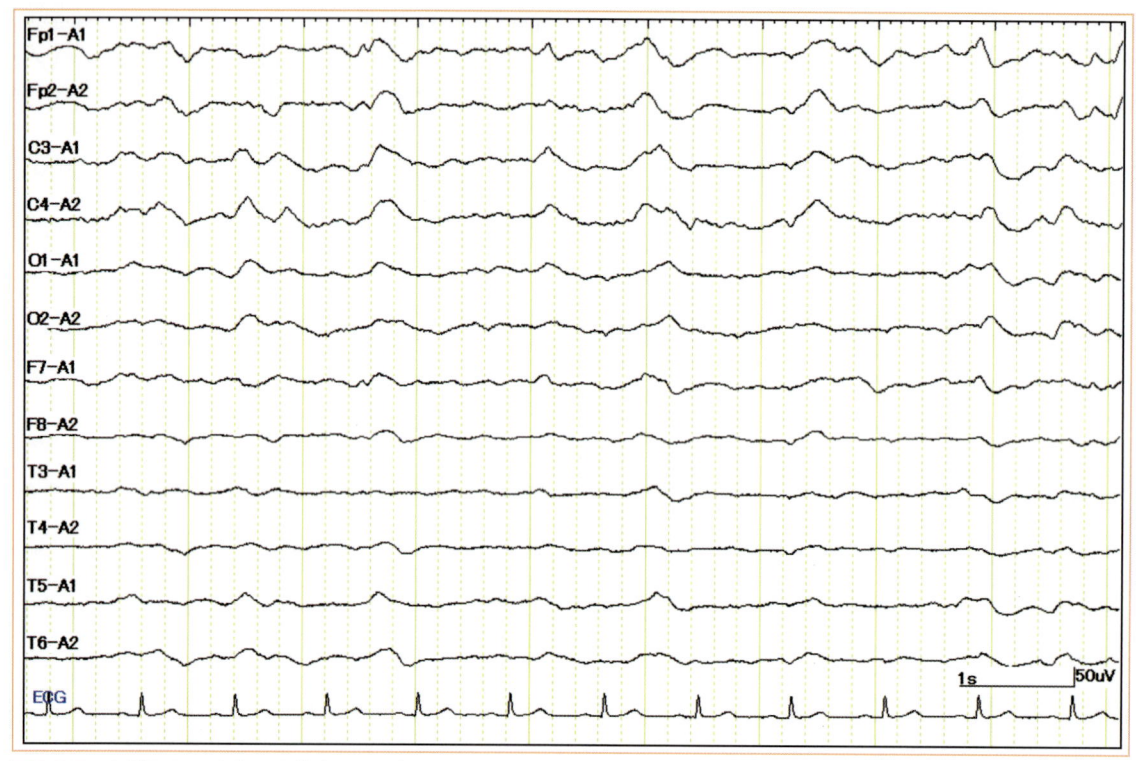

図5.3.7　症例5-7：53歳，男性 (Grade3)
低酸素脳症，蘇生までの時間約20分。

［宇城研悟］

参考文献

1) 斉藤正範：脳波レポートの読み方，星和書店，東京，2001．

6章 脳感染症

章目次

6.1：脳　炎 …………………………… 108　　　6.2：クロイツフェルト・ヤコブ病 …… 110

SUMMARY

　脳の炎症性疾患には脳炎，髄膜脳炎，髄膜炎があり，脳波は鑑別や状態の把握，経過観察の目的で記録される。脳波異常は脳炎と髄膜脳炎において出現しやすく，髄膜炎では脳波異常が出現しても軽度なことが多い。原因となるものはウイルス感染が最も多く，細菌感染や寄生虫感染，プリオン感染などがあげられ，多臓器での感染巣からウイルス血症や菌血症として，または特発的に脳実質へ侵入する。症状は，発熱や頭痛，けいれんや意識障害で，ヘルペス脳炎などのウイルス性や細菌性の脳炎は急性に起こり，結核性や真菌性は亜急性に起こる。亜急性硬化性全脳炎を起こす遅発性ウイルス感染や，クロイツフェルト・ヤコブ病が代表的なプリオン病などは慢性的に数年かけて発症する。

6.1 脳　炎

● 1. 脳炎の特徴

　脳炎を急性期，亜急性期，回復期に分けると，急性期の脳波異常として非特異的な高振幅な徐波が広汎性もしくは局在性に出現する。急性期を過ぎ，てんかんや重篤な神経学的障害などの後遺症状を認めなければ脳波異常は徐々に消失する。ただし，亜急性や慢性脳炎の症例は徐々に脳波異常が進行する。脳の炎症疾患には脳炎のほかに髄膜炎，髄膜脳炎があるが，本来の脳炎に比べると脳波異常は軽度である。

症例6-1：マイコプラズマ脳炎

● 15歳，男性。

患者情報
　全身けいれん出現のため救急搬送，来院時けいれんは改善。傾眠状態（Japan coma scale；JCS 20〜30），胸部CTにて肺炎所見，バイタル正常。てんかん疑い，肺炎治療のため入院となる。一週間前に高熱あるも，その後改善していた。髄液検査正常範囲，マイコプラズマ抗体（＋），インフルエンザ（－），CRP 5.7mg/dL，CPK 16,210U/L，WBC $10.9 \times 10^3/\mu L$。

脳波検査時の様子：集中治療室でポータブル検査。意識障害を認め意思の疎通は困難。
脳波波形：図6.1.1

脳波所見
　基礎波はα波の出現は認めず，前頭部〜広範性に1Hz前後で高振幅のδ波が持続的に出現し高度の大脳機能障害を認める。安静時，体動時，けいれん発作様の体動時のいずれにも明らかな突発性異常波の指摘できず。

解　説
　肺炎マイコプラズマウイルスを病原体とするマイコプラズマ肺炎の合併症として発症した，マイコプラズマ脳炎の症例である。ほかの合併症としては無菌性髄膜炎，ギラン・バレー症候群などの神経障害があげられる。単純ヘルペス脳炎などほかのウイルス感染と同様に，局在性のない高振幅な広汎性徐波を示すもの以外に左右非対称なものも多く，脳炎の病変に一致して一側性に突発性異常波が出現するものや，周期性複合波を示すものが多い。

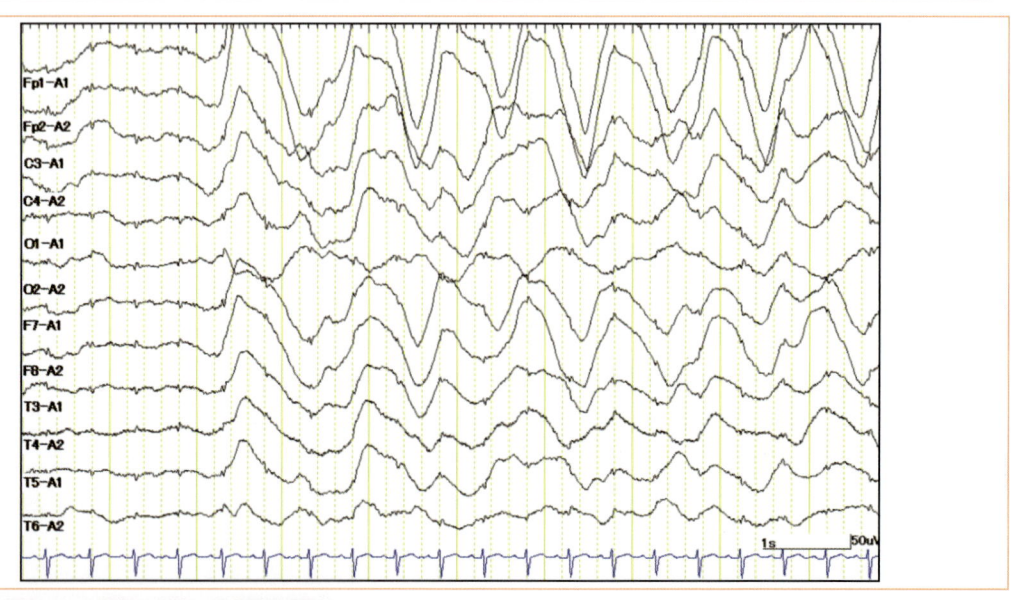

図6.1.1　症例6-1：15歳，男性，脳炎時の脳波
記録中けいれん発作様の体動を認めたが突発性異常波は（－）。

症例6-2：単純性ヘルペス脳炎

- 10歳代，男性。

脳波波形：図6.1.2

脳波所見

右半球性に周期性一側性てんかん様発射（periodic lateralizd epileptiform discharges；PLEDs）のパターンを認める。異常波の周期は1秒前後と短周期である。

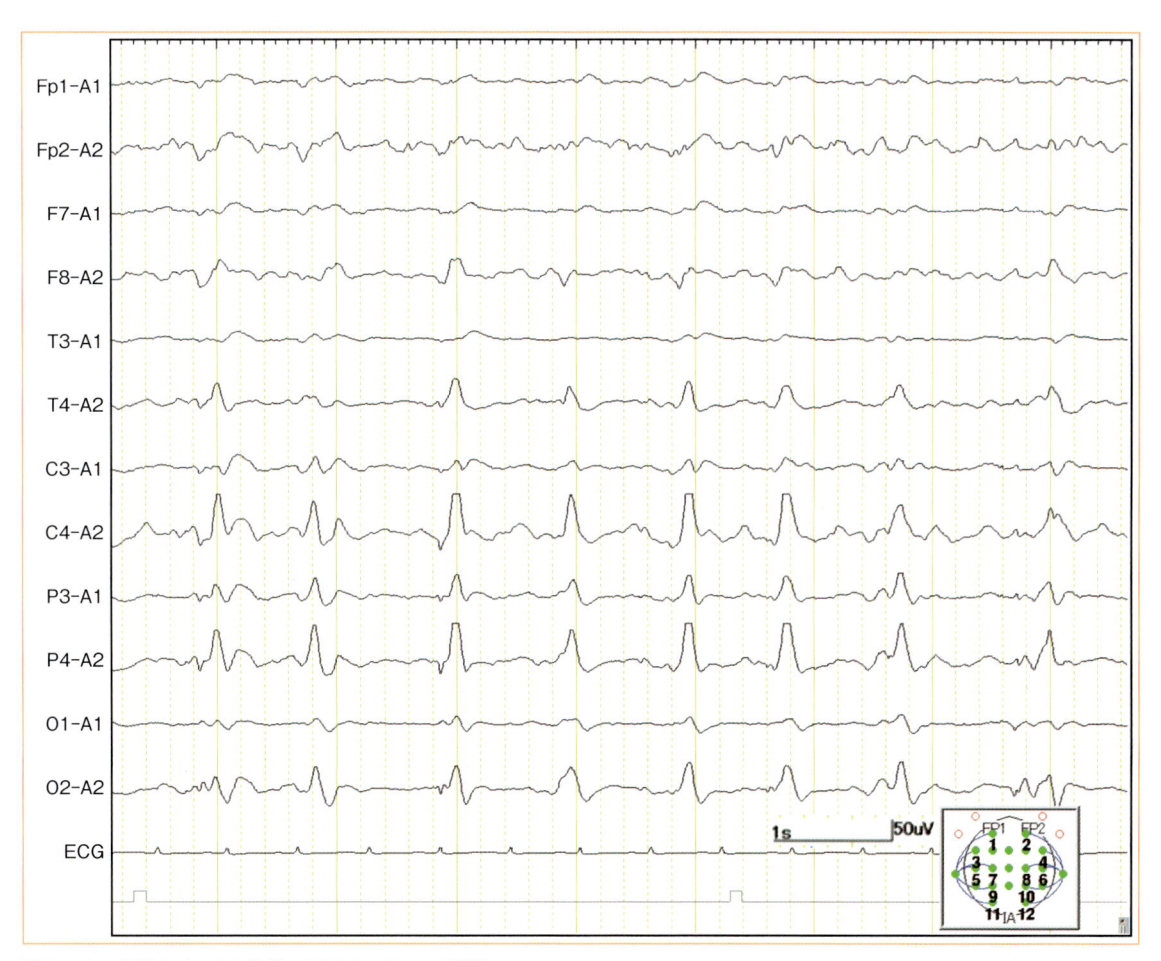

図6.1.2　症例6-2：10歳代，男性（ヘルペス脳炎）
PLEDsのパターンを認める。

参考文献

1) 大熊輝雄：臨床脳波学 第5版，医学書院，東京，1999．
2) 大熊輝雄：脳波判読 step by step「入門編」「症例編」，医学書院，東京，1995．
3) 堀浩，内海庄三郎（編）：脳波の臨床教室（一般医家のために），大日本製薬，1982．
4) 市川忠彦：誤りやすい異常脳波，医学書院，東京，1986．
5) 飛松省三：成人における脳波検査　医学検査，2006；1．
6) 斉藤正範：脳波レポートの読み方，星和書店，東京，2001．
7) 宇城研悟：脳波の基礎知識と成人脳波の読み方，Medical Technology，2006；34(6)．

6.2 クロイツフェルト・ヤコブ病

● 1. クロイツフェルト・ヤコブ病の特徴

クロイツフェルト・ヤコブ（Creutzfeldt-Jakob；C-J）病は大脳皮質，基底核から脳幹に及ぶ広い範囲で神経細胞の変性や脱落，海綿状態などを示し，感染性のあるプリオンタンパクによって発症するプリオン病である。

C-J病の初期の頃は，基礎律動に混在し周期性同期性発射（periodic synchronous discharge；PSD）の周期性も不明瞭なため確認しにくいが，臨床症状で認知症やミオクローヌスが著明になる頃には脳波上でPSDが明瞭に確認できる。

注意点として，C-J病の感染リスクを考えると，臨床症状に一致してPSDを確認できた症例では，脳波の経過観察にそれほど意味はもたない。必要以上の脳波検査は極力控えるべきである。また，使用した電極類は廃棄することが望ましい。

● 2. 周期性の異常波を見分ける

周期性に出現する周期性複合波は，約1〜5秒間隔で高振幅な徐波や鋭波が単独性もしくは群発性に反復して出現する脳波異常である。異常波の周期性，周期の長さ，側性によって分類される（表6.2.1）。大きく分けると，一側性（半球性，局在性）のものを周期性一側性てんかん様発射（periodic lateralizd epileptiform discharges；PLEDs）。全般性に左右同期性で規則的に反復するものをPSDという。

PLEDsは，単純性ヘルペス脳炎（P.109，症例6-2）や脳血管障害，脳腫瘍などでみられる。

PSDは，C-J病や，無酸素脳症，肝性脳症などの代謝性障害，アルツハイマー型老年認知症，亜急性硬化性全脳炎などでみられる。

表6.2.1 周期性の異常波を周期の長さ，側性によって見分ける（分類）

全般性（両側性）		一側性（半球性，局在性）	
周期性同期性発射：PSD		周期性一側性てんかん様発射：PLEDs	
短周期（1秒前後）	長周期（2〜5秒前後）	短周期（1秒前後）	長周期（2〜5秒前後）
Creutzfeldt-Jakob病 無酸素脳症 肝性脳症 アルツハイマー型老年認知症	亜急性硬化性全脳炎	単純ヘルペス脳炎 脳血管障害（脳出血，脳梗塞） 脳腫瘍	脳腫瘍 脳膿瘍

注：PSDがみられる病態であっても，脳梗塞などの既往があればPLEDs様に出現することがある。
注：長周期で背景脳波が平坦であれば，burst suppressionとなる。

（大熊輝雄：臨床脳波学 第5版，医学書院，1999を参考に作成）

症例6-3：クロイツフェルト・ヤコブ（C-J）病

- 80歳代，女性。

脳波波形：図6.2.1，6.2.2

脳波所見

PSDのパターンを認める（図6.2.1）。初期のPSDの周期は1秒以内と短周期である。鋭波に伴ってミオクロニー発作を伴うときは筋電図の混入が多くなる。1回目の記録から30日後には周期が延長しているのがわかる（図6.2.2）。この後，経時的にみるとさらにPSD周期の長さは延長し，鋭波から徐波へ変化し振幅も低下してくる。それにあわせて背景脳波は平坦化に近づく。

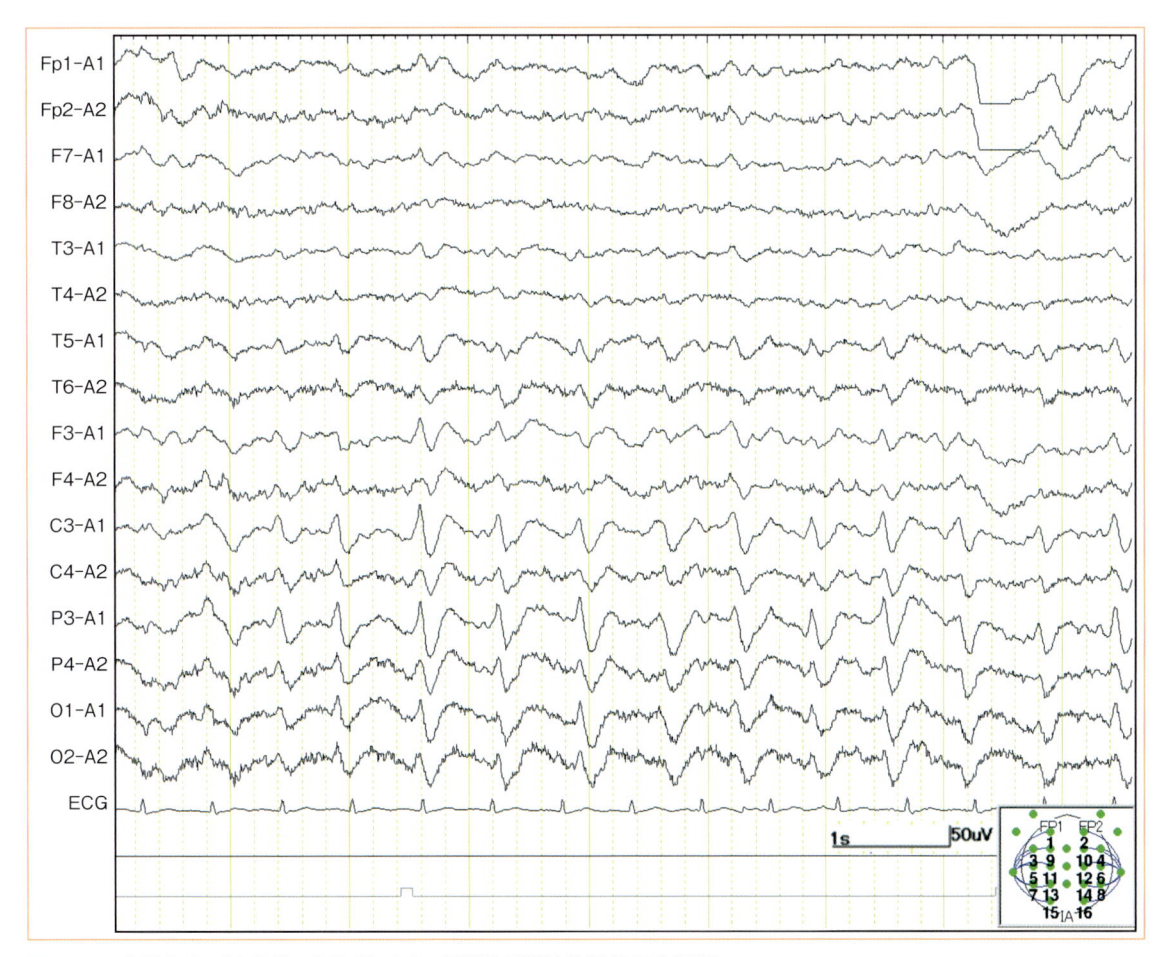

図6.2.1 症例6-3：80歳代，女性（C-J病，周期性同期性発射（PSD）初期）

■ 6章　脳感染症

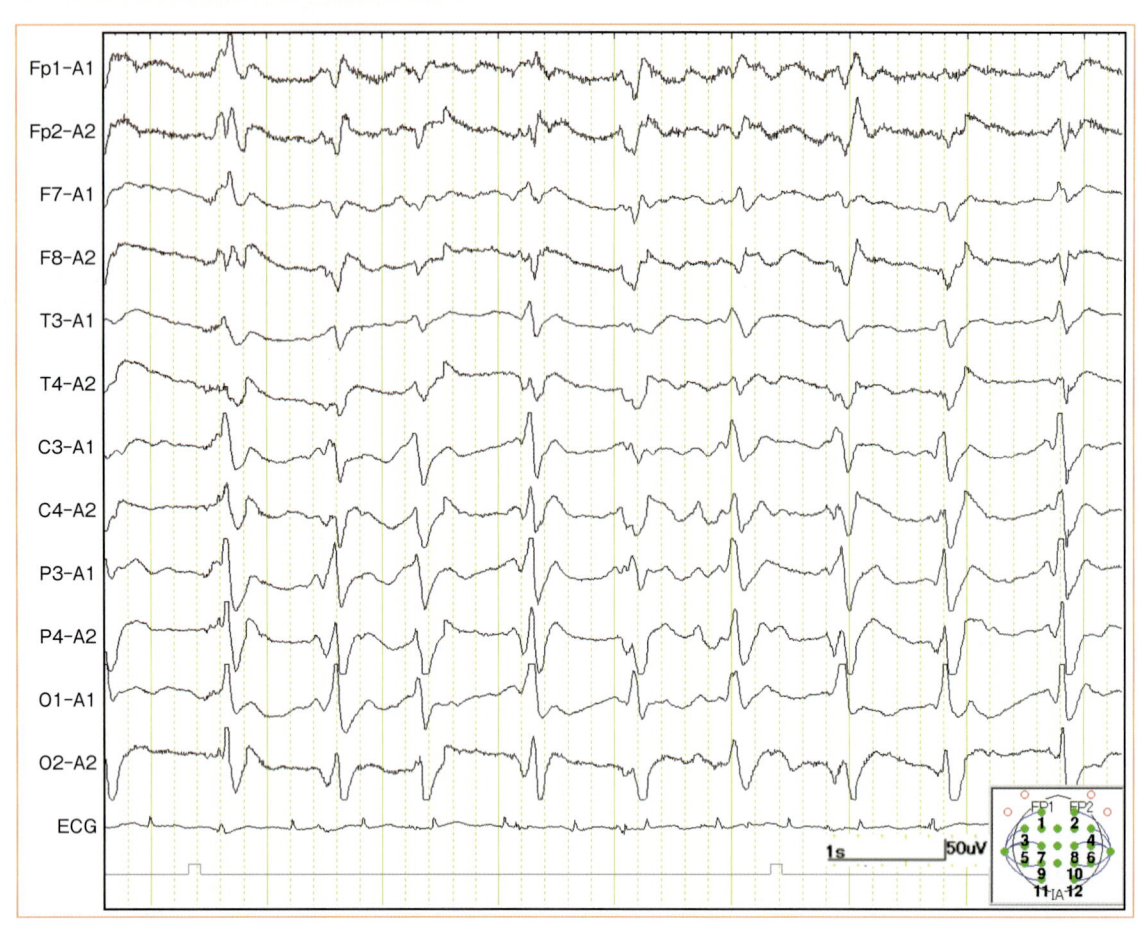

図6.2.2　症例6-3：C-J病（周期性同期性発射（PSD）30日後）

［宇城研悟］

参考文献

1) 大熊輝雄：臨床脳波学 第5版，医学書院，東京，1999
2) 大熊輝雄：脳波判読 step by step「入門編」「症例編」，医学書院，東京，1995．
3) 堀浩，内海庄三郎（編）：脳波の臨床教室（一般医家のために），大日本製薬，1982．
4) 市川忠彦：誤りやすい異常脳波，医学書院，東京，1986．
5) 飛松省三：成人における脳波検査　医学検査，2006；1．
6) 斉藤正範：脳波レポートの読み方，星和書店，東京，2001．
7) 宇城研悟：脳波の基礎知識と成人脳波の読み方，Medical Technology，2006；34（6）．

7章 神経原性疾患・筋原性疾患

章目次

7.1：筋委縮性側索硬化症……………114

7.2：多発筋炎……………………118

SUMMARY

『神経生理検査技術教本』の5章および6章では，神経伝導検査および針筋電図検査は神経筋疾患の診断における補助検査として重要であることを解説した。神経伝導検査は，末梢神経を経皮的に電気刺激することで導出される活動電位によって，障害部位の推定と神経機能の客観的な評価ができる。また，針筋電図検査は，安静時における自発電位の検索や弱収縮時での運動単位電位の評価，強収縮時における干渉波の評価をすることができる。

本章では，筋委縮性側索硬化症と多発筋炎の2症例から，診断の補助となる検査所見を提示する。

7.1 筋委縮性側索硬化症

1. 筋萎縮性側索硬化症の特徴

運動ニューロン病の一種である筋萎縮性側索硬化症（amyotrophic lateral sclerosis；ALS）は，全身の筋萎縮および筋力低下を来す神経変性疾患であり，進行が早く，半数ほどが発症後2〜5年で呼吸筋麻痺による呼吸不全で死亡する。有効な治療法は2015年現在確立されていない。好発年齢は50〜60代で，男性が女性の1.2〜1.3倍ほどを占めている。

症状としては，上位運動ニューロン障害と下位運動ニューロン障害の両方による徴候を呈し，感覚，視力や聴力，内臓機能などは通常保たれる。下位運動ニューロンの障害による徴候は，頭頸部（脳神経による）・四肢（脊髄神経による）の筋萎縮・筋力低下・線維束性収縮が認められ，四肢筋萎縮は上肢の遠位筋に著明である。脳神経の障害で構音障害・嚥下障害・舌萎縮が現れる。上位ニューロンの障害による徴候は，四肢の筋萎縮，球麻痺，腱反射亢進などである。上位ニューロン障害と下位ニューロン障害が別々に進行し，運動症状の経過は多様である。

ALSの診断は，全身性に上位・下位運動ニューロンが障害されている場合には比較的容易であるが，上位あるいは下位運動ニューロンのみの障害が先行する例や病変が限局している場合には，確定診断するのは難しい。つまり，ALSの診断は早期に行おうとするほど，他疾患との鑑別が必要である。しかし，ALS以外の疾患を完全に除外できるまで診断できない場合，診断が確定した時点では運動ニューロンは高度に脱落している場合が多い。現在汎用されている改訂El Escorial基準では，ALS早期例が適切に診断できていないことが指摘され，新しいALSの診断基準が求められていた。2006年12月，淡路島で国際臨床神経生理学会（IFCN）のエキスパートを集めて国際シンポジウムが開催され，新しい診断基準が作成された。

2. 改訂El Escorial ALS診断基準の問題点

1994年にスペインのEl Escorialで定められたALS診断基準をもとに，早期例の診断感度を改善するために1998年にアメリカのAirlie Houseで改訂されたものが基準であった。このときの主な変更は，下位運動ニューロン障害の臨床所見の代用として針筋電図所見を用いたことである。針筋電図の基準では，線維自発電位か陽性鋭波が存在することが活動性脱神経の定義となっていたが，線維束自発電位は含まれていなかった。早期のALS患者で線維束自発電位のみ認める場合，検査感度を低下させることとなる。一方で，線維束性収縮はALSを示唆する重要な臨床所見と考えられている。El Escorial基準では，脳神経支配筋でも線維自発電位か陽性鋭波を示す必要があるが，実際には脳神経支配筋では比較的認めにくい。つまり改訂El Escorial基準では，特異度は高いが，検査感度が低く，早期診断には結びついていなかった。

3. 新しい電気診断基準（Awaji基準）

そこで新しい基準は，改訂El Escorial基準との整合性を重視し，電気生理学的診断基準の改訂を主に行った。針筋電図所見で改訂El Escorial基準との違いは，線維束自発電位（fasciculation potential）を線維自発電位／陽性鋭波と同様に活動性脱神経所見としたことである。具体的な線維束自発電位の特徴としては，四相以上，持続時間が長く，振幅も大きく，発射ごとに形が変化する不安定性があるものとした。一方，慢性脱神経の所見はこれまでの基準と同様である。この新診断基準は特異度を下げたものの，早期ALS患者の検出感度を上昇させた。

● 4. 神経伝導検査

　神経伝導検査では，通常，異常所見はみられないが，運動単位数の減少により，振幅は低下し，遠位潜時の延長や伝導速度の軽度の低下はみられる。伝導速度は正常下限の70〜80％までは低下し得る。しかしながら，伝導ブロックや時間的分散など脱髄の所見はみられない。

● 5. 針筋電図検査

(1) 安静時活動

①線維自発電位 (fibrillation potential) と陽性鋭波 (positive sharp wave)

　ALSは亜急性に進行する疾患であり，活動性神経原性変化が強く，広汎な体部位領域に線維自発電位が広く出現することが重要な所見である。しかし，ALSの初期には広汎な線維自発電位の出現が明らかでない場合がある。また経過がやや緩徐な場合にも，線維自発電位を抽出することは難しいことがある。線維自発電位はALSに特異的ではなく，ほかの神経原性疾患や筋原性疾患においてもみられる。とくに筋炎や封入体筋炎 (inclusion body myositis；IBM) では，ときに全身性の線維自発電位が出現しALSと誤診する可能性がある。

　脳神経領域の線維自発電位はALSを支持する重要な所見であるが，実際には脳神経領域の各筋は線維自発電位の出現率が必ずしも高くない。それは検査における安静が取りにくいためである。また，胸部の傍脊柱筋でも同様である。

②線維束自発電位 (fasciculation potential)

　線維束自発電位は，他疾患や正常者にもみられる非特異的所見であるが，Awaji基準においては線維束自発電位も線維自発電位などと同様に扱われた。記録時に力が完全に抜けていないと随意収縮MUPが残存するため注意が必要である。

(2) 随意収縮時

①弱収縮時におけるMUP解析

　運動単位電位 (motor unit potential；MUP) の形態でALSに特異的な所見はないが，ALSは常に進行しており，活動性神経原性変化がみられることが特徴となる。未成熟な再支配側枝は髄鞘化も不十分で，伝導が遅く，伝導の安全率が低く (伝導する場合や伝導しない場合があり不安定)，しばしば伝導ブロックを生ずる。また，未成熟な神経筋接合部自体でも神経筋伝達の安全率が低く，jitter増大やブロッキングが生ずる。これらの要因で，未成熟な側枝によって支配される筋線維は，その運動単位が元々支配していた筋線維よりも遅れて発火し，多相性MUPが著明となる。また発射ごとに形態が変化する不安定MUP (unstable MUP) となる。これらの多相性MUPや不安定MUPがみられることは急速進行性であり，予後不良の徴候である。再支配側枝と筋線維が成熟すると伝導遅延はなくなり，多数の再支配筋線維の発射が同期することで高振幅，長持続時間の巨大MUPとなる。

②運動単位の動員と干渉波

　下位運動ニューロン障害では，運動単位数が減少するが中枢からの賦活は最大まで起こるため，収縮レベルを上げていくと少数の運動単位が高頻度で発火する所見がみられる。ただし，ALSでは上位運動ニューロン障害も合併するので中枢性筋力低下の所見も混在し，動員が不十分で発火頻度が十分に上がらない場合がある。

7章 神経原性疾患・筋原性疾患

症例7-1：筋萎縮性側索硬化症（ALS）

- 54歳，女性。

主 訴：両下肢の筋力低下，歩行障害。

経 過

過去1年にわたり，徐々に進行性の下肢筋力低下が生じたため来院。最初は左下肢の筋力低下から始まり，5カ月後には右下肢にも筋力低下が生じた。

診 察

知的機能は正常，脳神経系に明らかな異常はなかった。上肢は手内筋に若干の萎縮がみられ，著明ではないが筋力低下があった。両下肢は，MMT2-3レベルで，とくに遠位筋に著明である。両上肢の腱反射は正常であったが，両下肢の腱反射は亢進していた。感覚障害は認めなかった。

神経生理学的検査が依頼された。

神経伝導検査（表7.1.1）

上下肢の運動神経伝導検査では，やや遠位潜時が延長し，振幅が低下していた。伝導速度は正常範囲内であった。F波の潜時も正常範囲内であった。感覚神経伝導検査では振幅，潜時，伝導速度は異常を認めなかった。

針筋電図検査（表7.1.2）

左右上肢下肢，胸部傍脊柱筋に安静時異常電位を認めた。MUPは振幅が増大し，持続時間が延長しており，多相性であった。運動単位の動員の減少，干渉波の減少を認めた。脳神経系では安静が得られなかった。これらは，活動性脱神経状態を示していると考えられた。

診察所見と検査所見のまとめ

経過，診察所見からALSが疑われたものの，ほかの疾患である可能性もあり，神経生理学的検査を施行した。その結果，活動性脱神経状態が確認され，しかも全身に及んでいた。これらの検査結果からALSと考えられた。

表7.1.1　症例7-1：神経伝導検査

		刺激部位	記録部位	振幅	潜時	伝導速度	F波
運動神経	正中神経	手関節部	APB	4.2mV	4.5ms		25ms
		肘関節部	APB	4.1mV	8.3ms	53m/s	
	尺骨神経	手関節部	ADM	8.6mV	3.8ms		
		肘関節部下	ADM	8.5mV	7.2ms	59m/s	27ms
		肘関節部上	ADM	8.5mV	8.3ms	62m/s	
感覚神経	正中神経	手関節部	第2指	40μV	3.3ms	55m/s	
	尺骨神経	手関節部	第5指	30μV	2.9ms	57m/s	
運動神経	脛骨神経	足関節部	AH	10.8mV	6.3ms		48ms
		膝窩部	AH	8.0mV	14.0ms	43m/s	
	腓骨神経	足関節部	EDB	1.4mV	5.0ms		no response
		腓骨頭下	EDB	1.3mV	12.8ms	42m/s	
		腓骨頭上	EDB	1.4mV	14.0ms	44m/s	
感覚神経	腓腹神経	下腿部	外果下	12μV	3.7ms	47m/s	

APB ：abductor pollicis brevis（短母指外転筋）
ADM ：abductor digiti minimi（小指外転筋）
AH ：abductor halLcis（母趾外転筋）
EDB ：extensor digitorumu brevis（短趾伸筋）

表7.1.2 症例7-1：針筋電図検査

被検筋	刺入時電位	安静時 fibrillation, positive sharp wave	Fasiculation	運動単位電位 振幅	持続時間	相	動員	干渉波
右 前脛骨筋	↑	2+	1+	↑↑↑	↑↑↑	↑↑	↓↓	↓↓
右 腓腹筋	↑	2+	1+	↑↑↑	↑↑↑	↑↑	↓↓	↓↓
右 大腿四頭筋	↑	2+	1+	↑↑↑	↑↑↑	↑↑	↓↓	↓↓
左 前脛骨筋	↑	3+	0	↑↑↑	↑↑↑	↑↑	↓↓↓	↓↓↓
左 腓腹筋	↑	2+	1+	↑↑↑	↑↑↑	↑↑	↓↓	↓↓
左 大腿四頭筋	↑	2+	1+	↑↑	↑↑	↑	↓	↓
右 第一背側骨間筋	↑	1+	0	NL	NL	NL	↓	↓
右 上腕二頭筋	↑	1+	0	NL	NL	NL	↓	↓
左 第一背側骨間筋	↑	1+	1+	NL	NL	NL	↓	↓
舌筋	安静が得られず							
右 T6 傍脊柱筋	↑	1+	0	NL	NL	NL	↓	↓

↑：延長，増加
↓：減少
NL：正常範囲内

参考文献

1) 野村裕之，和泉唯信，他：新しいALSの診断基準（Awaji基準） Brain and Nerve, 2007；59：1023-1029.
2) 東原真奈，園生雅弘：ALSの電気診断 Brain and Nerve, 2007；59：1031-1041.

7.2 多発筋炎

● 1. 多発筋炎の特徴

　多発筋炎は炎症性筋疾患で，主に体幹や四肢近位筋，咽頭筋などの筋力低下を来す．自己免疫による筋障害であると考えられており，自己免疫疾患に伴って発症することや自己抗体を伴うことがある．

　症状としては，上肢および肩や大腿部などの体のさまざまな近位筋を中心に筋肉に炎症が生じることにより，体の倦怠感や痛みを感じ，力が入りにくくなる．そして，物を持ち上げる，起き上がる，階段を上り下りする，会話をする，食事をするなどといった日常生活に支障を来す．また顔や手足に発疹が出現するが，発疹が明らかでなく，筋肉の症状が主体のときには，多発筋炎と診断され，筋症状に加えて，この病気にみられる典型的な発疹を伴う場合は，皮膚筋炎と診断される．しかし筋症状の自覚がなく，皮膚の症状のみで皮膚科を受診した場合には，皮膚炎と診断されることもある．

　診断としては，対称性近位筋の筋力低下，筋生検による筋炎の存在，血中筋酵素の上昇，筋原性の筋電図変化などが重要である．

　まずは診察で筋肉痛や筋力の評価を行い，血液検査（クレアチンキナーゼをはじめとした筋酵素が筋炎で上昇），画像検査（MRI），筋電図検査を行う．最終的に筋生検を行い，診断を確定させる．一方，間質性肺炎，不整脈，心不全など，皮膚や筋肉以外の多臓器に障害が生じる場合や，がんなどの腫瘍もときに併発することがあるので注意を要する．

● 2. 多発筋炎の神経生理学的診点

(1) 神経伝導検査

　上下肢の運動神経伝導検査，感覚神経伝導検査，F波などを行う．筋疾患では通常近位筋が侵されることが多いが，遠位筋が侵されることもあり，その場合には誘発される複合筋活動電位（compound muscle action potential；CMAP）に振幅低下がみられるが，伝導速度などは正常である．

(2) 針筋電図検査

　針筋電図検査では，多発筋炎では線維自発電位や陽性鋭波が豊富にみられる．これらは，筋線維の炎症あるいは壊死を伴っていることを示唆している．一方，ほかの筋疾患でも線維自発電位や陽性鋭波がみられるものの，それほど顕著ではない．MUPは振幅が小さく，持続時間は短い．多相波もみられ，運動単位は早期に動員される．

　線維自発電位や陽性鋭波の出現は，ステロイドなどの治療によって，みられなくなる．また場合によっては振幅の高い電位もみられるが，通常それらは持続時間が長くはない．MUPは慢性期になると，振幅が大きく，持続時間も長くなり，運動単位の動員が保たれている．

症例7-2：多発筋炎

- 40歳，女性。

主 訴：上下肢の筋力低下。

経 過

過去数カ月にわたる進行性の上下肢筋力低下が生じたため来院。最初は階段が上れない，立ち上がりにくいなどであった。さらに嚥下障害などもあったが，筋肉の痛みは軽度であった。

診 察

知的機能は正常，脳神経系に明らかな異常なし。上下肢の近位筋に筋力低下がみられた。両上肢および下肢の腱反射は正常であった。また感覚障害を認めなかった。

神経生理学的検査が依頼された。

神経伝導検査（表7.2.1）

上下肢の運動神経伝導検査では，遠位潜時，振幅は正常であった。伝導速度も正常範囲内であった。F波の潜時も正常範囲内であった。感覚神経伝導検査では振幅，潜時，伝導速度は異常を認めなかった。

針筋電図検査（表7.2.2）

左右上肢および下肢，とくに近位筋に安静時異常電位を認めた。MUPは振幅低下し，持続時間の短縮，多相波を認めた。さらに運動単位の早期動員を認めた。

これらは，炎症または壊死を伴った筋疾患，つまり炎症性筋疾患を示唆していると考えられた。

診察所見と検査所見のまとめ

診察所見から多発筋炎が疑われたものの，ほかの疾患である可能性もあり，神経生理学的検査を施行した。その結果，両上肢および下肢，とくに近位筋に炎症性の筋疾患が疑われた。これらの検査所見から多発筋炎と考えられた。

表7.2.1 症例7-2：神経伝導検査

		刺激部位	記録部位	振幅	潜時	伝導速度	F波
運動神経	正中神経	手関節部	APB	9.4mV	4.2ms		27ms
		肘関節部	APB	8.9mV	8.5ms	64m/s	
	尺骨神経	手関節部	ADM	8.2mV	2.9ms		
		肘関節部下	ADM	8.2mV	6.5ms	60m/s	27ms
		肘関節部上	ADM	8.2mV	8.2ms	60m/s	
感覚神経	正中神経	手関節部	第2指	34μV	3.4ms	55m/s	
	尺骨神経	手関節部	第5指	25μV	2.9ms	62m/s	
運動神経	脛骨神経	足関節部	AH	15.0mV	4.7ms		48ms
		膝窩部	AH	15.0mV	12.3ms	52m/s	
	腓腹神経	足関節部	EDB	4.0mV	4.8ms		51ms
		腓骨頭下	EDB	4.0mV	8.4ms	45m/s	
		腓骨頭上	EDB	4.0mV	11.2ms	44m/s	
感覚神経	腓腹神経	下腿部	外果下	16μV	4.2ms	47m/s	

APB ：Abductor Pollicis Brevis（短母指外転筋）
ADM ：Abductor Digiti Minimi（小指外転筋）
AH ：Abductor HalLcis（母趾外転筋）
EDB ：Extensor Digitorumu Brevis（短趾伸筋）

7章 神経原性疾患・筋原性疾患

表7.2.2 症例7-2：針筋電図検査

被検筋	刺入時電位	安静時 fibrillation, positive sharp wave	Fasiculation	運動単位電位 振幅	持続時間	相	動員	干渉波
右　第一背側骨間筋	NL	0	0	NL	NL	NL	NL	NL
右　上腕二頭筋	↑	2 +	0	↓↓	↓↓	↑↑	NL	early
右　大腿四頭筋	↑	3 +	0	↓↓	↓↓	↑↑	NL	early
右　前脛骨筋	↑	1 +	0	↓	↓	↑	NL	early
左　第一背側骨間筋	NL	0	0	NL	NL	NL	NL	NL
左　上腕二頭筋	↑	1 +	0	↓↓	↓↓	↑↑	NL	early
右　大腿四頭筋	↑	3 +	0	↓↓	↓↓	↑↑	NL	early

↑：増加
↓：低下，減少
NL：正常範囲内
early：早期動員

［正門由久，髙橋 修］

8章 脳死判定

章目次

8.1：脳死判定脳波 ……………………… 122
  8.1.1　小児の脳死判定脳波
  8.1.2　成人の脳死判定脳波
  8.1.3　バーストサプレッション
      （burst suppression）

SUMMARY

　脳波検査は侵襲性が低く，ベッドサイドでくりかえし行うことができ，意識状態を客観的に評価するための最も有用な検査法の1つである。脳波検査は時間分解能が高く，意識状態の評価では脳波を経時的に観察することで治療効果や予後判定の重要な情報を得ることができる。脳波波形の判読には十分な知識と経験が必要であり，同じような波形であっても患者のおかれている状態により評価が異なることも少なくない。
　本章では，成人および小児における重症意識障害の典型的な症例を提示し，波形の特徴や判読のポイントを解説する。

8.1 脳死判定脳波

8.1.1 小児の脳死判定脳波

　平成21(2009)年7月17日に「臓器の移植に関する法律の一部を改正する法律」が公布され、15歳未満の法的脳死判定および臓器提供への道が開かれた。また、臓器提供にかかわる意思表示のあり方も変更された。
　まず、どの年齢においても虐待による死亡事例は、臓器提供者から除外することとなった。年齢別の対応をまとめると、下記のとおりである。
①修正齢12週未満は除外対象とする。
②1歳未満(乳児)は、電極間距離を5cm以上とする。
③12週〜6歳未満(乳幼児)は、1回目と2回目の脳死判定の間隔について24時間以上あけて行うこと。針電極は使用不可とする。
④15歳未満は、改正で判定対象に入った。本人の提供する書面による意思表示は15歳以上が有効とされている。
⑤18歳未満(児童)は、虐待の有無の確認対象年齢である。
⑥20歳未満(未成年者)は、承諾にあたってとくに父母それぞれの意思を慎重に確認すること。

症例8-1：窒息(わずかに自発呼吸あり)

● 3歳、窒息(わずかに自発呼吸あり)（図8.1.1）

患者情報
　保育園のお迎え帰りの車の中で、1口ゼリーを食べていて、知らないうちにのどに詰まってしまった。苦しんでいるところを発見しゼリーをかき出し、救急車を呼んだ。一時心肺停止となったが、その後心拍は再開した。

発症3日目
　バーストサプレッション(burst suppression)、心電図の混入あり。Gain 10μV/mm、瞳孔1mm、対光反射なし、痛み刺激反応なし。低体温療法中。波形は高振幅部分のburstと平坦部分のsuppressionが交互に出現する。平坦部分には心電図の混入がみられる。

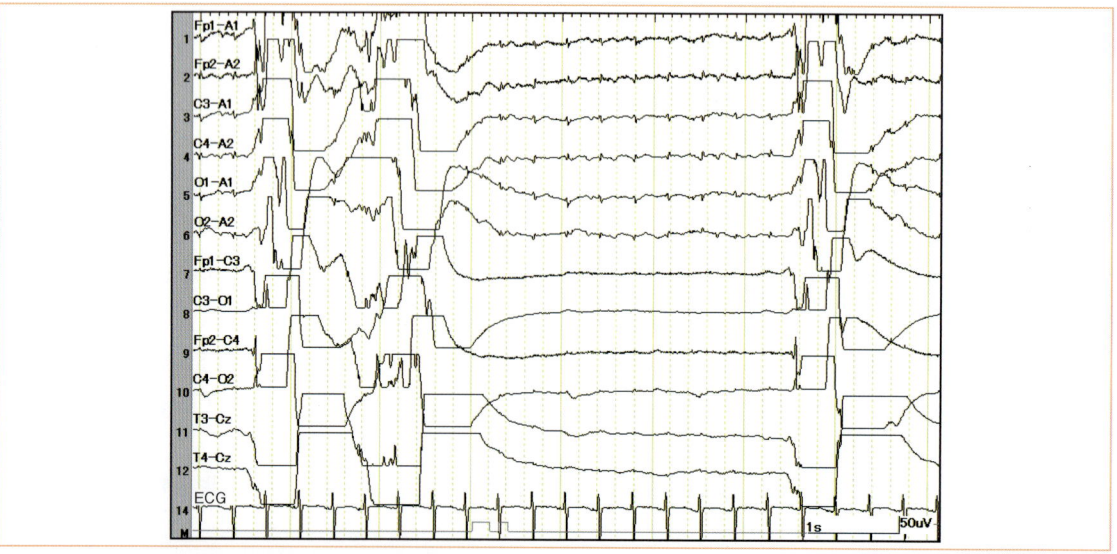

図8.1.1　症例8-1：3歳、窒息(わずかに自発呼吸あり)

症例8-2：窒息（自発呼吸なし）

- 3歳，窒息（自発呼吸なし）（図8.1.2）

患者情報
　自発呼吸が消失し，今後の治療および家族への病状説明のための検査依頼があった。

頭部CT
　脳全体に浮腫あり。入院時と比較すると浮腫が進行。

発症6日目
　ECI（electrocerebral inactivity），Gain 10μV/mm，心電図の混入あり。呼名，痛覚に対して反応および脳波変化なし。脳波活動はみられず，心電図のみの混入がみられる。小児の場合，心電図のR波のみでなくT波の混入も顕著にみられる。

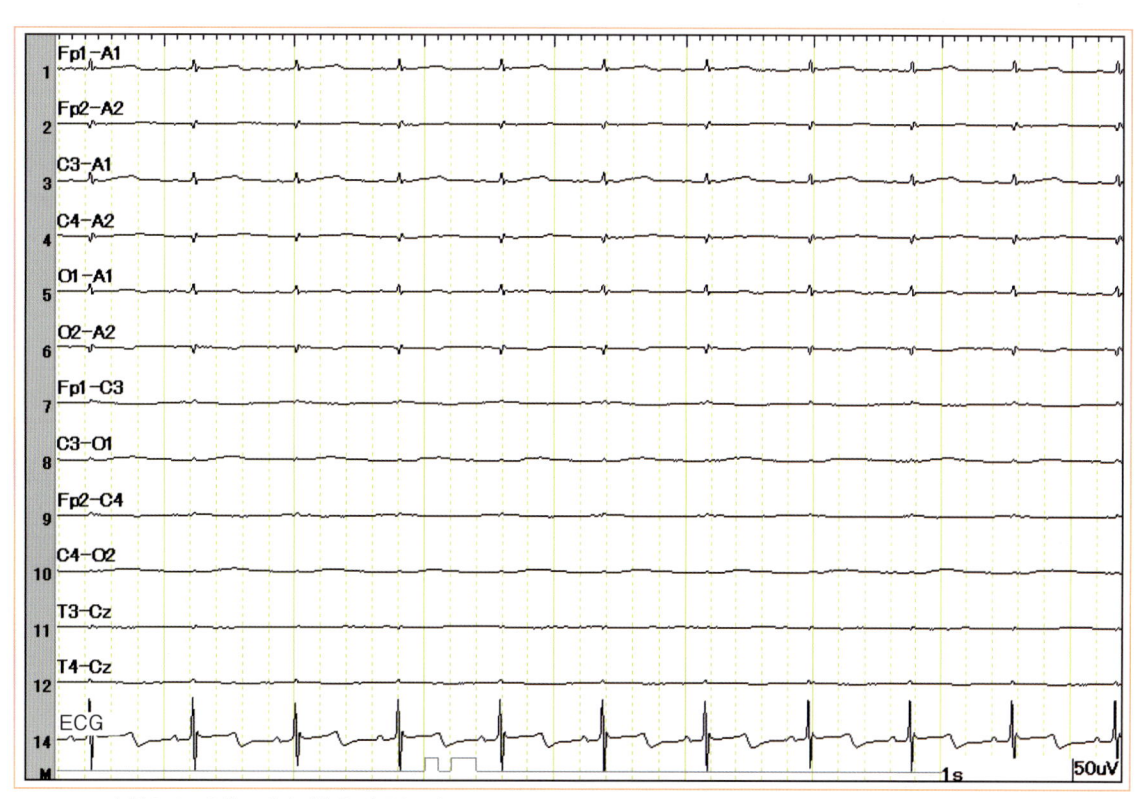

図8.1.2　症例8-2：3歳，窒息（自発呼吸なし）

症例8-3：窒息（自発呼吸なし）

- 3歳，窒息（自発呼吸なし）（図8.1.3）

発症6日目

ECI，加算2,000回，Gain 2μV/mm，心電図の混入あり。

聴性脳幹反応（auditory brainstem response；ABR）も記録（図8.1.4）。100dBとblank（0dB）を測定した。ABRにおいてV波はみられず無反応である。5倍感度にすると心電図のT波はより著明に混在するのがわかる。

ABRはヘッドホンで実施。イヤホンもあるが，小さくてもヘッドホンのほうが正しい音圧が得られる。

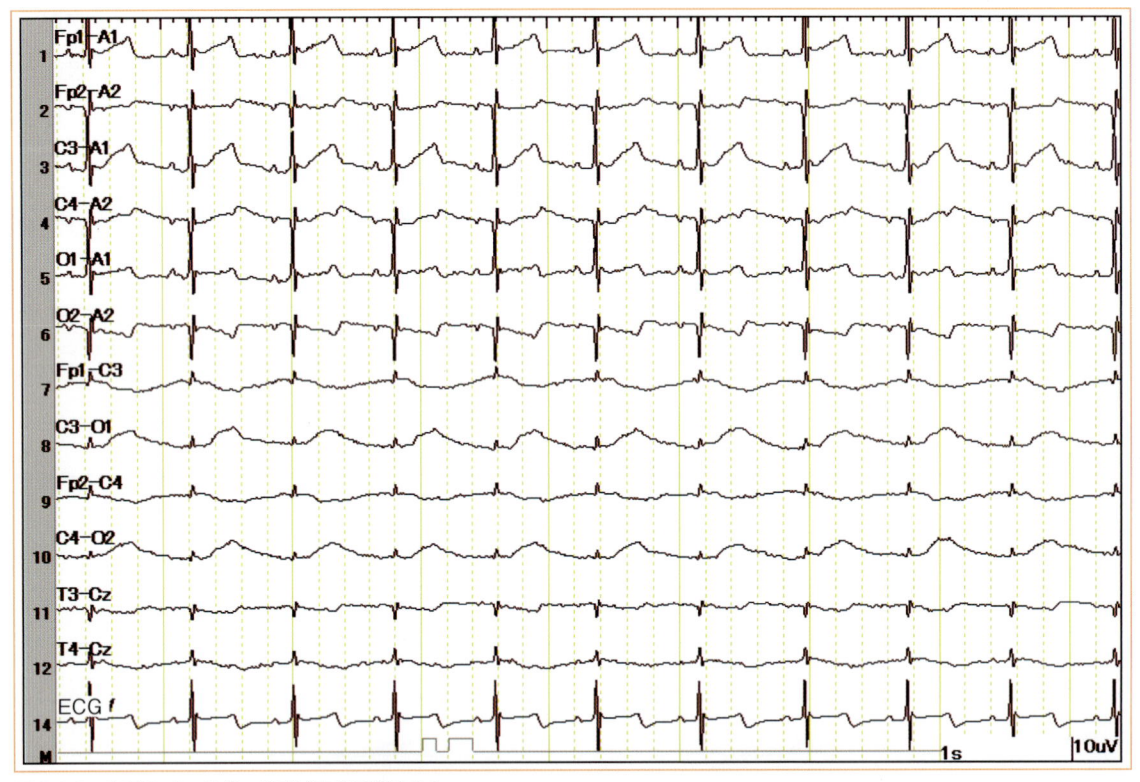

図8.1.3 症例8-3：3歳，窒息（自発呼吸なし）

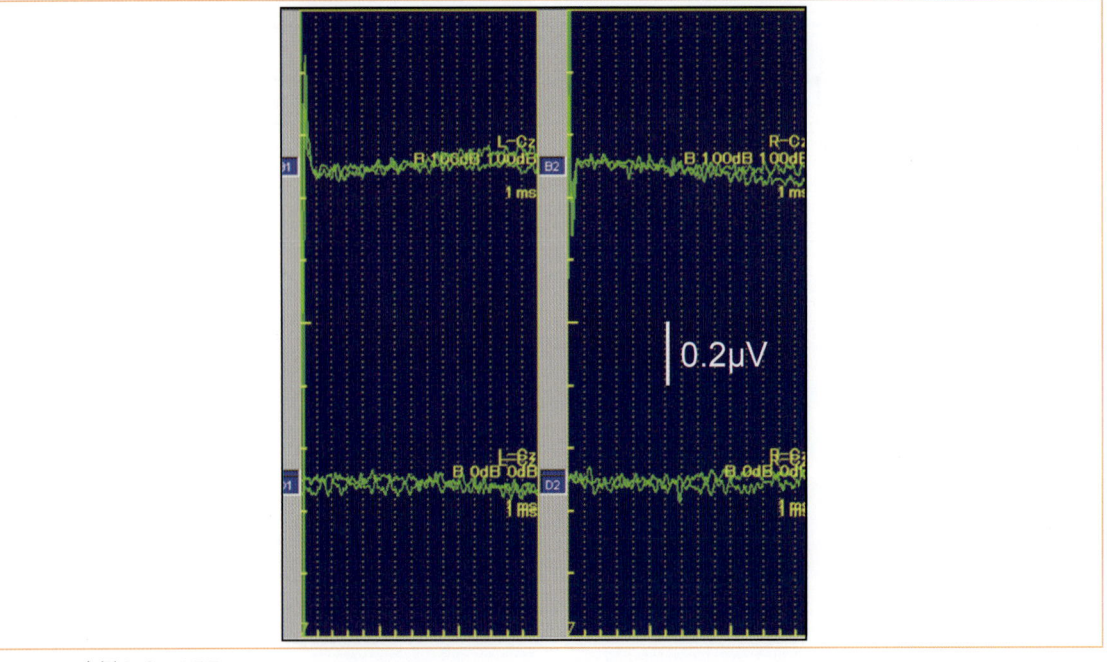

図8.1.4 症例8-3：ABR

［石郷景子］

8.1.2　成人の脳死判定脳波

法的脳死判定基準[1]にもとづき記録された脳波で，脳波計の内部雑音を超える電気的活動が記録されないものをECIとする。以前は平坦脳波ともいわれていたが，現在はあまり用いられていない。

症例8-4：蘇生に成功したくも膜下出血による心肺停止

- 53歳，男性。

患者情報

ドナーカードあり。スーパーの駐車場でエンジンをかけたまま運転席で心肺停止となった。舌に傷があり，口から出血を認めた。

救急隊到着時

意識レベル：JCS（Japan Coma Scale）300，対光反射－/－，瞳孔：5mm/5mm，心電図波形：flat

病院到着後

蘇生にて心拍再開，意識レベル：JCS 300，SpO$_2$：100％，瞳孔：2mm/2mm，失調性の自発呼吸出現，頭部CTにて前交通動脈瘤破裂によるくも膜下出血と診断された。その後，徐々に脳圧が亢進し，瞳孔：5mm/5mmと脳ヘルニアが疑われたため，2病日に脳波，ABRを施行。ABRでは反応が認められなかったものの，5倍感度にて脳波が認められたため，4病日に脳波を再施行しECIと判定された。

解説

図8.1.5は法的脳死判定マニュアルに従い記録した，通常感度記録の脳波である。明らかな脳波と判読できる波形は記録されていない。図8.1.6は5倍感度記録の脳波である。全誘導において心電図が混入しているのが確認できる。また脳波計の内部雑音3μVp-pを超える脳波活動は認められていない。図8.1.7は5倍感度，呼名刺激中の脳波である。刺激前後で脳波はまったく変化していない。図8.1.8は5倍感度，眼窩切痕部の圧迫による痛み刺激中の脳波である。刺激動作によるアーチファクトが混入し，刺激終了後にはアーチファクトが速やかに消失している。痛み刺激直後に脳波および筋電図などの混入はまったく記録されていない。

図8.1.9は同時期に記録したABRである。両側105dB nHLによる最大刺激を行い，分析時間を20ms，加算回数を2,000回として記録を行った。すべての波形が消失しているのが確認できる。

法的脳死判定に代表されるECI脳波では必ず脳波に心電図の混入が認められ，まったく平坦な脳波ではない。これは頭皮上の電極で記録される心電図であり，脳から発生する電位が消失し，通常であれば脳波の中に埋もれてしまうようなわずかな心電図が記録されたものである。つまり脳死における脳波記録では心電図が記録され，心電図が混入しない平坦な脳波はECIではないといえる。しかし心電図の電位が高い，首が太いなど心電図が混入しやすい条件では，脳波の消失がなくとも心電図が脳波上に混入することがあり，心電図の混入する脳波すべてがECIではないことに注意する必要がある。

■ 8章　脳死判定

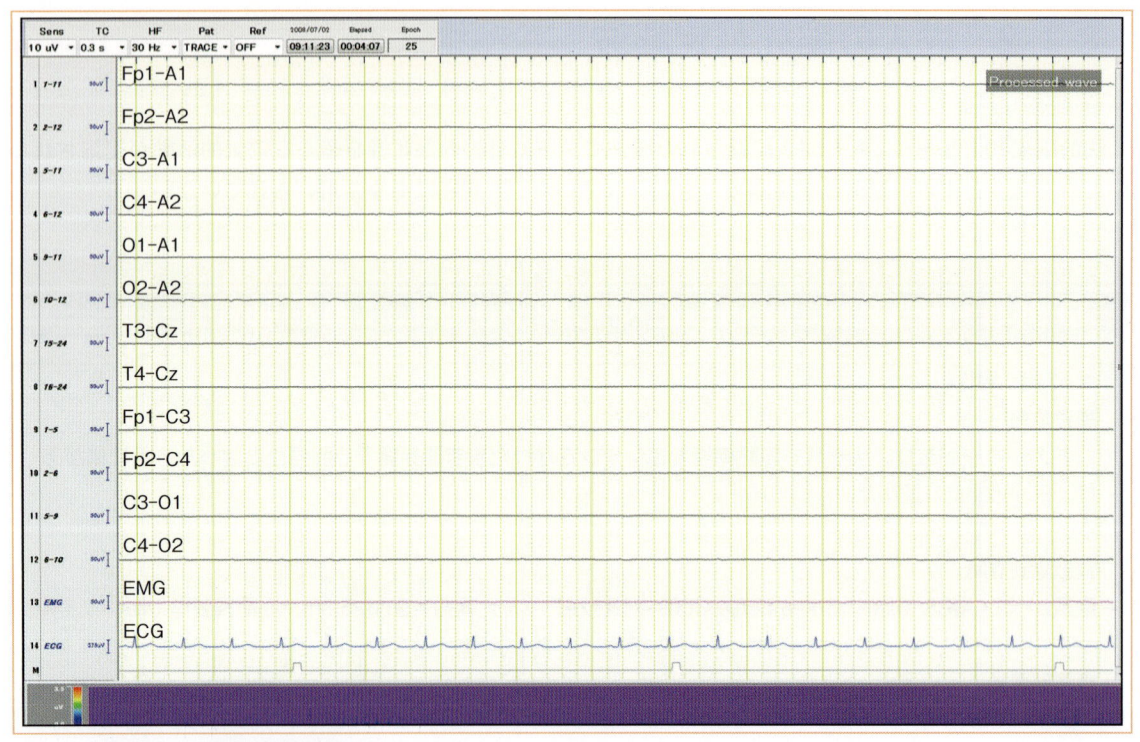

図8.1.5　症例8-4：通常感度脳波記録

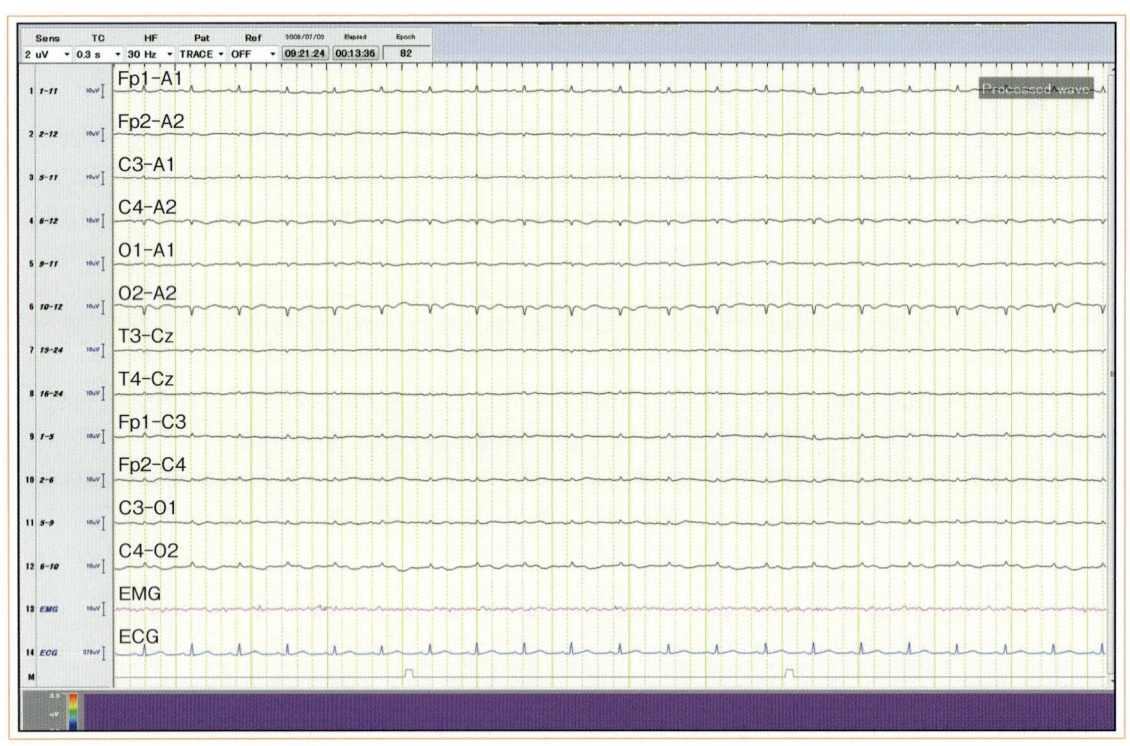

図8.1.6　症例8-4：5倍感度脳波記録

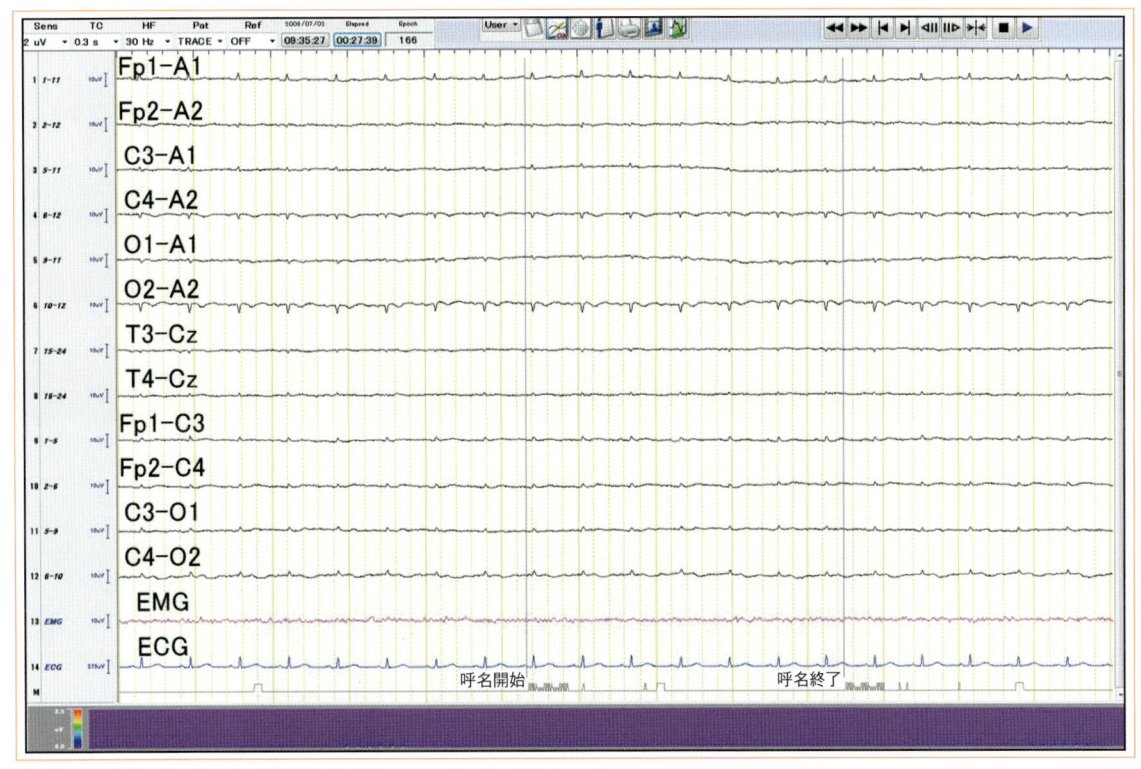

図8.1.7　症例8-4：5倍感度，呼名刺激

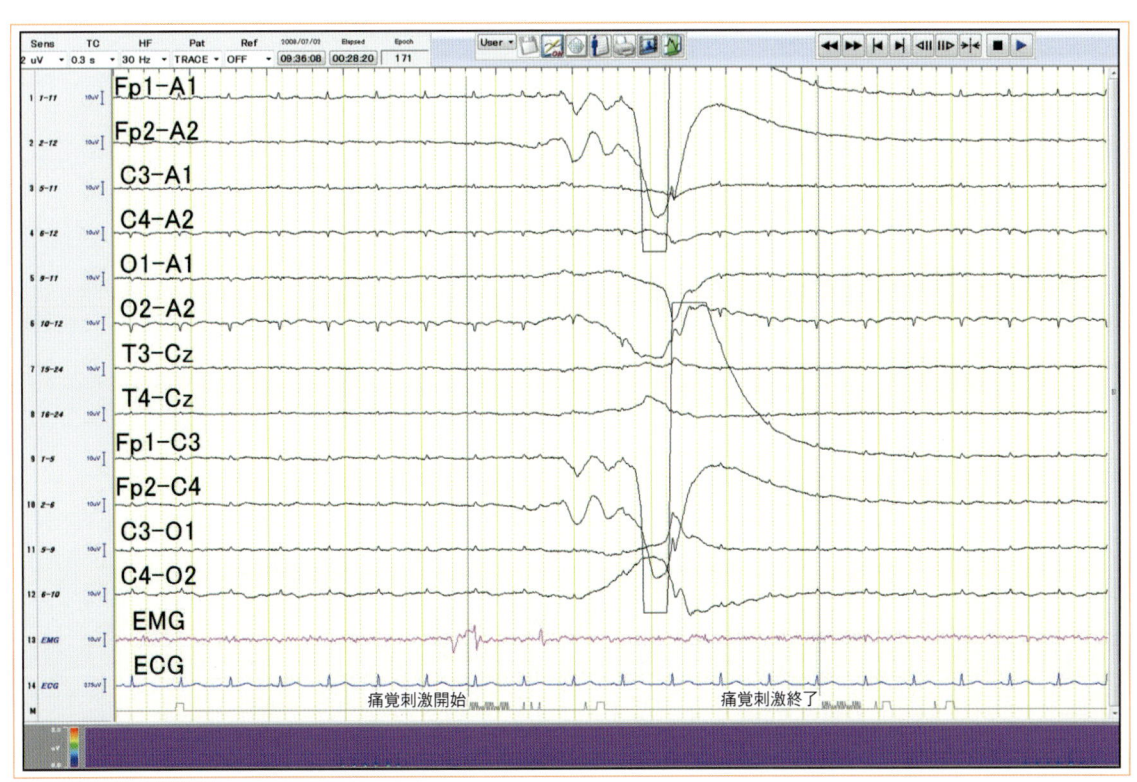

図8.1.8　症例8-4：5倍感度，痛み刺激

8章 脳死判定

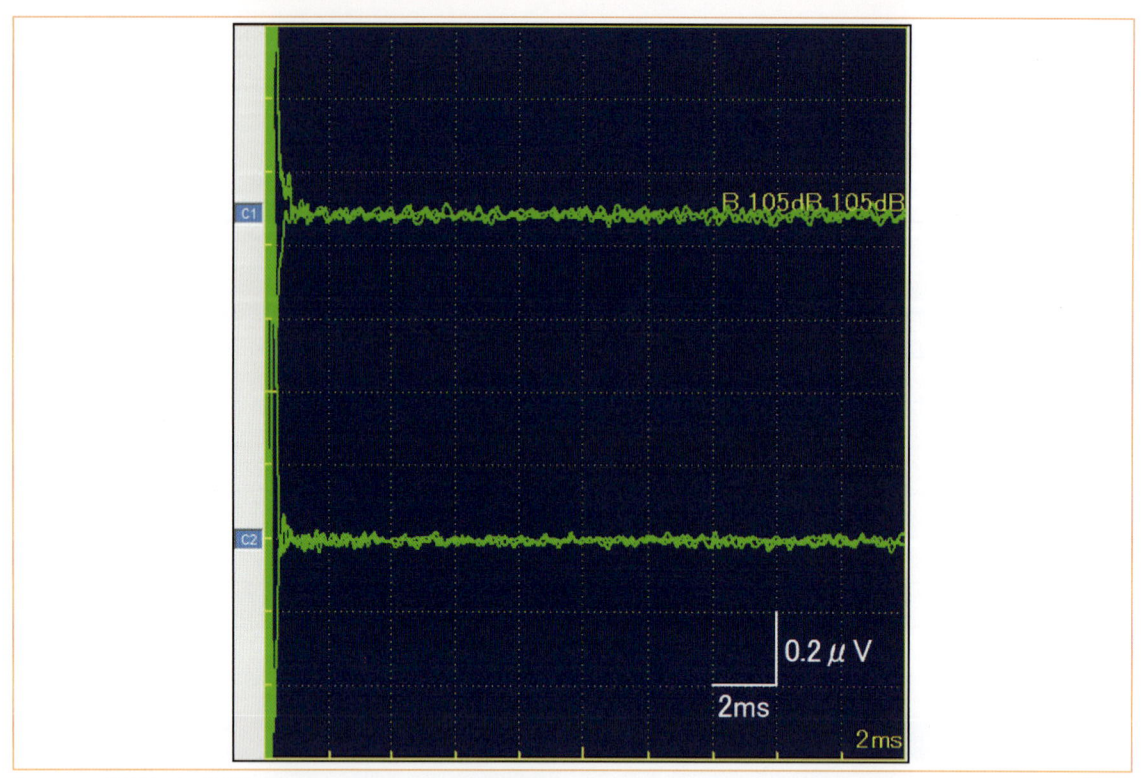

図8.1.9 症例8-4：両側105dB nHL刺激　2,000回加算

8.1.3 バーストサプレッション（burst suppression）

　意識状態を客観的に評価するためには脳波が最も有用な検査である。各刺激による反応や高度の意識障害時に特徴的に認められる脳波像を観察することにより，予後判定の重要な手がかりとなる。

　周期性全般性両側同期性活動ではクロイツフェルト・ヤコブ病で記録される周期性同期性発射（periodic synchronous discharge；PSD）が知られている。これらは全般性または一側性，同期性または非同期性，周期の長短により5つのカテゴリーに分類されている[2]。周期の間隔が1秒前後のものは短周期型に分類され，周期の間隔が数秒間のものは長周期型に分類される。長周期型でかつ間欠期の背景脳波が平坦であればburst suppressionまたはsuppression burstといわれ，広域のPSDに含まれる。一條らは意識障害時脳波の段階的分類[3]で意識障害時脳波を重症度別に5段階に分類しており，burst suppressionは重症群のgrade 4に含まれている。現在のところburst suppressionの発生機序は明らかにされていない。

　burst suppressionは無酸素脳症，とくに無酸素性昏睡（anoxic coma）の際に出現することが多く，急性薬物中毒，無酸素脳症を伴う未熟児，全般強直間代けいれん発作直後の意識障害などにもみられる。中枢神経系抑制剤の影響で出現するburst suppressionは予後が良好であるのに対し，anoxic comaでburst suppressionが認められた場合は極めて重篤な脳障害の存在を意味し，とくに成人のanoxic comaでは95％が死亡する[4]。

　burst suppressionは国際脳波・臨床神経生理学会の用語集では「シータ波あるいはデルタ波ときにはそれより速い波が混在する波の群発と，その間に介在する相対的静止期によって特徴づけられるパタン」と定義されている[2]。また，黒岩らは「シータあるいはデルタ帯域の脳波が数秒間隔で10μV以下の低電圧脳波と交互に繰り返し出現するパタン」と定義し，suppressionの上限を規定している[4]。

症例8-5：蘇生に成功した呼吸障害による心肺停止

● 88歳，男性。

患者情報
　以前よりHOT導入中。運転中に事故を起こし停車した。とくに外傷はなく，車の修理業者と一緒に車の修理を行っている最中にHOTを交換した。その後，徐々に体調不良を訴え意識を失った。救急隊到着時には心肺停止であった。

救急隊到着時
意識レベル：JCS 300，SpO$_2$：測定不能，対光反射－／－，瞳孔：6mm/6mm，心電図波形：PEA（pulseless electrical activity）

病院到着後
　蘇生にて心拍再開，意識レベル：JCS 300，SpO$_2$：99％，瞳孔：4mm/4mm，自発呼吸は不安定，推定心肺停止時間35分。

解　説
　図8.1.10にburst suppressionの波形を提示する。全般性かつ1〜2秒間持続するするθ・δ波群発（burst）と3〜4秒間持続する極めて低振幅な脳波（suppression）がくりかえし出現している。図8.1.11は時間スケールを60秒にしたものである。記録中にburst suppressionが連続して出現していることが確認できる。心肺停止による無酸素脳症の所見として矛盾しない。

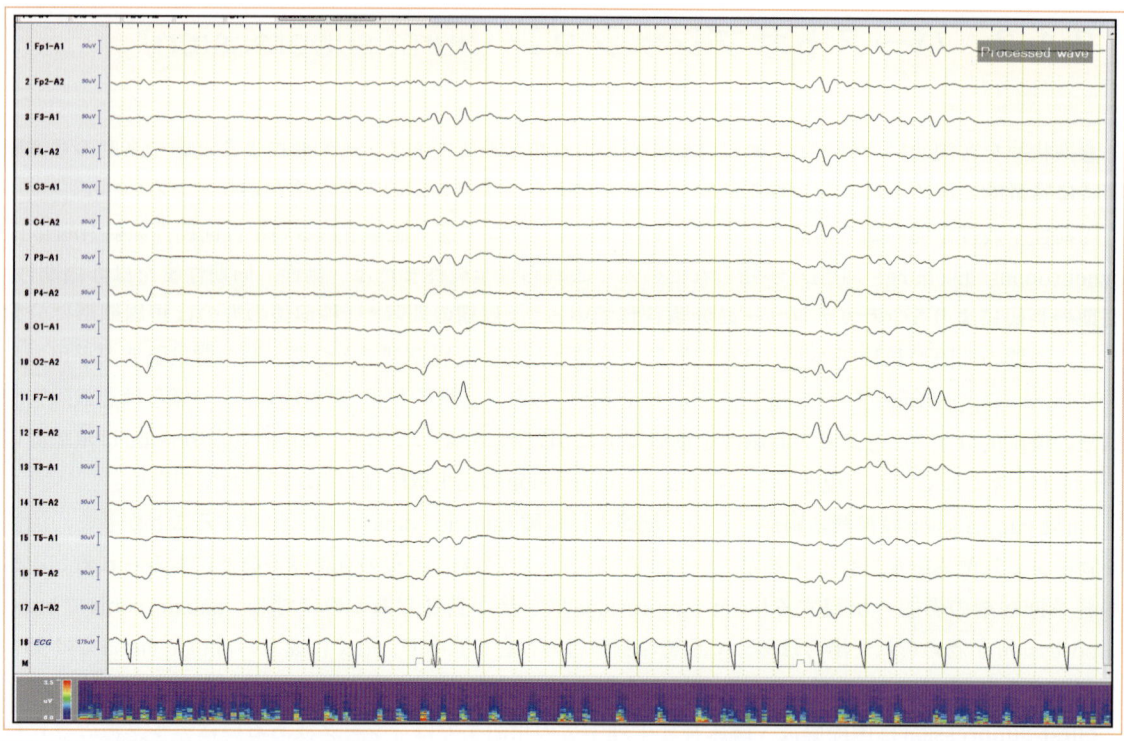

図8.1.10 症例8-5：burst suppression

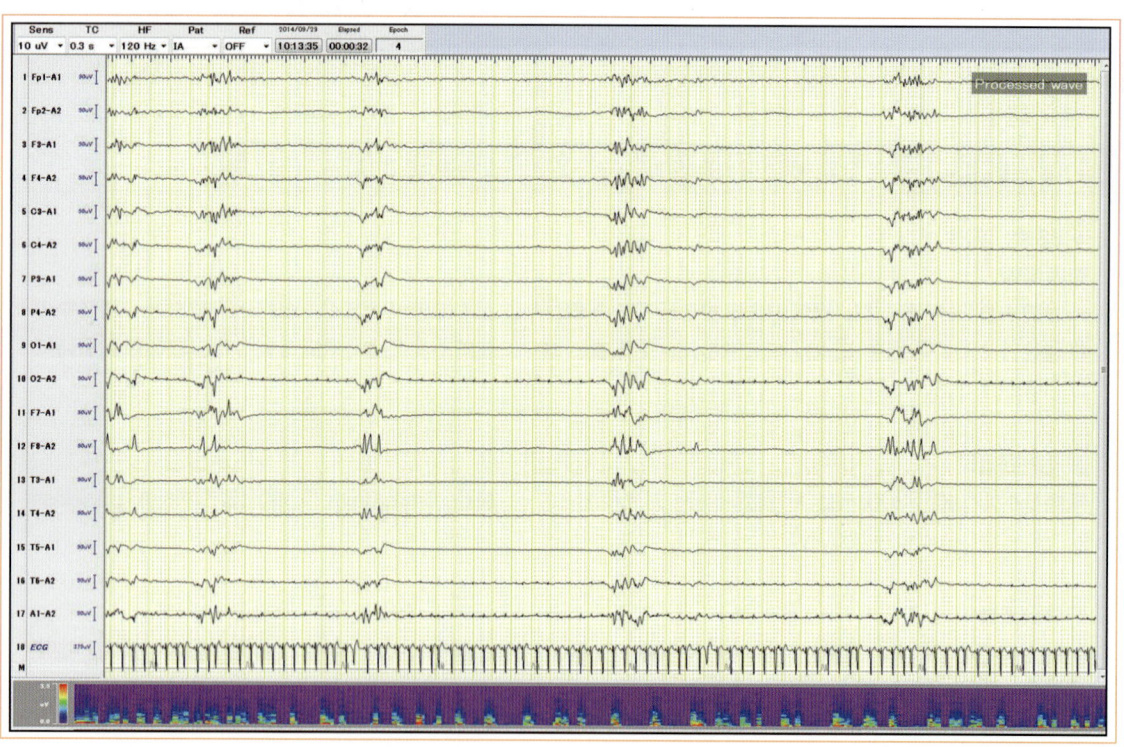

図8.1.11 症例8-5：burst suppression（60秒表示）

［杉山邦男］

参考文献

1) 臓器移植ネットワーク：法的脳死判定マニュアル平成23年3月1日発行．
2) 大熊輝雄：臨床脳波学 第5版　166-168，医学書院，東京，1999．
3) 一條貞夫：脳波判読に関する101章 第2版，148-149，医学書院，東京，2009．
4) 黒岩義之：suppression burstについて　臨床脳波学，1984；26(5)．

9章 術中モニタリング

章目次

9.1：前頭側頭開頭時の運動誘発電位 …… 132

9.2：両側前頭開頭時の運動誘発電位 …… 134

9.3：微小血管減圧術（神経血管減圧術）の
モニタリング …… 136

9.4：視覚誘発電位を用いた視機能
モニタリング …… 139

SUMMARY

術中神経モニタリング（intraoperative neurophysiologic monitoring；IOM）は，①神経同定や脳機能マッピングによるアプローチの補助，②神経電気生理学的手法を用いて，手術操作によって障害される可能性のある脳・脳神経の機能障害の早期検出，および永続する神経学的合併症（機能障害）の発生を回避，もしくは最小限にとどめることを目的として実施される。

本章では，運動誘発電位や視覚誘発電位を用いたモニタリングについて，症例を提示し解説する。

9.1 前頭側頭開頭時の運動誘発電位

症例9-1：左内頸動脈-後交通動脈動脈瘤破裂によるくも膜下出血

- 40歳，男性。

主　訴：頭痛・嘔吐・意識障害。

現病歴
　仕事中に，同僚が動けなくなっている状態の患者を発見，救急搬送された。頭部CT上，Fisher分類group3のくも膜下出血（subarachnoid hemorrhage；SAH）を認めた（図9.1.1.a）。患者は傾眠状態（japan coma scale；JCS 10）にあり，Hunt & Kosnik分類 grade Ⅲ，主要な局所神経症状（失語あるいは片麻痺）はなく，GCS（glasgow coma scale）13（E3，V4，M6）でありWFNS分類 grade Ⅱ。

既往歴：特記事項なし。

家族歴：母，脳出血（詳細不明）。

生活歴：喫煙20本／日×20年間。

手　術
　蝶形骨縁到達法（pterional approach）にて開頭（図9.1.2），シルビウス裂から動脈瘤（aneurysm；AN）に到達し，頸部動脈遮断後neck clippingを実施した。clipping後，運動誘発電位（motor evoked potential；MEP）の低下が観察されるも，電極の位置ずれであることが判明した。

モニタリング
　コークスクリュー（CS電極）を図9.1.2のように配し，経頭蓋刺激と中心溝の目印として使用した。開頭後，正中神経刺激体性感覚誘発電位（somatosensory evoked potential；SEP）により中心溝を確認し，硬膜下電極の6番電極の位置を上肢運動野と決定した（図9.1.3）。大脳皮質直接双極刺激によるD-wave記録をモニタリングの対象とし，加えて下肢運動野のモニタリングを実施するため大脳皮質直接双極刺激-筋電図記録MEP（DC-mMEP）を実施した。また，経頭蓋刺激-筋電図記録MEP（TC-mMEP）を大脳皮質直接刺激ができない場合の補助として用いた（図9.1.4）。

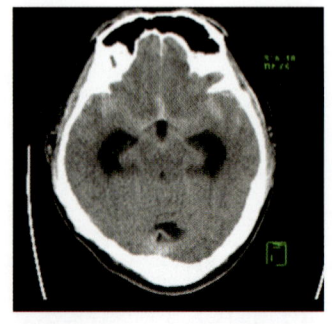

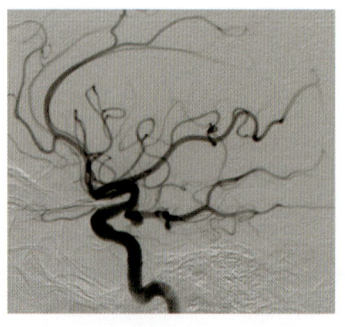

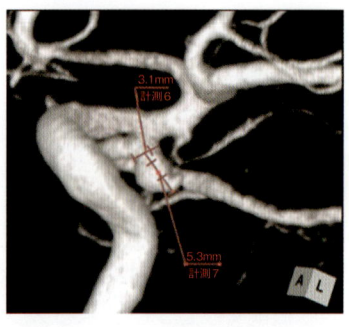

図9.1.1　症例9-1：画像検査
(a)：基底槽，両側シルビウス裂内に高吸収域（血腫）が認められ，SAHと考えられた。
(b)，(c)：IC-PC分岐部に後方にブレブを伴う約5mm大の動脈瘤が認められる。

9.1 | 前頭側頭開頭時の運動誘発電位

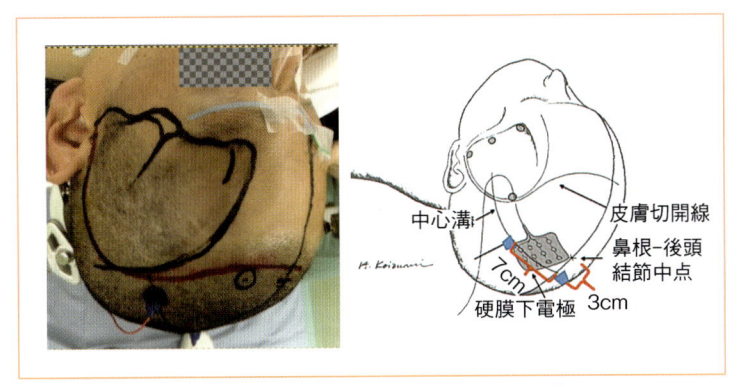

図9.1.2　症例9-1：開頭部位（Pterional approach）と電極の配置
鼻根と後頭結節を結ぶ線の中点から2cm後ろの部分，およびそこから頬骨中点に向けて7cm外側の部分の2カ所にCS電極を配置し，メルクマールとする．

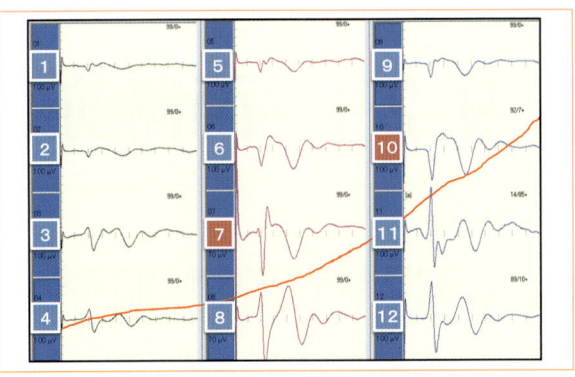

図9.1.3　症例9-1：SEPによる中心溝の同定を利用した上肢運動野の決定
赤線で示すN20とP20の間が中心溝となる．7，10の電極の位置が上肢運動野にあたる．7（陽極）-1（陰極）で刺激した．

(a) 大脳皮質直接双極刺激によるD-wave記録

(b) 大脳皮質直接双極刺激による筋電図記録MEP

(c) 経頭蓋刺激による筋電図記録MEP

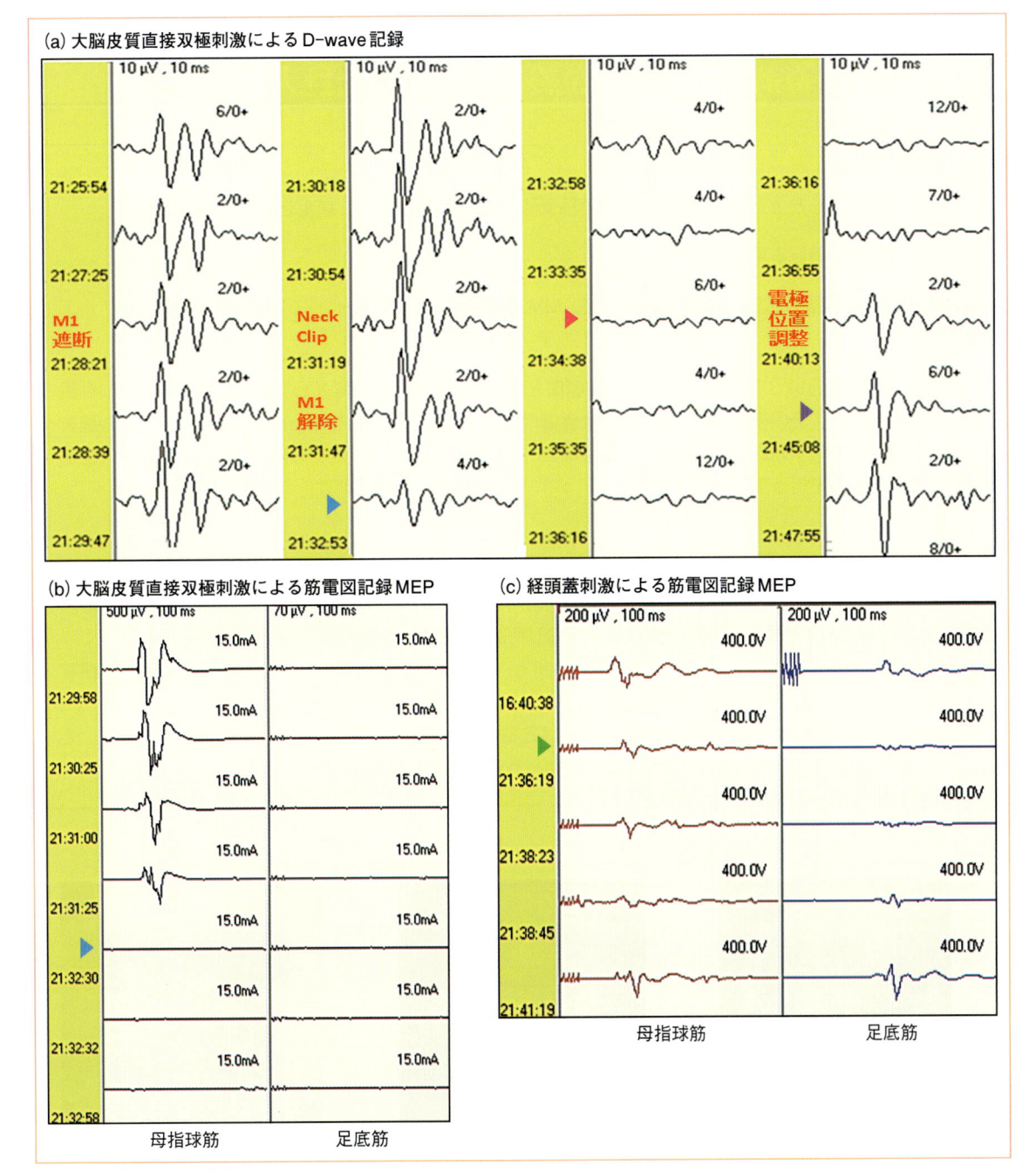

母指球筋　　足底筋

図9.1.4　症例9-1：術中MEP
M1を遮断するとD-wave振幅が徐々に増大したが，低下することなくクリップ後M1解除となった．直後よりD-waveが低下し始めた（▶）．確認のためDC-mMEPを実施したがMEPが消失していたため虚血を考慮し，警告した（▶）．術者に前脈絡叢動脈と後交通動脈の血流遮断がないかの確認を求めつつ，TC-mMEPを実施したところ問題なく（▶），電極の位置ずれと判断した．再度SEPによる中心溝の同定を実施し，正しい位置に電極を配してモニタリングを継続した（▶）．術後の麻痺は認められなかった．

133

9.2 両側前頭開頭時の運動誘発電位

前大脳動脈動脈瘤や前頭蓋底病変時に行われる大脳半球間アプローチ時には，前大脳動脈（anterior cerebral artery；ACA）の灌流域のモニタリングが必要となる場合がある。ACAは下肢運動野を栄養している血管であるため，下肢の筋電図記録MEPを実施する。このとき，DC-mMEPとTC-mMEPのどちらでモニタリングを行うかは施設により異なるが，TC-mMEPを用いた場合，体動が大きく顕微的手術操作の妨げとなることがある。一方，DC-mMEPを用いた場合，体動はほとんどみられないが，下肢の運動野に電極を配置するには技術と経験を要する。

症例9-2：奇前大脳動脈遠位終端に発生した巨大動脈瘤

- 72歳，男性。

現病歴

入院数週間前から左上下肢の麻痺を主訴に近医受診。CT上，右前頭部に病変を認めた（図9.2.1）。

既往歴・家族歴：特記事項なし。

来院時神経学的所見：JCS 3，高次脳機能障害，MMSE不能。

手術

両側前頭開頭を行い（図9.2.2），前頭葉の動脈瘤を覆っている非機能と考えられた部位を切除しつつ動脈瘤全体を露出した。その後動脈瘤壁を切除，動脈瘤の血栓を吸引・除去しながら進めていくと動脈瘤が破裂した。迅速に血栓吸引動脈瘤切除を行い，血栓除去および動脈瘤の切除・左右の前大脳動脈の血流を確保するように頸部形成を行った。

モニタリング

本例では親動脈が両側ACA領域に灌流しているため，親動脈遮断時には両側ACA領域の梗塞を起こすことに留意する必要がある。術中動脈瘤が破裂しA2を一時遮断した。その後しばらくして両下肢のMEPが消失した。A2の遮断を解除して78分後に両側のMEPが完全に回復した（図9.2.3）。

巨大動脈瘤の自然経過は，SAHなどの出血性合併と，出血以外の合併症として瘤自体の圧迫効果脳梗塞がある。このため外科的な処置が重要となる。

奇前大脳動脈（azygos anterior cerebral artery）は左右の傍脳梁動脈が癒合して1本の共通幹を形成し，その末梢で両側に皮質枝を分岐するヒト胎児のprimitive paramedian arteryの遺残である。

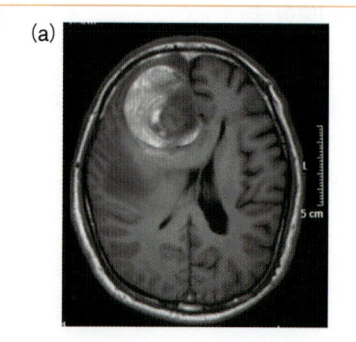

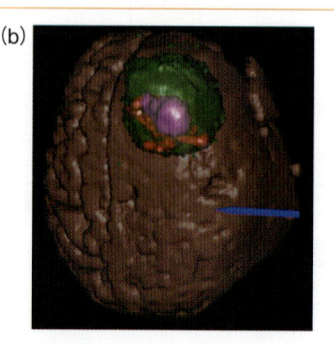

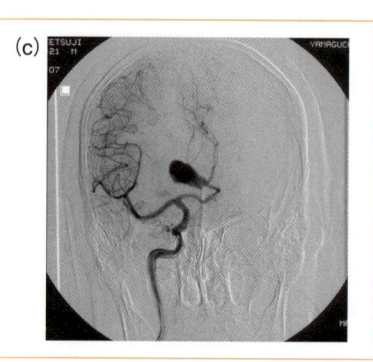

図9.2.1 症例9-2：画像検査
(a)：大脳鎌に接して，一部石灰化を伴う6cmの集塊を右前頭葉に認める。
(b)：3Dナビゲーション画像。動脈瘤はピンク，前大脳動脈は赤，血栓は緑で示す。
(c)：脳血管造影検査では動脈瘤は前大脳動脈遠位部（A2-A3分岐部）動脈瘤であった。さらに前大脳動脈（ACA）はアジゴスの変則タイプであった。

9.2 | 両側前頭開頭時の運動誘発電位

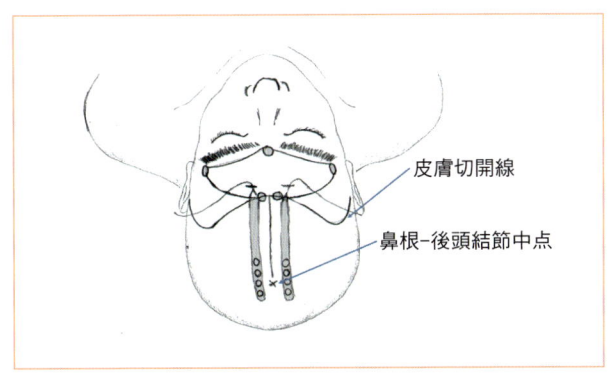

図9.2.2 症例9-2：両側前頭開頭および電極の配置

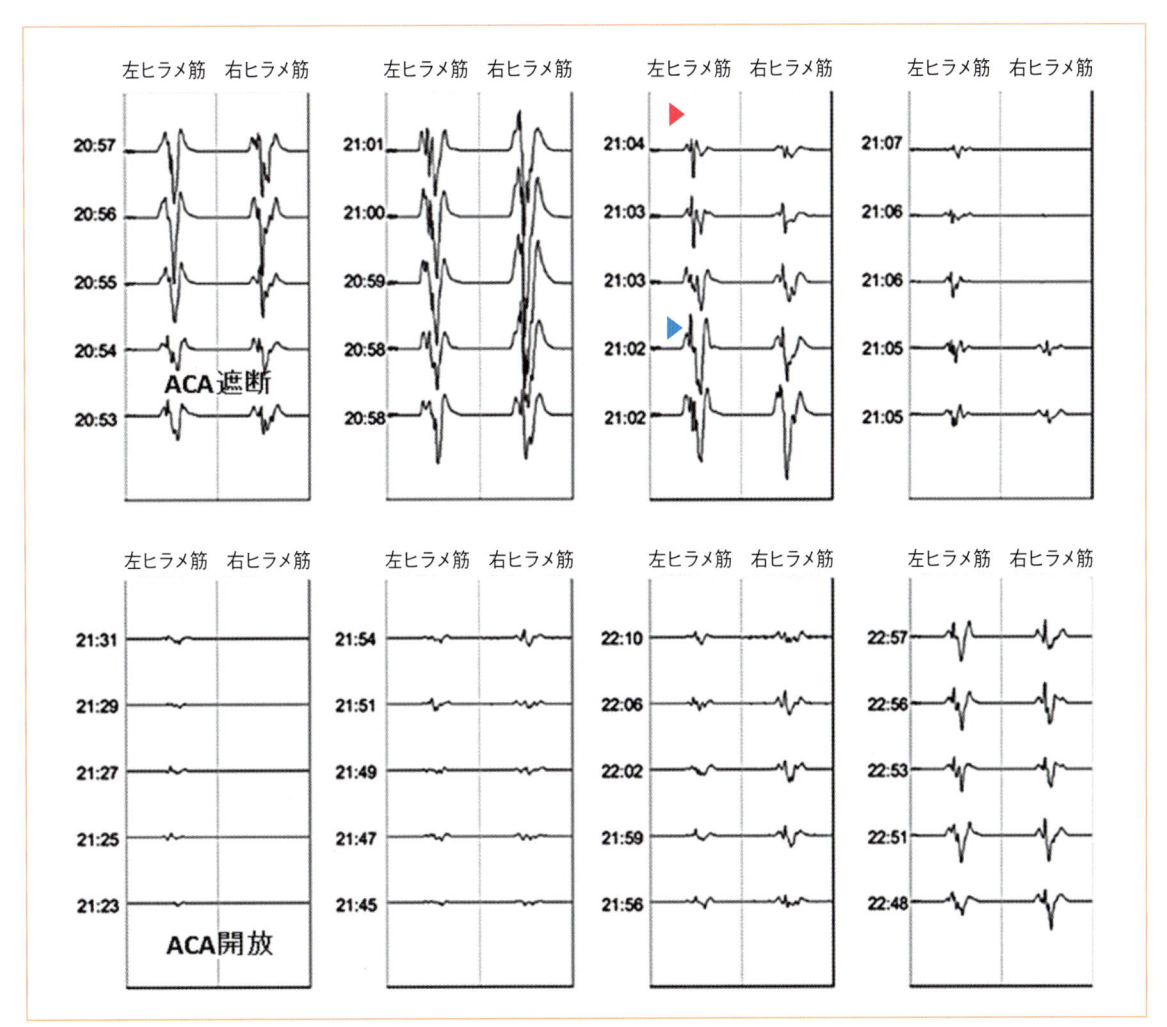

図9.2.3 症例9-2：大脳皮質直接双極刺激による筋電図記録MEP
前大脳動脈遮断後，MEPの振幅は徐々に増加した。遮断9分で低下に転じたため（▶），再現性をみるために3回の刺激を行った。虚血ありと判断し警告した（▶）。速やかにClipping後前大脳動脈遮断を解除した。A2の遮断を解除して78分後に両側のMEPが完全に回復した。術後一過性に麻痺を認めたものの，永続する麻痺はなく，両側の下肢運動野の同時モニタリングが有効であった。

9.3 微小血管減圧術（神経血管減圧術）のモニタリング

　神経血管圧迫症候群（三叉神経痛，顔面けいれん，舌咽神経痛など）は，微小血管減圧術による根治療が有効である。しかし，手術療法は80〜90％の高い寛解率が得られるが，難聴などの合併症がみられることもあり，術中モニタリングの実施が求められる。

症例9-3：右片側顔面けいれん（hemifacial spasm；HFS）

- 76歳，女性。

現病歴
　3年前から右顔面けいれんを自覚。クロナゼパム内服，ボトックス（Botox）治療も効果不十分。MRIで前下小脳動脈（anterior inferior cerebellar artery；AICA）が原因の神経血管圧迫症候群と診断，手術加療目的で入院（図9.3.1）。

既往歴：高血圧。

家族歴：特記事項なし。

術前神経学的所見：右聴力正常，左聴力障害（105dB）。顔面麻痺なし。

手術
　右後頭下開頭（5cm×3cm）後，大後頭孔を開放した（図9.3.2〜9.3.4）。下舌咽神経の複合体，迷走神経と頸静脈孔に続いている副神経を露出させた。その後顔面神経に到達し，圧迫血管であるAICAをつり上げ減圧を行った。

モニタリング
　本症例では，AICAを移動減圧する場合に顔面神経と近接する聴神経の障害がもたらされる可能性があったため，経頭蓋刺激顔面筋記録MEP（F-MEP）（図9.3.6）と聴性脳幹反応（auditory brainstem response；ABR）を用いてモニタリングを実施した（図9.3.7）。この際，HFSの減圧効果の確認のため異常筋反応（abnormal muscle response：AMR）も記録した（図9.3.5）。
　手術開始時にはAMRが認められたが硬膜切開直後に消失した。顔面神経や聴神経周囲の術中操作時に，複数回のABRの低下を認めたため，ABR改善となるまで経過観察し手術継続した。術後の聴覚異常や顔面神経麻痺症状は認めなかった。

AMR
　顔面神経頬骨枝を刺激した場合，通常眼輪筋からの誘発筋電図反応のみ出現する。しかし，顔面痙攣患者では口輪筋からも筋電図が誘発されてしまう場合がある。このように刺激した顔面神経枝の末梢以外から導出される筋電図が異常筋反応である。AMRは減圧に伴い必ず消失するものではない。しかしAMRが残存する場合には，複数箇所での圧迫も考えられるため，慎重にほかの圧迫がないかを確認する必要がある。

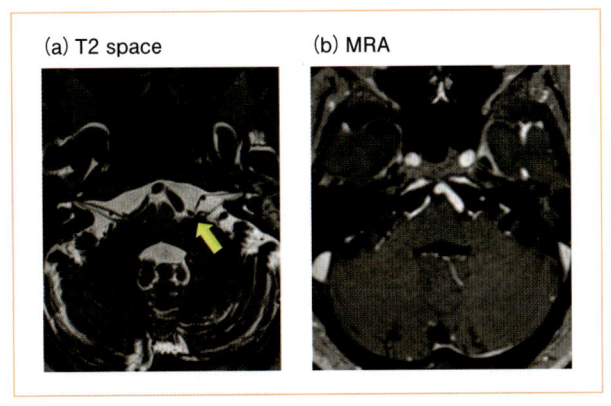

9.3 | 微小血管減圧術（神経血管減圧術）のモニタリング

図9.3.1　症例9-3：術前MRI
AICAが顔面神経起始部近傍を走行し，REZ（root exit zone）で圧排している。

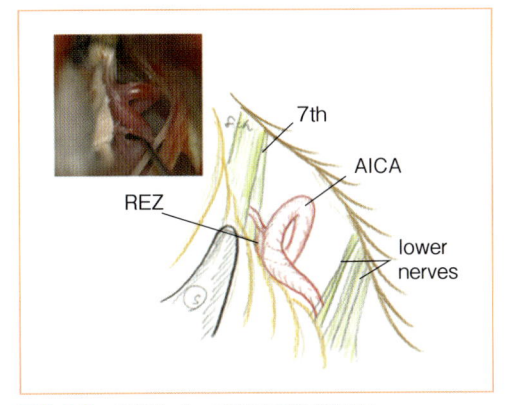

図9.3.2　症例9-3：手術時顕微鏡写真
AICAはCN.VII，CN.VIIIの近傍を蛇行して走行し，REZで圧迫していた。

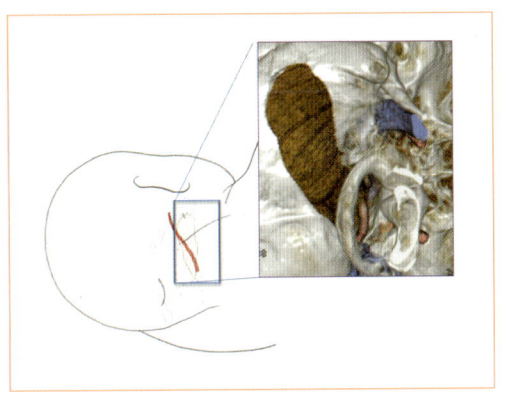

図9.3.3　症例9-3：右後頭下開頭（5cm×3cm）

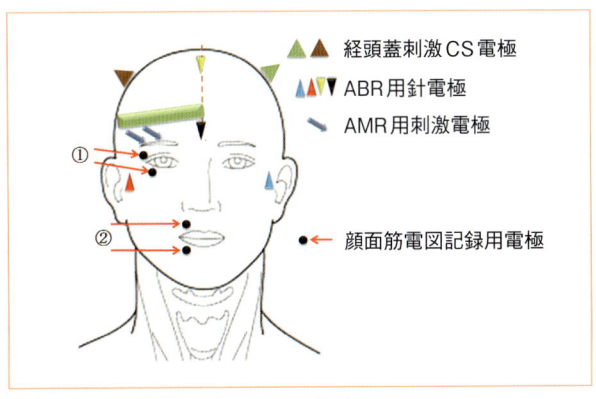

図9.3.4　症例9-3：モニタリング電極の配置図
①眼輪筋，②口輪筋

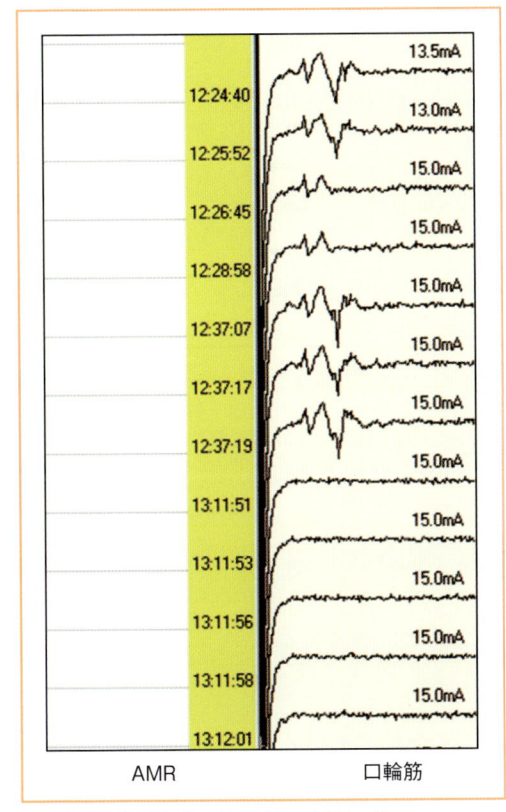

図9.3.5　症例9-3：AMRモニタリング
顔面神経側頭枝を刺激して口輪筋で記録されたAMR

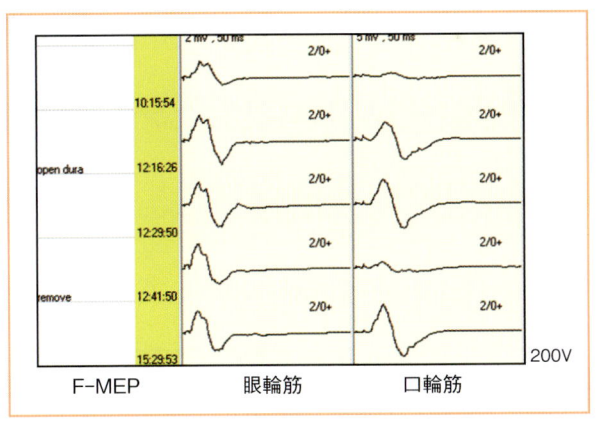

図9.3.6　症例9-3：C3-C4刺激による経頭蓋刺激顔面筋記録MEP

137

■9章 術中モニタリング

(a) ABR　　　　　　　　　　　　　　(b) moving average ABR

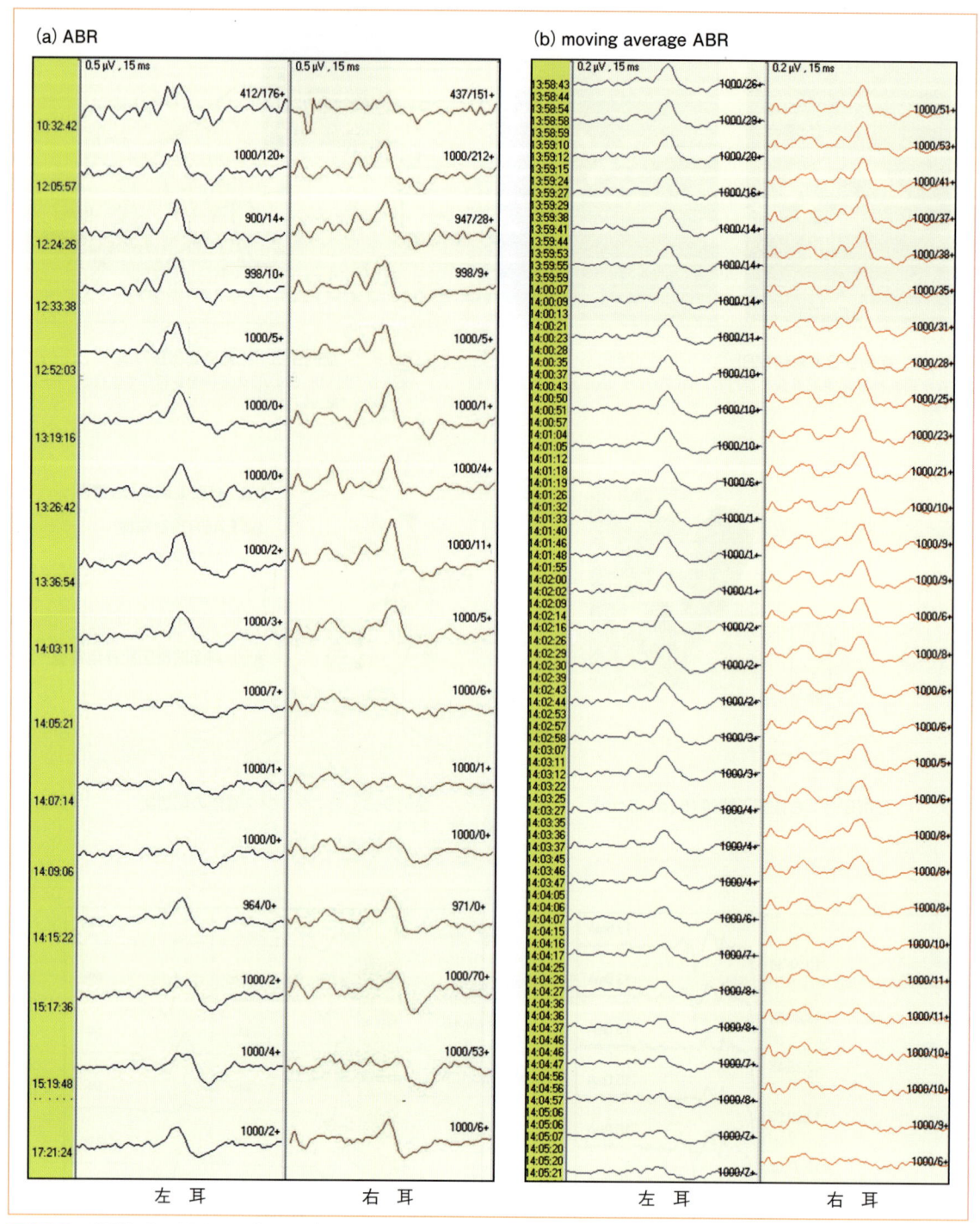

左耳　　　　　右耳　　　　　　　　　左耳　　　　　右耳

図9.3.7　症例9-3：ABRモニタリング
(a)のABR連続モニタリングでは，顔面神経および聴神経周囲の手術操作中に一過性に振幅の低下と潜時延長を認めた。
また(b)のmoving average ABRでは数秒単位のABRの変化を鋭敏に捉えることができた。

9.4 視覚誘発電位を用いた視機能モニタリング

　視機能モニタリングは，視覚路および視覚野近傍の病変に対して実施される手術時に用いるモニタリング法である．視覚誘発電位（visual evoked potential；VEP）モニタリングで重要となるのは麻酔の種類と濃度である．これは視覚路に複数のシナプスが存在するためであり，吸入麻酔ではVEPの導出は困難である．麻酔にはプロポフォール（1.5～2.0mg/kg）およびフェンタニール（2μg/kg）の静注で導入し，プロポフォール（2.8～4mg/kg/h）で持続し，フェンタニール（2μg/kg）を1時間ごとに追加する．

　網膜電図（electroretinogram；ERG）とは，眼の感光性細胞の電気的応答を記録したものである．開頭時に皮弁を翻転する際，しばしばVEP刺激装置がずれてしまう．ERGにより相対的に刺激量の増減を評価できるため，刺激装置の位置ずれや刺激の決定の際有用である．

症例9-4：視覚路に腫瘍が進展している症例のモニタリング

- 67歳，女性．

現病歴
　4年前に全身倦怠感，意欲低下，嘔気を主訴に病院を受診．画像上，右側頭葉内側の異常病変を指摘された．生検にてglioblastomaと診断．右脳腫瘍亜全摘術を施行．その後，放射線療法，化学療法に抵抗して再増大する腫瘍（図9.4.1）の摘出を目的として入院．

既往歴：子宮がん（44歳時，子宮摘出），骨粗鬆症．

家族歴：母親；SAH，父親；大腸がん．

手術
　前回の前頭側頭開頭に加え両側前頭開頭で手術を実施（図9.4.2）．大脳半球間アプローチに進めていき，ACAから，IC，さらにoptic tractを確認．さらに前頭蓋底側へ向けて切開を進め，腫瘍を摘出した．摘出直下には両側の視神経，視交叉，両側のICが確認できた．

モニタリング
　前回手術時の右側頭葉切除に伴う1/4半盲（図9.4.3）を有する患者．今回の手術では右視神経から視交叉に腫瘍が接しているため残る視機能の温存が求められる．本症例では視交叉以前の部分の機能の温存を目的としたため，刺激は右の片側刺激を用いた．この際図9.4.4に示すように刺激装置を眉毛の直上と眼球の直上の2カ所に配した．

　片側刺激の場合，余った刺激装置も使用すると位置ずれの影響を受けにくい．刺激装置1個で行う場合には，皮弁の翻転に伴い刺激装置が下方にひかれることを考慮して，眼球よりやや上方に配するとよい．本例は，術中手術操作に伴って複数回の振幅の低下を認めたが，その都度手術操作を中止しVEPの回復を得てから手術を続行した（図9.4.5）．術後視野障害の増悪はなかった．

　本例のように1/4盲でもVEPは記録可能であるため，VEPが出現していても視覚異常の存在を考慮し，振幅と波形の評価をしっかりと行う必要がある．

■9章　術中モニタリング

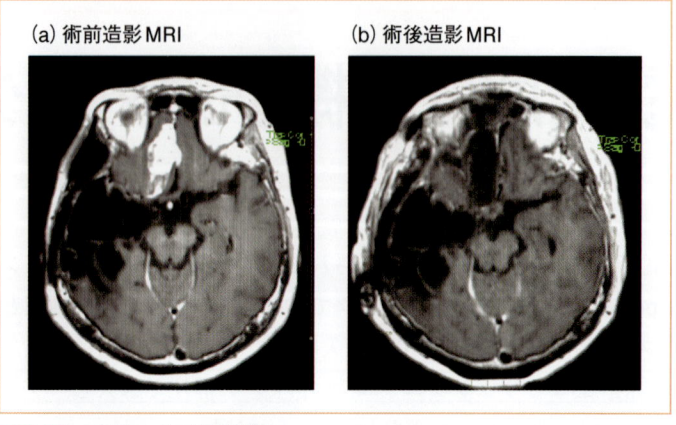

図9.4.1　症例9-4：MRI検査
(a)：右側頭葉摘出術後に右前頭葉底部に再発脳腫瘍を認める。腫瘍は右視神経から視交叉の近傍に接している。
(b)：腫瘍は全摘されている。

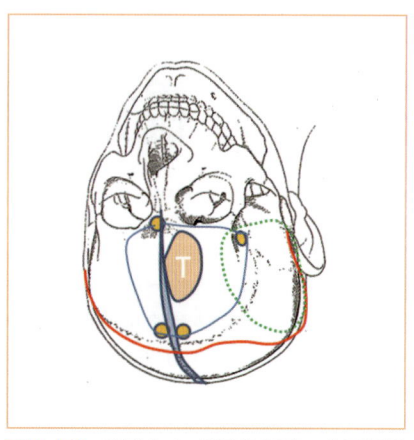

図9.4.2　症例9-4：開頭と腫瘍の位置関係

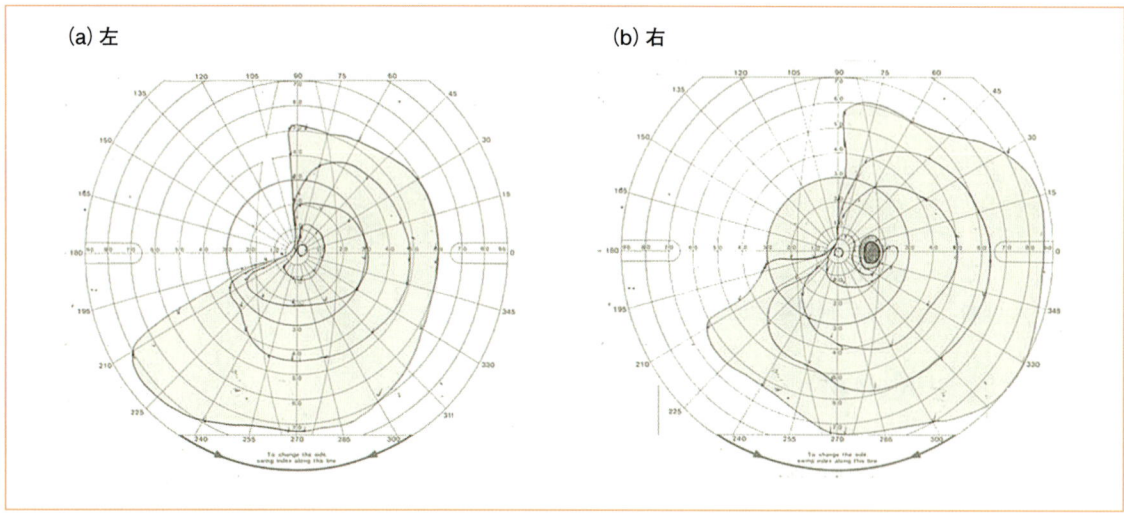

(a) 左　　　(b) 右

図9.4.3　症例9-4：視野検査

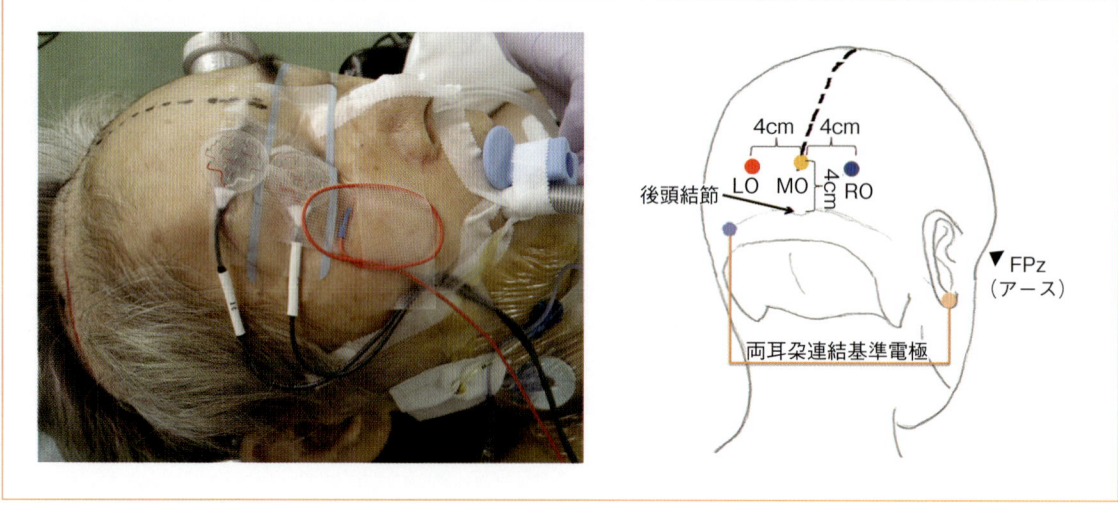

図9.4.4　症例9-4：VEPのセッティング

140

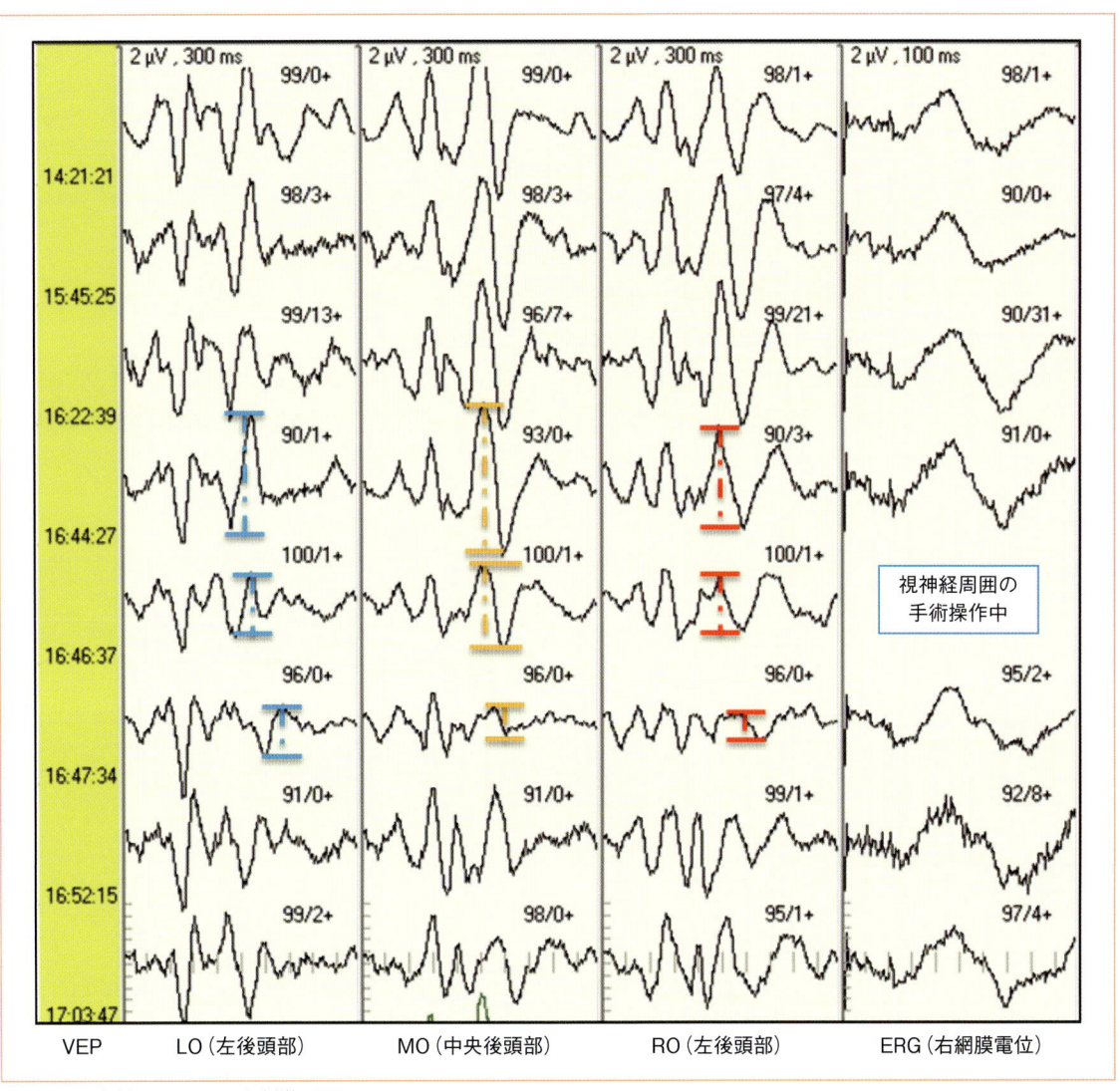

9.4 | 視覚誘発電位を用いた視機能モニタリング

図9.4.5　症例9-4：LED光刺激VEP
VEPとともにERG（右網膜電位）の記録を実施している。ERGにより入力刺激が一定であることを確認しつつVEPモニタリングを行う。視神経周囲の手術操作中に一過性に振幅の低下と潜時延長を認めた（右片側6000Lx, LED光刺激VEP）。

[丸田雄一]

参考文献

1) 川口 昌彦, 中瀬 裕之 編：神経モニタリングバイブル, 羊土社, 東京, 2014.
2) 児玉 南海雄 監：「超」入門脳神経外科術中モニタリング, メディカ出版, 東京, 2011.

査読者一覧

岡本　年生　　川崎医科大学附属病院　中央検査部
上ノ宮　彰　　昭和大学病院　臨床病理検査室
山寺　幸雄　　太田綜合病院附属太田西ノ内病院　生理検査科

［五十音順，所属は2015年9月現在］

索 引

●英数字

abnormal muscle response（AMR）……136
acute inflammatory demyelinating polyneuropathy（AIDP）……49
amyotrophic lateral sclerosis（ALS）……114
aneurysm（AN）……132
anterior inferior cerebellar artery（AICA）……136
apnea hypopnea index（AHI）……64
auditory brainstem response（ABR）……124, 136
azygos anterior cerebral artery……134

benign childhood epilepsy with centrotemporal spikes（BECTS）……84
burst suppression……102, 122, 129

childhood absence epilepsy（CAE）……88
continuous positive airway pressure（CPAP）……64
CPAP適正圧調整 ……66

diabetic polyneuropathy（DPN）……46

electrocerebral inactivity（ECI）……123
entrapment neuropathy……26
epworth sleepiness scale（ESS）……66
excessive daytime sleepiness（EDS）……64

fasciculation potential……115
fibrillation potential……115

glioblastoma……139
Guillain-Barre syndrome（GBS）……49
Guyon管症候群……36

hemifacial spasm（HFS）……136
high voltage slow pattern（HVS）……2
human leukocyte antigen（HLA）……74
hypsarrhythmia……91

inclusion body myositis（IBM）……115

juvenile myoclonic epilepsy（JME）……90

K-complex……14

low voltage irregular pattern（LVI）……2

motor evoked potential（MEP）……132

neck clipping……132

obstructive sleep apnea syndrome（OSAS）……64

periodic lateralizd epileptiform discharges（PLEDs）……109
periodic limb movements during wakefulness……72
periodic limb movements of sleep index（PLMSI）……69
periodic synchronous discharge（PSD）……110
polysomnography（PSG）……64
positive sharp wave……115
postarousal hypersynchrony……15

rolandic discharge……84

sleep-onset rapid eye movement period（SOREMP）……74
somatosensory evoked potential（SEP）……132
spindle……12
subarachnoid hemorrhage（SAH）……132
suggested immobilization test（SIT）……72

temporal lobe epilepsy（TLE）……86
the international classification of sleep disorders, second edition（ICSD-2）……64
visual evoked potentials（VEP）……139

wiket spike……19

●あ

居眠り病……74

ウエスト症候群……91
運動単位電位……115
運動誘発電位……132

●か

改訂El Escorial ALS診断基準……114
カタプレキシー……74
肝硬変……96
環指法……26
肝性脳症のグレード分類……94
肝不全……95

奇前大脳動脈……134
筋萎縮性側索硬化症……114
筋無力症候群……61

くも膜下出血……125, 132
クロイツフェルト・ヤコブ病……110
後骨間神経障害……40
交代性脳波……2
抗てんかん薬……69, 98
高振幅徐波パターン……2
呼吸障害による心肺停止……129
混合パターン……2

●さ

三相波……95

視覚誘発電位……139
軸索型ギラン・バレー症候群……53
自殺企図……98
持続陽圧呼吸……64
若年ミオクロニーてんかん……90
周期性一側性てんかん様発射……109
周期性四肢運動指数……69
周期性同期発射……110
重症筋無力症……59
終夜睡眠ポリグラフ検査……64
手根管症候群……26, 29
小児欠神てんかん……88
シリーズ形成……91

143

索引

神経血管圧迫症候群……136
新生児無呼吸発作……78

睡眠麻痺……74
スパスムス……91

静睡眠……2
線維自発電位……115
線維束自発電位……115
前下小脳動脈……136

側頭葉てんかん……86

● た
代謝性障害……94
体性感覚誘発電位……132
脱髄型ギラン・バレー症候群……49
単純性ヘルペス脳炎……109

中心・側頭部に棘波を伴う良性小児
　てんかん……84
中枢性過眠症……74
肘部管症候群……34
肘部尺骨神経障害……32
虫様筋-骨間筋法……26,29,36

低酸素脳症……102
低振幅不規則パターン……2
てんかん性無呼吸発作……80
点頭発作……91

橈骨神経麻痺……38
動睡眠……2
動脈瘤破裂……132
糖尿病性多発神経障害……46

● な
日中過眠……64

眠気度評価……66

● は
はばたき振戦……94

腓骨神経麻痺……42
ヒプスアリスミア……91

封入体筋炎……115

閉塞性睡眠時無呼吸症候群……64

紡錘波……12

● ま
マイコプラズマ脳炎……108

マニュアルタイトレーション……66,70

右片側顔面けいれん……136

無呼吸低呼吸指数……64
無酸素脳症……101,129
むずむず脚症候群……72

● や
陽性鋭波……115

● ら
瘤波……10

ローランド発射……84

読者アンケートのご案内

本書に関するご意見・ご感想をお聞かせください。

下記QRコードもしくは下記URLから
アンケートページにアクセスしてご回答ください
https://form.jiho.jp/questionnaire/book.html

※本アンケートの回答はパソコン・スマートフォン等からとなります。
稀に機種によってはご利用いただけない場合がございます。
※インターネット接続料、および通信料はお客様のご負担となります。

JAMT技術教本シリーズ

神経生理検査症例集

定価　本体3,700円（税別）

2015年 9月30日　発　行
2024年 4月30日　第2刷発行

監　修　　一般社団法人　日本臨床衛生検査技師会

発行人　　武田 信

発行所　　株式会社　じ ほ う

　　　　　101-8421　東京都千代田区神田猿楽町1-5-15（猿楽町SSビル）
　　　　　振替　00190-0-900481
　　　　　＜大阪支局＞
　　　　　541-0044　大阪市中央区伏見町2-1-1（三井住友銀行高麗橋ビル）
　　　　　お問い合わせ　https://www.jiho.co.jp/contact/

© 一般社団法人　日本臨床衛生検査技師会, 2015

Printed in Japan　　　　組版　（株）サンビジネス　　印刷　シナノ印刷(株)

本書の複写にかかる複製，上映，譲渡，公衆送信（送信可能化を含む）の各権利は
株式会社じほうが管理の委託を受けています。

JCOPY ＜出版者著作権管理機構 委託出版物＞
本書の無断複製は著作権法上での例外を除き禁じられています。
複製される場合は，そのつど事前に，出版者著作権管理機構（電話 03-5244-5088,
FAX 03-5244-5089, e-mail：info@jcopy.or.jp）の許諾を得てください。

万一落丁，乱丁の場合は，お取替えいたします。
ISBN 978-4-8407-4754-7